Smile 45

健康Smile 45

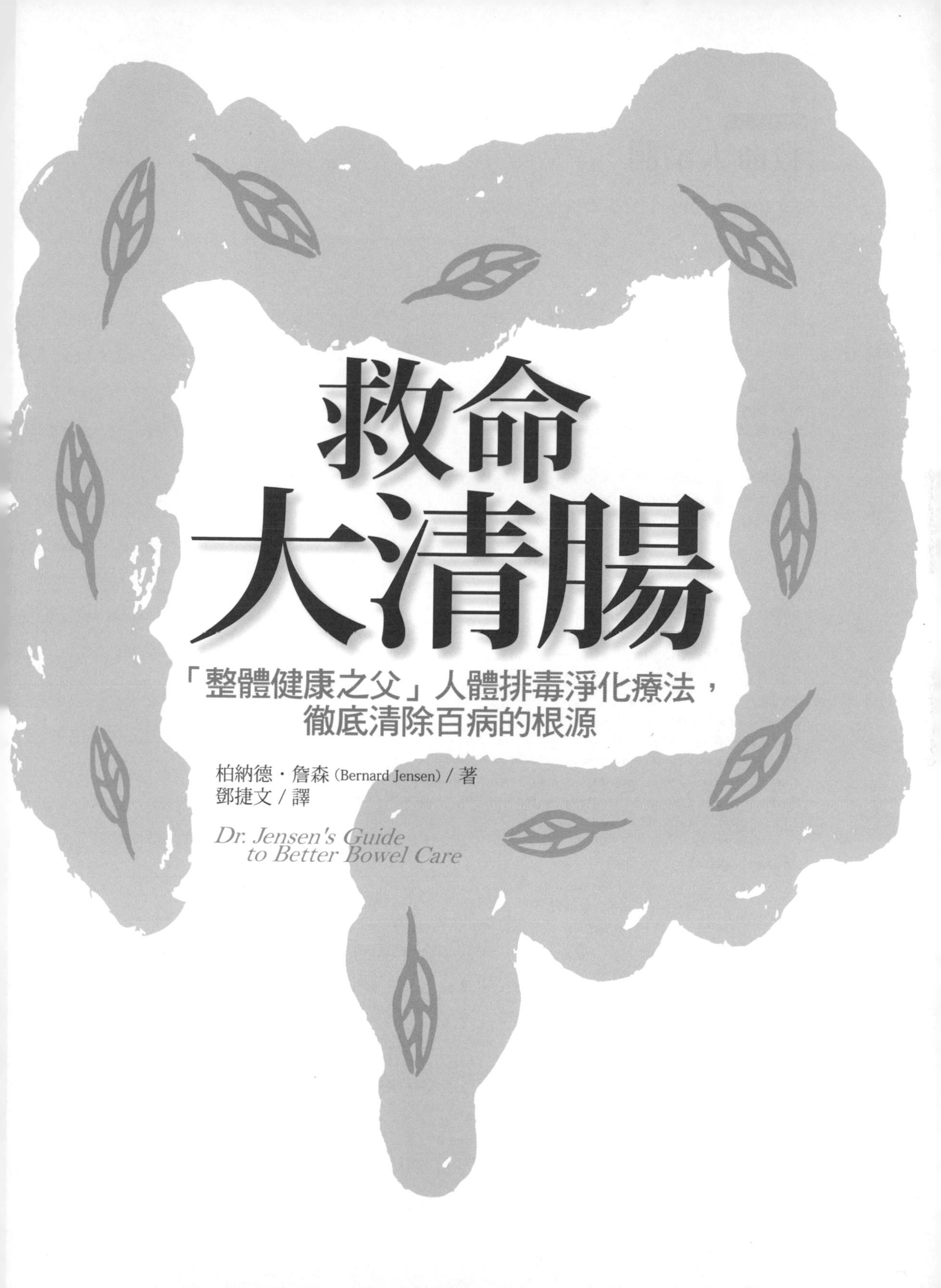

救命大清腸

「整體健康之父」人體排毒淨化療法，
徹底清除百病的根源

柏納德・詹森（Bernard Jensen）／著
鄧捷文／譯

Dr. Jensen's Guide to Better Bowel Care

健康smile.45

救命大清腸

原著書名 Dr. Jensen's Guide to Better Bowel Care
作　　者 柏納德・詹森（Dr. Bernard Jensen）
翻　　譯 鄧捷文
封面設計 洪瑞伯
主　　編 劉信宏
總 編 輯 林許文二

出　　版 柿子文化事業有限公司
地　　址 11677臺北市羅斯福路五段158號2樓
業務專線 （02）89314903#15
讀者專線 （02）89314903#9
傳　　真 （02）29319207
郵撥帳號 19822651柿子文化事業有限公司
投稿信箱 editor@persimmonbooks.com.tw
服務信箱 service@persimmonbooks.com.tw

業務行政 鄭淑娟、唐家予

初版一刷 2017年1月
　　二刷 2017年1月
定　　價 新臺幣350元
I S B N 978-986-93724-5-9

歡迎走進柿子文化網 http://www.persimmonbooks.com.tw
粉絲團：小柿子波柿萌的魔法書店

～柿子在秋天火紅 文化在書中成熟～

國家圖書館出版品預行編目(CIP)資料

救命大清腸:「整體健康之父」人體排毒淨化療法,徹底清除百病的根源 / 柏納德.詹森（Bernard Jensen）著. -- 一版. -- 臺北市 : 柿子文化, 2017.01
面；　公分. --（健康smile；45）
ISBN 978-986-93724-5-9（平裝）
1.腸道病毒 2.自然療法

415.55　　105021056

免責聲明

本書的撰寫與出版僅做為提供資訊之用，無論在任何情況下，都不應用來取代專業醫師的建議，因此，你不該將本書中的教育性資料視為與專科醫師進行諮詢的替代品。

關於本書的呈現及翻譯，出版社嘗試對本書的內容提供最符合原意且完整的訊息，當中若有不精確或矛盾之處，敬請參照本書原文。

本書作者和出版商除了提供教育資料之外，別無其他意圖。如果你因為由本書獲得的資訊，而對自己或親友的醫療狀況產生疑問，請直接洽詢專業醫師。讀者或其他對此感興趣的人士，若從本書中獲得資訊並據此採取任何行動，其風險均由個人自行承擔。

推薦序

自我預防保健的必備工具

我是個具備深厚病理背景的醫師，我誠摯推薦本書的理由如下：

1. 我在二〇〇三年四月於台北成立東西整合醫學診所，從市售，琳瑯滿目的「清腸設備」中，評估比較它們的實用性（包括可否DIY、方便性、安全性，和是否合乎人體生化、生理、病理等的機理和人體工學等。最後，我選擇了詹森醫師創立六十多年的腸道終極淨化法，其優點和特別排毒機制等，在本書各章節皆有很詳細的解說，不再贅述。
2. 十年來，在我診所，除了正規的醫療外，我也應用詹森醫師的腸道排毒方法，對癌症（肺癌、卵巢癌、肝炎等）、老年失智、不孕症、便祕、子宮內膜異位症、子宮肌瘤、皮膚病、肥胖症等百位以上病人，同時進行輔助性的治療。其整體治療結果，受到許多專家和病人極大的肯定。因此，我早已將它列入我診所中最重要的輔助治療方法之一。
3. 從我十年以上的臨床經驗，我強烈的建議，每個家庭皆應將詹森博士的腸道終極淨化法，列為自我預防保健的必備工具之一，並徹底定期施行之。除了遠離疾病外，且可節省不必要的醫療開支，並永保我們身心的健康。

然而，我也必須敬告，欲嘗試應用詹森醫師的腸道終極淨化法的朋友們，如果你們有甲狀腺功能異常、嚴重自律神經失調、各類腸道疾病之病史，或是正接受化放療、且合併營養失衡虛弱等病人，一定要尋求專業醫師諮詢，並在專家的指導下進行！

「工欲善其事，必先利其器」，我誠摯的推薦本書給全世界的華人，因為本書介紹的，就是當今世界上最人性化的腸道淨化之最佳利器！

何逸僊 醫師

台北東西整合診所、東西整合醫學研究中心創辦人

推薦序

真理不因時代而改變

此書作者柏納德・詹森為美國虹膜學之父，鄙人使用的「臨床虹膜鞏膜學」雖非由他，但以鄙人整體自然醫學多年的臨床經驗來看，對其書中之內容頗有同感，代表真理是事實，不因時代不同而改變。

以虹膜學的觀點來看，人體中心在腸胃，若腸道吸收各種毒素後，經由血流帶到身體各處，將造成其他併發症。除非腸道潔淨、生活習慣以及飲食習慣等方面進行矯正，否則任何治療方法都只是暫時性的。腸毒素來源有慢性過敏原、不良新陳代謝，及重金屬、化學毒素累積等，鄙人在二〇一四年引進全台第一台Oligoscan，即檢測出無數的重金屬累積在人體。如果腸道機能減弱，致使毒素囤積在組織上，身體便會產生慢性與退化性疾病。而在「臨床虹膜鞏膜學」的臨床經驗及腹部X光（KUB）檢查，均發現腸道問題是造成慢性病的主因，此和腸道裡充滿毒素與脹氣有關。

另外，本院於二〇〇八年引進了全台第一台Metatrone儀器，依多年來的臨床經驗，可以看到九十%的病患均有寄生蟲存在人體組織中，長期下來即造成慢性病與癌症的發生。

在台灣，大腸癌發生及死亡人數每年呈快速增加趨勢。二〇一六年的《細胞》雜誌中，指出帕金森氏症元凶不在腦部，而是腸胃惹的禍。所以，身體要健康，腸道要清。

以上都說明了本書所強調的「清腸」、「組織淨化」理論，在現代人的健康照顧，甚至預防醫學上都有其重要性，值得探討閱讀。

羅大恩 醫師

美國國際虹膜學協會（IIPA）醫療顧問及國際認證講師

大恩整體自然醫學中心負責人

推薦序
值得人手一本的健康聖經

人，活著，要吃、要喝。但是，只有進卻沒出，不行，還得要排！一進一出，難道胃腸道只是個單純的「食物通道與糞便製造機」？當然不是，最起碼要有「運送、消化、分解、吸收、排除」的基本功能。隨著科學、醫學的進步，世人已逐漸了解胃腸道並非只是具有並藉由酵素、益生菌等作用，簡單達到字面上「消化道」的功能而已，還有許許多多如製造維生素、分泌無數化學因數等重要的作用，足以影響人體的免疫、內分泌、神經、精神等等系統的功能，與全身各系統的健康運轉、慢性病的形成與發展，都極有直接或間接的相關與影響。幾乎可說：萬病之源皆來自不健康的腸道！

當今許多研究顯示，腸道分泌的眾多化學物質對頭腦神經、精神功能的影響可能勝過腦子對胃腸功能的影響，所以現在有「腸腦」一說；腸道排便不順，便如垃圾場長期清理不乾淨，反成老鼠窩、蟑螂窩，而當垃圾場的老鼠、蟑螂侵入家裡，便如腸內堆積的毒素滲入腸壁、進入體內，即所謂的「自體中毒」、「腸漏症」（請比較與本書所提之異同）——外來的大分子異物與幾占全身七十%淋巴體系的腸壁下淋巴發生類似抗原抗體結合的發炎過敏反應：在中醫，身為（中空）「腑」的大腸與對應（實心）的肺「臟」互為表裡，當事人或已適應長期的排便不順，但對應的呼吸系統卻毛病不少，每天晨起鼻塞、流鼻水、易感冒、常喉嚨及氣管發炎、甚至哮喘；肺又走皮毛，所以皮膚常出疹發癢；腸毒入侵後隨靜脈入肝，又易造成肝的負擔增加，而有或疲倦、或易煩怒、或睡眠障礙等症狀，真是一「腸」之不治，何以「身體健康」為！

本書作者柏納德・詹森博士在美國推廣自然療法六、七十年，走遍世界二、三十個國家，指導調理三十五萬個求助者，被稱為「整體健康之父」（Father of Holistic Health），出書逾五十本，著重在營養、飲食、腸道健康、果汁療法、虹膜學……等。他在本書的第一、三章介紹腸道健康及問題；第二及第四章介紹重要的理論：腸毒血症、自體中毒、神經弧反射；第五章腸道的七日淨化療程及第六章的七週汰舊換新療程，教讀者如何「祛邪」；第七章的營養過失、九大飲食法則與第八章的斷食法則，教讀者如何「扶正」。於八十五歲後，取五十幾本著作的精華寫出此書，簡單、有趣、易讀、易學、易行！

這其實是一本一九九〇年代末期出版的健康老書！書中的案例、學說、理論及方法遠者五、六十年，近者亦約有二十年的歷史。何以這樣一本老書事隔多年竟然要被翻譯推出？並預期將極為轟動，再創風潮？實因本書中腸道健康的觀念仍然歷久彌新，調理的方法依然實用有效，堪稱自然醫學界重要的著作，值得人手一本，從中學習重要健康觀念、促進身心健康；更建議整天吃香喝辣、腦滿腸肥、渾身病痛不舒服的現代人，尤應奉為聖經，好好買來細讀並力行！

身為中華整合醫學與健康促進協會的理事長，深切希望經由此書，使「人人知健康、行健康、得健康」，此乃本協會成立的願景！很榮幸為此書寫序！

祝大家「腸」長健康，時時喜樂！

林承箕 醫師

內科專科醫師、心臟內科專科醫師、心臟學會專科醫師指導醫師

美國自然醫學會自然醫學認證醫師、同類療法認證醫師

法國CEDH中心順勢療法認證醫師

臺北完全優整合醫學診所院長

中華整合醫學與健康促進協會理事長

前三軍總醫院醫務長兼代國防醫學院醫學系系主任

《體內大掃毒》（整合醫學新療法）作者

推薦序

邪去而正自安

談到病，相信現代人頭腦裡很快就會浮現出：感冒、咳嗽、扁桃腺炎、過敏性鼻炎、高血壓、心臟病、糖尿病、痛風、B型肝炎、A型肝炎、肝硬化，甚至癌症等等。從這些幾乎是家喻戶曉的主流醫學病名來看，我們不難發現，它們有個共同特點，就是這些病症都是依病理現象、細菌、病毒型態的區分，及其器官的生理位置而命名。簡言之，統統是結果。

有了明確的病名，一般人都會想到「對症下藥」。但是，這種視病如敵，除之而後快的非自然的理、法、方、藥，就是名副其實的治標不治本。不但是「病已成而後藥之，譬如渴而鑿井，鬥而鑄錐，不亦晚乎」（黃帝內經素問・四氣調神大論），更留下了藥源病或醫源病而難以善後。所以，能「上工治未病」，不單是「對症（果）下藥」，更是斷除病源，清除病因，化解病機，進而助與生俱來的「自然療能」（Medicatrex）一臂之力。

要如何斷除病源，清除病因，化解病機？自然療法權威，也是清腸專家的詹森醫師（Dr. Bernard Jensen），在本著作《救命大清腸》中，從各類疑難雜症根源著手，指出根源就是「腸道毒血症與自體中毒」；再從「腸子是人體情緒的集散地」又揭示了「疾病源頭——神經反射作用」，這與人們常說的「身心不二」是完全契合的。知其原因何在，便能提出無傷有效的「腸道終極淨療法」來化病因，而非消除病症（果）。這就與中國醫學「求因求本」，進而「異病同治」是異曲同工的。

後學數十年來累積的斷食及臨床經驗，眼見一般人腸子變形的趨勢日益嚴重，而詹森醫師更加深信，唯有將大腸清理整頓好，否則不論再多的醫療及營養補充，都不可能讓慢性病徹底根除。因此，要重拾健康，唯有從全面徹底的清腸開始。這又與中醫強調的「若要長生，腹中長清；若要不死，腸中無屎」高度契合。後學不才，謹以下面幾點拙見與本書內容共鳴之：

1. 疾病無論為何種形式（除遺傳性、外傷性及自然衰老外），主要原因就是體內廢物毒素的堆積（以便祕者的大腸為最）及自然療能的低下或紊亂。
2. 有毒就必然干擾或阻礙「三流」（物質流、能量流、訊息流是任何生命本有的基礎，彼此互動循環，互為因果），受阻則堵，有堵則機能必錯亂，亂則機體必受傷損。簡言之，毒、堵、亂、損的惡性循環就是所有內源性疾病（包括心腦血管慢性病、癌症）的關鍵因素，導致百病纏身。
3. 便祕是內毒之首，萬病之源。毒素阻礙細胞的正常生理新陳代謝，以中醫的話概括之，「邪毒盛、正氣衰」，也是造成細胞癌化的關鍵因素之一。
4. 灌腸療法及各種斷食療法，吻合中醫「祛邪扶正」的治則。但若能配合中醫八綱（陰陽、表裡、寒熱、虛實）的體質辨證，及食物性味（寒、熱、溫、涼、平；酸、苦、甘、辛、鹹）及向量（升、降、浮、沉）的考量，必能更穩妥有效。腸道之積毒不清，也極易引發呼吸道的感染。若大量毒素又由腸道吸收進入血液，又造成肝膽的負擔，是罹患「膽石症」關鍵因素之一。而大便祕，膽管瘀，更是疾病的淵藪及罩門。
5. 任何生命都有其與生俱來的強大的自然療能，而生命的本質或特質是：自我複製、自我更新、自我修復、自我適應。所以，任何治病方法的療效都必須建立在這些生命本質上，幫助他，不要干擾他。也就是中醫「扶正有利祛邪，邪去而正自安」。
6. 任何療法都應遵守西方醫聖希波克拉底（Hippocrates）「首重無傷」的告誡，再求「論之有據，言之有物，簡便易行，行之有效」。而本書倡導的「腸道終極淨療法」及各種斷食排毒等療法，只要操作無誤，均吻合無傷有效的要旨。

最後，以恩師中華自然療法世界總會創會會長陳紬藝醫師的遺志與大家共勉：「依據國父遺教，提倡醫道革命，復興中華文化；宣揚中國的及世界各國的自然療法；建立人人醫學，家庭醫學以及預防醫學。」

何永慶

美國自然醫學研究院副主席／執行長

自然醫學文摘雜誌社發行人／社長

序言

我的父親是位脊骨神經醫師，而我原本也想成為脊骨神經醫師，因為從自身的觀察經驗得知，這套對於脊椎骨進行仔細檢查及矯正的系統，確實能夠見效。令人痛苦的症狀能獲得緩解，病患得以康復，跛腳人士可再次邁步向前，而彎腰之人也得以再次抬頭挺胸。

於是，從脊骨神經學院畢業後，我迫不及待地開業，而且沒多久就讓我忙得不可開交。但我發現，我在工作中出現了失落的環節，雖然多數同僚們都滿足於各自的診所工作，但我卻越來越不滿足。我注意到，大部分來到診所的人們，對於我能透過脊椎調整提供的紓緩效果感到滿意，但許多人總會因為相同的症狀而再次回診。雖然我對人們實施脊椎矯正，但我發現，這些人真正需要的，其實是生活習慣的矯正。

我開始覺得人們需要接受教導，了解該如何改變生活型態。有些人需要的是心理與精神上的提振鼓舞，因為他們在生活中遇到了狀況致使情緒低落，因而陷入負面狀態與絕望之中。有些人則因從事與身心狀態無法適配的工作或職涯規劃，使得壓力與緊張成為他們長期以來的生活方式。幾乎所有人都需要飲食上的調整，有些人沒時間享用正確的飲食，總是來匆匆去匆匆，但大部分的人是有時間，卻吃了錯誤的飲食。幾乎所有人都不了解，什麼是能維持健康的飲食，當然更別提能夠改善健康的飲食了。這些人，都是需要灌輸正確知識的主要族群。

我發現，在缺乏對良好習慣的認識以及適當引導的幫助下，我的患者都固守著長期有損健康的無知陋習。雖然我能透過脊骨神經矯正為他們帶來紓緩，但光靠這項療法，根本不足以提供長期的改變。我對此覺得不滿，也認為患者與我本身都不該這樣繼續下去，所以決定要有所改變。

我在加州的奧塔迪納（Altadena）開設了首間療養院，地點在山區，是當時被都會居民視為「鄉下」的地方。當地空氣清新，陽光燦爛，這些都是健康的必要元素。在此，我終於能監督我的患者們，並教育他們需要改變生活的知識，這是我在診所執業期間所辦不到的事，而且也確實奏效了！

幾年後，我搬到一間具備更大設施的地方，我最大的療養院是二百英畝的隱密山谷農場（Hidden Valley Ranch），位在加州的艾斯康迪多（Escondido）東部山區。我在這裡擁有能幫助人們邁向健康之路所需的一切，世界各地的人會來此待上一段時間，學習關於健康的療程，療養院也因此變得相當有名。

多年來，許多關於腸道保健的不同觀點紛紛浮現，對所謂適當的腸道衛生觀念造成了些許困惑。在本書中，我將帶給你所能掌握的最完整資訊，以及畢生致力於自然療法所累積的智慧。本書能讓人們學習良好腸道保健的必需知識，並展現透過適當腸道保健所能獲得的成果。所有的醫生都應該具備這些知識，並在實施任何治療系統前，都應該先考量五大排毒管道——腸道、皮膚、腎臟、淋巴系統及肺臟——其中最重要的就是腸道。

本書的初版獲得了很棒的反應，我收到許多建議以及評論，促使我對本書進行修訂與增編，使本書更符合大眾的需求。我也收到許多美妙的感謝狀，都是來自成功實行本書療程的人們！

往後的篇幅提供了關於廢棄物排除過程的珍貴資訊，其中尤其著重於腸道。我對於首次來到診所的患者，都習慣先檢查他們的主要排毒管道，因為在缺乏良好排毒系統的狀況下，試圖處理任何體內的其他症狀，都是徒勞無功的。

我曾前往地球最偏遠的角落搜尋健康與長壽的祕密，在此我想和大家分享我的發現，讓各位也能因此增添福祉，並享受生命。本書能喚醒你，並讓你了解最棒的治療是從自身體內而來。為此，我提供了超過六十年來，在療癒技術及恢復正常腸道機能上的努力，所累積的體認與智慧結晶。

為了讓大家了解我的努力，第一章呈現了消化與排毒系統在解剖學與生理學方面的初步知識；在第二章中，討論了消化不良如何導致腸內毒素的累積，進而使全身產生疾病；第三章討論了影響許多人，但在目前被視為尋常現象的腸道問題；在第四章中，解釋了腸道中的問題如何導致身體裡看似不相關部位的症候群。

本書的中心與靈魂就在第五章及第六章，這兩章是我的終極組織淨化療程。第五章徹底解釋了七日淨化療程，這是兩階段療程的第一階段；第六章則詳細剖析了七週建構與汰舊換新療程，這是兩階段療程的第二階段。

在第七章中，我列出了營養方面的過失，以及淨化療程所立基的飲食法則，還有我個人的飲食與健康觀念。最後，在第八章中我列出了其他幾項腸道保健的飲食技巧，對於想要清潔腸道但目前還無法全心實施的人們應該會有特別的幫助。

要對抗許多人所經歷過的腸道問題，通常需要有果斷決心的行動力以及勇氣，要解決這些問題，沒有比親身採取有益行為更好的方法了。本書中所提供的指引，將讓你有機會對自己的健康與幸福負起更大的責任。

前言

我是如何與腸道結緣的？

腸道原本是我最不想專注研究、也是最不會想到的玩意兒，我以前都認為當腸道失調時，只要吃瀉藥就對了，並不了解其實有種生活方式能夠打造健康的身體。

如今，我發現這種生活方式應該是世界上最重要的寶物。

隨著日漸專注於腸道，我開始以新的觀點觀察政治領袖與其他偉人們的死亡，這些人似乎都患有併發症，每個人的排毒系統好像都有某些問題，以致最終導致了他／她的死亡。就拿法蘭克・辛納屈（Frank Sinatra）來說，辛納屈先生因為心臟病相關症狀而前往醫院，後來經診斷，確認是罹患了肺炎。我確信，假如他沒有潛在的腸道問題，就不會得到肺炎。人體就像是個社區，許多器官是為了對彼此有益而運作，因此，如果沒有運作良好的排毒器官，身體就會死亡。

身體是個組織，能夠消化食物、利用氧氣，並進行數不清的各種機能，每個器官都對身體與身體組織機能有所貢獻。身為人類，我們需要讓體內的每個細胞、組織以及器官都能正確地被安置在體內，並正常運作。人體就是讓我們得以生存的工具，因此，我們應該對身體表示敬意。假如違反了讓人體健康良好所必須遵守的自然法則，那我們就無法期望，如此精妙結合而成的人體能夠被妥善運作。

其中的一條自然法則，就是提供身體天然食物。人類應該要攝取纖維，必須攝取天然酵素，也就是說，我們必須攝取生鮮狀態的食物。當我們重新開始遵從自然法則時，也就象徵我們重新回到了伊甸園。

當我們回到伊甸園，攝取天然食物並遵從更加天然的生活方式後，腸道一定會有所反應。

許多患者都告訴我：「我的腸道二十年來，第一次自然排便了。」

有些患者也跟我說：「我甚至還拉肚子，現在每天都會排便，而不像以前十天只上一次廁所。」

這些患者居然把回歸正常的現象誤認為腹瀉了！

腸道是最需要照顧的器官

大多數人並不了解腸道，不知道該如何照顧腸道，或滿足腸道的需求。我們一直過著違反自然法則的生活，直到如今，即使我們對營養有所認知，但對於腸道還是造成了傷害。

當腸道未受到妥善照料時，腸道的反應就會變得遲鈍與衰退，以致腸道無法自我療癒，也無法發揮原本應該正常運作的機能。

食物應該在十八小時內就通過身體，而任何在腸道內腐敗、發酵、產生氣體或導致不適的食物，都會影響全身上下。最重要的是，一定要有良好的排便，才能擁有健康的身體。

我在執業初期就發現到，必須要好好治理腸道，而在了解灌腸所能帶來的好處後，我就開始對腸道更加重視。我看見了淨化作用的效果，而且認為在提倡腸道淨化的領域中，我的聲音應該是最具影響力的。事實上，我利用腸道淨化所治療的每位患者，確實都獲得了改善。請注意，我說的並不是「治癒」，有些患者確實完全擺脫了自己的健康問題，但並非全然如此，這點相當重要。

一九五〇年代，我與馬克斯・葛森（Max Gerson）醫師在他位於紐澤西的療養院中共事，當時人們都渴求能夠紓緩自身疾病的醫療。馬克斯是腸道淨化的早期提倡者，他說：「不對，你需要的是灌腸，而不是吃藥。」屢試不爽，馬克斯的灌腸法確實帶來了紓緩效果。由於他在早晚都會替患者實施灌腸，使患者的腸道盡可能保持潔淨，因此甚至還成功紓緩了退化性症狀。他所著作的《癌症療法：五十個成功案例》著實在醫療界引起了一陣旋風。

重點是治療疾病嗎？我們是在治療身體嗎？不，我們是要提升腸道的機能，使其能運作得更好。我們是在清除有毒物質嗎？沒錯，因為我們必須如此。

我一直都很讚賞並深信於約翰・提爾頓（John Tilden）醫學博士的著作，提爾頓博士發現毒血症是大部分健康問題與疾病的根源（欲詳毒血症相關資訊，請參照本書第二章），他的著作《論毒血症》出版時對大眾帶來了極大的衝擊。然而，即使提爾頓博士頗受世人敬重，但他的著作卻在此後被人們所遺忘。

人們都想從痛苦與不適中尋求解脫，但大家渴求的是短暫的紓緩，卻未妥善處理症狀根源所存在的問題。因此，我們所該探求的根本原因何在？

所有人都應該擁有《論毒血症》這本書，每位醫生也都該以此行醫。我原本並不認為應該將腸道當成首要目標，但我後來又讀了另一本書，由歐斯沃・恩普林罕（J. Oswald Empringham）所著的《潘朵拉之盒：該吃什麼又為什麼》，這本書所探討的正是照顧腸道的大小事。

我也基於強烈的興趣，拜讀了十九世紀晚期至二十世紀前期英國皇室醫師阿布斯諾・連恩爵士（Sir W. Arbuthnot Lane）的著作，連恩醫師是位外科主治醫師，有天他幫一位罹患關節炎的十四歲男孩動腸道手術，手術後，男孩的關節炎就痊癒了，這讓連恩醫師因此靜下心來思考；連恩醫師的另一位女性患者罹患了甲狀腺毒素症，而就在他幫這名女性動過腸道手術後，她的甲狀腺也恢復了正常。經過許多類似經驗，連恩醫師遂從醫療執業轉為教導營養與腸道保健。在他生命最後的二十五年間，他證實了腸道是身體內最需要妥善照料的重要器官，這是多麼美妙的發現啊！

連恩醫師的經驗對我帶來了重大影響，我對自己說：「再仔細想想這一切，假如身體裡有問題存在，而你從腸道下手，那所有其他器官都會有所回應。」

假如廢物無法排除，並堆積在身體裡頭，又或許受到藥物、極度倦怠與疲勞所壓抑，疾病就會找上門來，細菌也會逐漸堆積。寄生蟲與微生物最常發生在機能低落的腸道內，這是現今普遍存在的一大問題。腸胃專家們都知道，磺胺類藥物與抗生素會消滅腸道內的所有細菌——對益菌以及壞菌都不放過。

小兒科醫師們都會說初乳——一種在分泌母乳前所存在的黃色液體，能夠讓新生兒腸道得以正常運作。這點最為重要，新生兒出生後的最初四天，是讓腸道步上良好開端的關鍵期，而許多新手媽媽並不了解這一點，她們都餵嬰兒喝配方奶，試圖以工廠生產的混合食品取代如此正常又天然的物質，現在越來越常看見這種愚蠢的行為。大自然比誰都要全知全能，但人類有時總要繞遠路才會了解這一點。

營養是腸道健康的必需元素

在我的著作中，我經常必須矯正人們並改變他們的想法。我最深刻的體驗，就是看見我的孩子們學習如何正確地排便，更詳細的說，我教導孩子們不應該「憋」，硬生生憋住排便，正是造成結腸低段形成憩室（腸道憩室）的原因。

我教導孩子們，當他們養的狗不斷抓著紗門時，代表狗狗想要出門去，這是狗狗在表達「讓我出去！我需要排便！」我告訴孩子們，他們養的金絲雀，會在鳥籠裡頭排便，無論如何都不會阻止牠排泄。但人類很愚笨，而且常常不在乎腸道蠕動的衝動。時至今日，人們對於腸道的忽略已經成了習慣，所以我在學說與著作中就是要擊垮這種習慣性的忽略。

假如你想要閱讀著墨於此課題的書籍，則關於腸道有太多的事情要學了，你應該會對威廉．威爾斯（William Welles）以及艾昂斯（V.E. Irons）的成就產生興趣，也會對我造訪戰溪療養院（Battle Creek Sanitarium）這件事感到好奇，我就是到此探求約翰．哈維．家樂（John Harvey Kellogg）對於腸道的認識。

家樂博士發展出當腸道菌叢生態失衡時的調整方法，當我拜訪他時，他拿出了先前曾寄給艾倫．羅伊．達福（Allan Roy DaFoe）醫師的培養菌，這位醫師在加拿大照料著迪安（Dionne）五胞胎，而且曾致電家樂博士，表示假如無法刺激孩子們腸道的正常運作，可能會因此失去五胞胎的其中一兩名嬰兒。家樂醫師當時立刻將一種嗜酸乳桿菌的培養菌寄給他，幾週過後，達福醫師回覆說：「我相信我們是因為解決了腸道問題，而得以挽救這些孩子的生命。」

另一部分與腸道結緣的故事就實際多了，是艾昂斯還有凱伊．夏佛

（Kay Shaffer）的功勞，我見過他們兩人的諸多貢獻。艾昂斯博士與凱伊女士也致力於營養學，他們協助我了解萊辛（V.G. Rocine）博士為何促使我研究有助於腸道及身體其他部位的適當營養。萊辛博士相信，假如我們能留意自身的營養，就能克服我們的毛病，並發展出健康的身體。

當我們試圖改善健康時，絕對要考慮飲食的部分。健康絕不只是要不要灌腸而已，也關係著如何活在健康的生活型態中，我相信我的營養論點絕對是眾多學說中的佼佼者，我正是用適當的營養來矯正受諸多惡習，包括被不良腸道習慣在內荼毒已久的人們。所有營養都會影響腸道，要在不使用灌腸板或其他腸道護理手段的情況下，藉由改善營養來獲得健康，這點確實可能，雖然會很困難。

但是，若要利用營養與自然療法來改善健康，你必須要了解一件事，那就是要花很久的時間才能展現出成果。我到今天仍然會告訴我的患者們，必須要花一年的時間，才能夠解決他們的健康問題，並讓他們的身體再次恢復健康。

有人說，要長出新的骨骼很花時間，大概七年吧；要建構手掌上的新生皮膚，只需要四十八小時。而要長出新的胃壁，就要花上好幾個月的時間，要讓腎臟煥然一新，也同樣要好幾個月。所以囉，在身體重新自我構築與汰舊換新的過程中，我們一定要有耐心。

健康從清潔腸道開始

假如有種分析，能夠判斷先天弱點問題與組織中所沉積的毒素，那就方便多了。結腸治療師可以清潔腸道，但很多時候他們並不了解腸道的狀況或腸壁的調性，也不知道腸道的弱點或有毒物質堆積在何處，換句話說，等於是矇著眼在辦事。

儘管如此，大多數的結腸治療案例都能有良好成果，只是若能對腸道有更多認識那就更好了。

不只要知道腸道內有什麼東西，更要了解有什麼毒素被吸收到血液或淋巴中，進而被輸送到身體內其他先天脆弱的器官。通常在此現象發生時，就會有一種壓抑作用產生。此時，我們都會責怪藥物壓抑了疾病，不讓身體進行適當的排毒作用，但生活習慣可能就是一種壓抑行為，而不均衡的飲食也可能成為另一種壓抑行為。

我們實在不應該靠瀉藥來調節腸道，許多人都很依賴瀉藥，美國每年賣出大約一萬八千噸的瀉藥，這當中牽涉到太多便祕與腸道問題，也牽涉到我們身邊的友人，這應該要讓我們有所體認，而不該將所有問題歸咎於我們的腸道，我們必須審視自己的生活習慣以及營養，且應有所改變。我從艾昂斯以及凱伊・夏佛身上學到了許多，也是他們讓我有了灌腸板的初體驗。就我對於腸道淨化的親身體驗而言，我了解，我能介紹患者們使用灌腸板，藉此對患者帶來更多的福祉，也是從這個時間點開始，我發展出自己的灌腸板使用方法。

慢性病是會長時間發展的，大約百分之八十的患者都有慢性病。美國癌症協會（American Cancer Society, ACS）表示，癌症的發展大約需要二十年，那你的腸道裡頭今天又有什麼發展？你知道嗎？很多人在注意到任何症狀的發展前，對腸道內的發展都是盲目且無知的，我們應該要有所作為才對，更應該遵循預防方針。

我認為人們都應該接受預防疾病的教育。醫師可以藉由敲診（拍擊）腸子找出身體中的憩室與脹氣，接著就能知道患者是否需要進行腸道淨化。不管憩室的位置在哪裡，都代表裡面正在發生化膿與發酵作用，這些都是脹氣的原因，也正是需要從腸道中排除的東西。

根據赫林的療癒法則（Hering's Law of Cure），在逆轉疾病的過程中，腸道必定是首要考量。康斯坦丁・赫林（Constantine Hering）是位順勢療法醫師，他在費城建立了美國第一所順勢療法學院；然而，大眾卻未曾真正了解他的法則，所以他的法則從未被大眾所接受。

赫林的療癒法則表示，「**所有的療法都必須由內而外、從頭到腳，並朝症狀出現的條理逆向推行。**」這意思是，萬病源於腸道，當我們妥善照料了腸道，就等於清潔並淨化了身體與所有器官，也就是說，清潔與淨化必須從腸道開始。

當然，我們也必須將清潔流程與其他四個排毒管道相互連結——皮膚、腎臟、淋巴系統與肺臟。肝臟也必須處於良好的運作次序中，因為肝臟正是解毒器官。我們也必須確保自己擁有充足的紅血球，因為貧血的身體並不具有充足的能量，也無法良好地排毒。

整個人體必須要井然有序，但我們一定要從淨化作用開始，並保證沒有有毒物質經由腸道被吸收並輸送至其他器官。近期的醫師們已經開始顧慮到腸漏症的問題，當腸道機能低落且發生便祕時，無論是否有憩室存在，都會有更多毒素、膽固醇以及脂肪漏入（受迫）進入血液和淋巴，這就是為何我們必須加快腸道輸送的速度，首先對腸道進行清潔，接著要攝取更多高纖維食物，例如水果、蔬菜、豆類以及全穀類。

當腸道獲得清潔後，腎臟也就得到了妥善照料，但即使如此，我們仍必須小心不能讓腎臟負擔過重，因為腎臟先天就是比較虛弱的器官，很容易出問題，可能會導致腳踝腫脹、尿酸及肌酸酐升高的結果。不過，只要我們能讓腸道變得更乾淨，這些症狀就會消失。

救命之道在自然中

現在的醫師們只要率先妥善照料好腸道，就能避免許多患者死亡。我們已經具有相關科技，也有相關知識，醫師們何時才能睜開眼睛，並發現對於百分之八十有慢性病的患者們，其實早就有解決方法了呢？

常見的腸道問題也是透過多年的時間所發展而成，而有許多症狀都是從胃痛先開始的。舉例來說，有時人們會用非處方藥（成藥）來解決脹氣問題，然而，如果不矯正會引起脹氣的飲食習慣，那就是在跟未來的健康賭博。其實，所有慢性病都是因為忽視了早期毛病所導致。

曾經有一次我的患者說：「**我希望你能幫幫我，我該怎樣才能好起來？**」我所注意到的第一件事，就是她的體重過重，她的飲食習慣含有太多脂肪，但這就是她從小到大的飲食方式，她的父母吃著跟她一樣的食物，她是靠這些食物養大的，而她父母同樣也出了毛病。這個孩子是接收者，接收了父母因為缺乏知識而忽略照顧自己身體的習慣，這對她身體的先天弱點來說，無疑是對已經不佳的條件雪上加霜。在這種情況下，我就會想喊出暫停，並且幫她上一堂關於適當營養的課，也是在此處境下，我們必須思考該如何適當地飲食。

腸道會在十二至十五小時內對優良食物產生反應，並順暢地進行小腸的消化作用以及大腸的排泄作用——身體必須妥善進行這些機能，才能讓我們擁有健康的生命。我們不能把今天的問題丟給明天，明天可能已經太遲了，因為我們明天可能已經踏上在體內發展毒素累積之路。

所以，為了照料這位過胖的女性，我必須先檢視她目前的狀況，以及能夠用來改變這些狀況的營養。再者，我必須找出她的父母所傳給她與生俱來的弱點有哪些。

我們必須了解，人類的身體會受到所接觸的環境形塑，身體會形似於沙拉、形似於咖啡與甜甜圈、形似於我們所呼吸的空氣，也形似於我們所喝下的水。我們必須運用才智、知識與智慧，好克服環境中的負面事物，並走上更健康的生命之路。

我們必須開始改變，必須遠離去年或二十年前的思維，是時候該讓自己獨立，並擺脫父母輩所傳承的陋習了。也必須了解，我們的生活習慣有時候其實是在自我毀滅，這是由於人類所普遍具有的愚蠢思維、由於傾向於忽略與無知的習性所造成的。

假如有一條更好的路能夠選擇，那就是自然的道路。最好的選擇，並非總是要服從科學的圭臬或醫生的指示，比奉行科學或醫生更好的選擇，就是向大自然尋求更新、更好的理解。

Chapter1

正視人體毒源頭，提升健康腸道意識

POINT

- 由於幾乎不存在疼痛傳導神經，所以我們很難接收到腸道所發出的求救訊號！
- 身體是以一個整體來運作的，其中各個部位都必須顧好自己的工作。假如五大排毒器官（腸道、皮膚、腎臟、肺臟、淋巴系統）當中任一者的機能低落，就會讓其他器官在身體排除代謝廢棄物質的過程中產生額外負擔。
- 在五大排毒系統中，腸道是最重要、最常被濫用、也是最常被忽略的系統。
- 瀉藥並不適合作為治療便祕的長久良方，也稱不上是健康的解決方法。
- 當人體到達罹患退化性疾病的階段，代表毒素累積已經主宰了身體特定的某個或某些部位，此時應考慮進行解毒清潔身體組織。
- 腸道是大部分內在有毒物質的源頭，毒素會透過腸壁進入血液與淋巴，再被運送到組織內部囤積。越乾淨的腸道，就越能帶來越乾淨的血液，也能造就乾淨的組織，並更容易重建這些組織。

如同髒汙的泥床，能孕育亮麗的蓮花——
彎駝的歲月，也能散發出蓬勃的青春！
老者所展露的青春，縱然是個奇蹟，
但仍無法比擬出於泥濘的潔白蓮花！

——〈兩個奇蹟〉佚名

失落的腸道保健智慧

在過去，腸道的知識較為普及，人們會接受教導學習如何照料腸道。但不知怎麼的，關於腸道的智慧失傳了，而且腸道成了沒人想要談論的玩意兒。藉由將問題藏在檯面下，人們創造了一種「眼不見為淨」的狀態。因此，許多人奉行著忽視與不當生活的陋習，隨意地對待腸道，最後在生命末期自食惡果。其實，了解保持腸道健康的方法，正是避免疾病與不適病症找上門來的最好方法。

懂得善待腸道的聰明人，就是具備正確資訊、謹慎篩選飲食之人，並能藉此走向更健康的生活。這些人的日子中充滿幸福、生命力及樂觀，這些都是由於對腸道的照料進行了有效率又規律的清潔行為，藉此擁有充滿活力且無毒的身體，最後才得以享受的成果。假如你渴望達成生命中更高的成就，就必須留意適當的腸道保健——什麼是腸道保健？怎麼做？又能帶來什麼好處？這種體認將有助於你探索許多生命的奧祕，對自己發展出正面的心態，並成為自己身體機能的主宰。

腸道對於本書中所述的正確生活法則會有良好的回應，你必須了解這些法則，並孜孜不倦地奉行，往後所得來的福祉與免於疾病的價值，絕對超越你所付出的心力。

艾爾文・托弗勒（Alvin Toffler）在他所著的《未來的衝擊》中精妙地敘述，人類目前與未來的生存，需要能快速接納嶄新想法與習慣的能力。事實上，速度必須比以往更快才行，但人類準備好了嗎？

我認為，在現今社會上所目睹的苦難與衰敗，其最大來源就是自體中毒作用——也就是由體內微生物、代謝廢棄物與其他毒素所導致的自體中毒。透過自體中毒，人體會不知不覺成為穢物的倉庫，而身體失衡、精神錯亂、思緒墮落、不適與疾病，就會伴隨著穢物而來。自體中毒作用會主宰整個身體，奪去個人原本清晰的思緒、中立的思想、健全的判斷力、生命力、健康與快樂。

自體中毒作用最終的惡果，就是理想幻滅、痛苦、失望、渾沌與衰竭。你想不想有所改變，並扭轉這一切？克服自體中毒作用所帶來的影響是漫長又困難的課題，時常會讓人無止境地延宕下去。然而，在早期就克服自體毒化作用，總好過拖到生命末期才受到嚴重後果的折磨。我相信教育的重要性，而非訴諸於藥物治療，若在年輕時未接受適當的教導，隨著歲月流逝，成為藥罐子將是不可避免的後果。

透過教育，我們了解療癒要發揮作用，必須根據我在療養院工作中所遵循的其中一項重要法則，也就是赫林的療癒法則，這是由十九世紀的歐洲順勢療法醫師，康斯坦丁・赫林所確切闡述。當赫林醫師利用療癒的自然法則行醫時，成功洞見了偉大的真理。他是這麼說的：「**所有的療法都必須從內到外、從頭到腳，並朝症狀出現的條理逆向推行。**」赫林法則是自然療癒過程最可靠的指引，也值得在本書中的各個時點不斷重申。

假如我們在尋求治療時認真地思考，就能了解腸道保健在體內保養療程中絕對是首要任務。所有人的家中、辦公室或其他類似設施考量中，一定都包含了排泄需求。廢棄物，無論是有機或無機廢棄物，都是生命過程中的自然結果。

多年前，人們就發現人類的許多疾病都是因為未妥善處理廢棄物或生活衛生條件不佳所導致，大家都讓尿液、廚房廢棄物與腸道排泄物隨便在街上的排水溝裡流動，這種環境正扮演著散布許多疾病的關鍵角色，包括曾在歐洲與世界各地所肆虐的瘟疫在內。幾世紀以來，衛生條件已經在許多方面獲得改善；在城市裡頭，下水道帶走了人們所產生可能造成危害的廢棄物；在鄉村地區，化糞池系統取代了古老的屋外小廁所，不僅方便，也改善了衛生環境；人們也已經習慣用清潔劑與殺菌劑來消毒辦公大樓與住家。種種這些方面，人類都有了長足的進步。

雖然如此，我們卻發現，要妥善處理體內廢棄物的排泄作用，就必須從體內來著手。我們必須停止讓髒汙條件與其所造成的影響，透過不健康的食物選擇與毫無顧忌的生活型態，在我們身體裡不斷發展。我們體內具有掌管衛生的部門，可以說，我們也擁有化糞池或下水道，而我們必須學習整頓自己的體內環境，藉此避免疾病發生，並促進健康。

諷刺的是，儘管我們有現代化的外在衛生設備，卻吝於多花點心思整頓個人的體內衛生。其實，在我們祖母那一輩都很注重腸道的保健，祖母都會使用硫和糖漿的混合物，這是種古早的特效藥，她也會藉由灌腸來清潔阻塞的腸子。可以說，以前的人們對於腸道問題以及解決方法比較熟悉，而我們現在已經遠離了這些習慣。所以，很多人都因此遭受到不必要的症狀與毛病所苦。

保健教育是最佳良藥

假如我們的生活方式正確，就不需要擔心腸道會出問題，但其實多數人的生活方式並不正確，不吃正確的食物、不進行正確的運動，所吸收的新鮮空氣與陽光也不夠，有太多事情都不正確，當然也就無法期望腸道能夠正常運作。

當我們檢視現今的疾病數據以及醫師們對此處境所做的措施時，即可發現有太多注意力都著重在治療問題與毛病上，但問題與毛病卻是不當生活習慣所造成的後果，而壞習慣則是因為缺乏教育所導致，人們只會照著他人的榜樣行事，卻沒多少人具有足夠的正確知識。

重點在於，現代化不一定是好的，壞習慣往往都來自於現代化的文明。當我說「現代化文明」時，指的就是所謂的進步，我們都喜歡認為自己是不斷進步的人，但進步所發展出來的許多事物，卻顯然對我們的健康並不一定有益。空氣汙染導致肺部問題增加，而且飲用水的純淨度，也被土壤中所滲出或蓄意施用以殺死有害病菌的化學物質所汙染，就連廁所如此方便的現代化產物，都不如原先構想般對我們如此有益（參見第175頁，「現代馬桶併發症」）——我們仍有很大的改善空間。

醫師並未教導人們該如何正確地生活，但他們應該要有所改變了，畢竟「醫師（doctor）」這個字是來自拉丁文的「*docere*」，意思正是「授業」。我認為，每位醫師都應該將一半的執業時間，用來指導患者如何改善健康，醫師應該負起教育患者的責任，因為知識是療癒過程中不可或缺的。當你因為不良生活方式與飲食習慣所造成的健康問題（大部分都是如此）而住院時，光是治療包紮後就送回家是不夠的，這樣只會重蹈覆轍。在醫院中的患者不應該這麼快就返家休養，而應該先上一整個療程，來學習如何整頓廚房、提供家人適當營養，並避免導致他們來看醫生的毛病再度發生，否則，他們還是有可能會成為下次再見的熟面孔。

有太多在生活中習慣喝咖啡配甜甜圈的人，看了醫生、把病治好了，接著又重回攝取咖啡因與糖分的陋習中，最後，他們終究還是會回到醫院，你不會失望，醫師也了然於心，他的戶頭會因此而財源不斷！你或許會認為我說的有點難聽，但每位醫師也都承認，動完一次手術後還會有下一次。你知道為什麼嗎？因為沒有醫師是針對第一次手術的原因來著手的。

想想我在某份大報上所讀到的文章摘要吧：「**在每年接受診斷罹患結腸癌（癌細胞也存在淋巴結中）的二萬二千名患者中，大多數都接受了手術治療。醫學專家宣稱，超過半數患者在手術後，能透過接受抗癌藥物服樂癌（5-Fluorouracil）再加上第二種藥物Levamisole而獲得助益。**」看吧，當代社會對於這些健康問題的解答，就是利用藥物治療。

美國癌症協會曾表示，某些癌症的發展需要二十年以上。基於癌症藥物與手術技術的長足進展，我想問問，二十年前癌症開始發展時，醫師們都在哪裡？為什麼我們的健康照護系統如此重視治療，卻不重視預防？假如我們提出一項手術，並詢問一百萬名民眾，他們寧願接受癌症治療，或者乾脆一開始就不要得病，你認為大家會怎麼說？因此，我們需要學習如何從預防的角度，來更妥善地照料自己。

政府健康部門的工作是什麼？主要而言，他們是監督疾病並加以記錄，所以重點是疾病，他們應該叫作「疾病部門」才比較正確。當發生流行病時，他們會試圖分析疾病從何處爆發、散播方式如何，又應該怎麼治療才好。除了建議預防接種之外，他們對於流行病的預防並沒什麼作為。

我們提供資金給著重於特定疾病症狀的組織與研究機構，但這些團體會花時間研究如何預防疾病嗎？我知道有某個組織獲得可觀的補助金來研究飲食、營養及其對於癌症的影響，當時該組織即將展開研究，鑽研酒精對於已成形癌症的影響。我覺得可以理所當然地提出疑問，為什麼該團體不研究該如何預防癌症呢？不用多說，其研究結果一定是說酒精會帶來有害影響，但這仍然不會告訴我們該如何預防癌症。

假如我們只贊助以治療為導向的研究，那我們將永遠無法了解有什麼強而有效的預防方法。所以，我們必須扭轉思維，必須發展出全新的觀點來檢視健康，我們應該從預防醫學的觀點出發，對於目前的健康策略好好地來審視一番。

以教育取代藥物是比較好的作法，我時常重複這句話，是因為當我們接受越多關於健康方面的教育，就越不需要使用藥物，這點確實如此。我們需要了解如何變得健康，並且維持健康，世界上的人們形形色色，但我們需要讓每個人都能夠了解，藉此來推廣給所有人。

有些人在生病後願意付出一切代價來重拾健康，然而，我們卻發現，無論擁有多少錢，終究買不到健康。健康是無法用任何價格賣給任何人的，你必須賺回健康，這才是真理，而且你必須付出心力，才能獲得健康。但目前隨處可見的是，現今的健康照護方法卻讓病患缺乏知識，使患者在意識、理解或行為上都無法有所改變。除非能提高自己的心理態度以及意識，否則永遠無法讓健康更上一層樓。這點必須透過教育來達成，而你可以透過學習身體排除廢棄物的管道，開始讓自己接受教育。

五大排毒器官

本書主要著重於我所稱為「排毒之王」的腸道，然而，我們還是要談談其他四種排毒器官，否則很容易就會忽略。我多次強調過，身體是作為一個整體來運作的，其中各個部位都必須顧好自己的工作。假如五大排毒器官當中任一者的機能低落，就會讓其他器官在身體排除代謝廢棄物質的過程中產生額外負擔。

除了腸道以外，皮膚是最大的排毒器官了。照護皮膚並確保其正常運作，能紓緩其他排毒器官的負擔。乾刷皮膚（參見第140頁）是個好方法，這能夠排除死亡的皮膚細胞，也能夠透過排汗來排出廢棄物質。

接下來是腎臟，腎臟對於體內清潔實在太重要了，所以我們擁有兩顆腎臟，這讓我們能夠額外保有百分之百的清潔能力，以過濾血中的毒素與多餘水分。一個人就算完全失去一顆腎臟的機能，還是能夠存活，這是因為另一顆腎臟只要運作良好，也能夠單獨承擔負荷的緣故。或許一顆腎臟能完成清潔工作的原因，正在於皮膚就像是補充用的過濾器，能夠排出血中的廢棄物。而協助腎臟運作的最佳方法，就是大量飲用純淨的水，飲用西瓜汁同樣也能幫助腎臟進行排毒工作。

另一個主要排毒管道就是淋巴系統，淋巴負責挑出細胞之間的廢棄物，並丟到血流之中，接著廢棄物會透過肝臟處理，再經由腎臟過濾。淋巴中的白血球也會摧毀有害細菌，發揮其身為身體免疫系統的機能。與血液不同的是，淋巴並不會受到心臟搏動力量的牽引，迫使其在全身上下所延伸的血管內流通。淋巴循環仰賴的是四肢以及肌肉運動，這就是為何大多數的淋巴結都分布在身體最常運動到的地方，分別在手臂與腿部連接軀幹的位置，以及幾乎從早到晚動個不停的頸部。那麼，多運動能對淋巴系統帶來最大的益處，這句話應該沒什麼問題吧？

最後，也同樣重要的是肺部與細支氣管，這是呼吸系統的一部分。身體內所產生的某些有毒廢棄物，會以氣體型態透過肺部排出體外。在呼吸過程中，二氧化碳會與氧氣交換，同樣地，運動在此也是促進排毒的自然方法。肺部最好的運動方式是急促吸氣法（參見下述），由湯瑪斯・羅伯特・蓋因斯（Thomas Robert Gaines）所創造，在他所著的《活力呼吸》一書中

體內環保小百科

急促吸氣法

- 急促吸氣法是由《活力呼吸》一書的作者湯瑪斯・羅伯特・蓋因斯所開發。
- 蓋因斯先生教導紐約市警察局的人員們做下列運動，以幫助促進人體極其重要的肺活量：
  1. 走三步，同時以短又急促的方式吸氣，不吐氣，每走一步就急吸一口氣。
  2. 走到第四步時，快速將氣呼出。
  3. 走後面三步時閉氣。
  4. 走到第八步時，再將氣全部呼出。
  5. 重複步驟1到4。
- 每日進行此運動三次，每次三分鐘，為期一個月，接著增加到每日四次，每次八分鐘。

有詳細介紹，紐約市警察局的人員一直以來都在接受急促吸氣法的學習，以增加肺活量，藉此提升精力。改善氣體交換的能力，能使血液的充氧量更佳，並更有利於排除廢棄物。

在我多年從事療養院的工作中，我發現照顧五大排毒系統是增進並維持健康所能做到最重要的事，沒什麼比確定這五大系統的良好運作更為重要了。倘若這些系統無法正常運作，那世界上所有藥物或療法都沒辦法發揮療效或提供任何紓緩效果。而其中最重要、最常被濫用、也最常被忽略的系統，就是腸道。

對症狀動刀，不對人動刀

我問過患者，他們曾經動過什麼手術？答案都差不多，第一個是扁桃腺切除術。扁桃腺是特別的淋巴組織，作用是排除身體對抗發炎時所產生的物質，可以幫助排出身體因為發炎而產生的廢棄物。扁桃腺發炎或腫大，代表身體正試圖排除過度累積的廢棄物，扁桃腺會分泌這些物質到咽頭部位，這些物質被吞下後再透過正常的腸道蠕動再排出。切除扁桃腺會減弱體內的排毒系統，因為這會迫使其他排毒通道接手以往扁桃腺所負責的工作。

一直到近期以前，醫學界都流行將扁桃腺切除的作法，因為人們都認為扁桃腺是發炎的來源。醫師們覺得，假如扁桃腺很容易發炎，那切掉扁桃腺就可以防止它們再次作怪。由於當時人們的無知，大家都不了解把發炎並腫大的扁桃腺切掉，就等於扯掉了火災警鈴一樣，其結果並沒有解決根本的火災問題。扁桃腺炎無疑是身體急需排除廢棄物的警訊。時至今日，有些具有乳癌家族史的女性仍抱持相同邏輯，她們將健康並同時具有許多淋巴組織的健康乳房給切除了。這對於才剛笨過一回的我們，是不是再次展現了我們的無知？

患者們第二普遍動過的手術是盲腸切除術，醫學權威普遍認為是退化器官的盲腸，長得像一條小蟲，但其實就像扁桃腺，它是另外一種淋巴組織。盲腸也一樣會因為過重的負擔以及毒素過高而發炎，就跟結腸運作失調與毒素過高一樣普遍，因為盲腸就連接在結腸上。

結腸毒素過高時，包括盲腸炎在內，會在無法保持身體潔淨時發作。這裡所謂的潔淨，指的是體內清潔，問題在於多數人並不知道如何保持體內的清潔，我們不斷被各式各樣能夠體外清潔的產品廣告所轟炸，卻沒有哪則廣告會告訴我們，該如何做體內清潔。其實，我們無需對外在清潔投注太多心力，反而應該多多關注的是體內清潔。我們沒辦法將乾淨的食物吞進骯髒的身體裡，並期望能帶來好效果，因為這樣只會得到一小部分、甚至小到可以忽略的成果。所以，我們不只該著重乾淨的食物，真正的清潔是從內而外的，要從乾淨的思維、更高的意識開始。

下一步，我們要談到身體層面，要記得，一個人的外在會成為自己內在的想法，我們必須培養純淨的心，藉以清潔身體組織。心理的潔淨是精神上的效果；而身體上的工作，則是從腸道開始。

我們曾經接受灌輸的觀念是，假如腸道運作不順暢時，可以求助於瀉藥。我曾在某處讀到，在美國除了阿斯匹林外，賣得最多的藥就是瀉藥，非處方感冒特效藥也是暢銷藥物，鎮靜劑也是，所以幾乎在每個藥架上都找得到瀉藥。每個家庭裡都有人會便祕，或有腸道毛病，而在瀉藥當成商品開賣前，人們其實也會用其他方法來刺激腸道。

以往當小孩生病時，媽媽會怎麼做？當然是幫小孩灌腸囉。早在許多年前，人們就知道腸道蠕動的重要性，及其跟良好健康的關聯。假如有人必須訴諸於瀉藥，可能會使用硫與糖漿的混合物，但我們發現，瀉藥並不適合作為治療便祕的長久良方，或其實稱不上是健康的解決方法。

我們對於腸道照護的知識，不應該僅限於使用瀉藥來緩解便祕，而應該更充分地理解，才能避免慢性腸道問題，假如長期忽略的話，這些慢性問題就有可能會需要以手術的方式來介入。然而，我們應該對問題動手術，而不是對人們動刀。

教育應該要賦予人們內心全新的或更好的感受性，一種以往因為無知所矇蔽的感激之意。內心需要全新的感受性，才能進而感激腸道並照料腸道。特別值得留意的是，腸道的痛覺感受器極為稀少，也沒有多少神經能夠傳導感受訊息給大腦，好由大腦解讀為痛覺。腹部外科醫師會告訴你，腹部手術所需要的麻醉主要是用來使腹壁被切開時沒有痛覺，當進入腹腔後，外科醫師就能在不造成疼痛的情形下處理腸子。由於幾乎不存在疼痛傳導神經，所以我們很難接收到腸道所發出的求救訊號。

這點與任何小問題都能引起注意的皮膚完全相反，皮膚是充滿神經的器官。舉例來說，嘴唇上的皮膚佈滿了觸覺與痛覺感受器，能感受到即使是一根頭髮所接觸到的精細感覺。拿皮膚跟腸道比一比，你很快就能明白，身體不同部位所能提供給大腦的感官訊號能力，居然有如此大的差異。當腸道毛病嚴重到足以造成疼痛時，你幾乎能確定，一定是發生大問題了。

由於腸道的痛覺感受程度極低，一般人在被診斷出問題前，都不太會保養腸道，在電影明星約翰・韋恩（John Wayne）過世後，我才體會到這項事實。你也許記得韋恩先生第一次動手術是在一九六四年的肺癌手術，他在手術後就返家休養，之後他又回到醫院進行了胃癌手術，而後同樣返家休養。又過了一段時間，他又動了第三次手術，這次是腸癌手術，也是最後一次手術，不久後，他就在一九七九年過世了。我認為，在他最早期發現肺癌跡象時，就應該針對腸道仔細檢查了。

由於本書中的主要論點，是腸道狀況與身體所有其他部位的症狀都有關聯，所以我們應該先針對腸道著手，而不該等到最後才注意腸道。基於我所經手過的太多案例，我非常確定，約翰・韋恩在胃部或肺部發生問題時，他的腸道早就有毛病了，假如在早期就能處理腸道問題，那其他部位的毛病可能就不會發生。避免毛病發生的唯一方法，就是自我教育如何妥善保養腸道，因為腸道總是很晚才會「發聲」。倘若學會如何保養腸道，我們就能避免與結腸毒素過高相關的許多症狀。

結腸毒素如何影響身體

當腸道機能低落時，有毒廢棄物會更容易透過腸壁被吸收到血液中，血液隨後又將毒素循環至身體各部位，並將部分毒素囤積在組織裡頭。絕大部分的毒素都將留存在結構最脆弱的組織中，假如有任何其他排毒系統的機能低落，就會有更多廢棄物留在身體裡。而隨著毒素在組織裡不斷地累積，細胞機能就會發生變化，尤其是在毒素所累積的組織裡。

另外，消化作用也會低落，未完全消化的物質會使問題雪上加霜，因為身體無法利用只消化到一半的養分來形成組織。當人體到達罹患退化性疾病的階段，代表毒素累積已經主宰了身體特定的某個部位或某些部位，此時就該考慮進行解毒，也就是清潔身體組織了。

身體會因為過度疲勞、循環不良或飲食不良所導致的毒素累積而被拖垮，當我們開始替身體解毒時，就必須特別解決這些問題，才不會白費心力。我想要強調的是，負擔著有毒廢棄物又機能低落的身體，是沒有能力擺脫毒素的。

隨著身體的毒素越來越高，組織裡頭的充氧作用便無法正常進行，沒有氧氣，身體就會失去能量，而越來越疲勞的身體只會每況愈下。疲憊不堪的身體，其排毒能力會減弱，這也是為什麼毒素過高、生病的人總是病懨懨的緣故。

朝健康的腸道努力

在邁向健康的必要過程中，排毒作用無疑是最重要的，而當我們考慮到身體的系統時，顯然腸胃系統是非常關鍵的。我必須承認，以前我一直都不了解妥善保健腸道的重要性，直到我在臨床營養方面的多年經驗，使我在懷疑的態度中得到證實，腸道的狀況通常是個人健康或疾病狀態的關鍵。

我確信，比起身體任何其他部位而言，問題更常是從腸道開始，身體必須依賴乾淨的腸道。別忘了，身體內任何組織的潔淨都必須仰賴腸道的狀況，當我們終於發現如此簡單的事實後，在提升自身腸道意識的路上才總算是邁進了一大步。

或許因為腸道在所有排毒器官中的重要性無可比擬，有些健康專家已經開始以腸道作為健康最高指導原則。雖然最好還是以全身整體為出發點，但我們真的需要從腸道來開始著手組織的解毒作業。為此，我們必須確保腸道具有充足的水分、良好的神經調性、妥善的肌肉狀態、充分的循環作用，以及適量又正確的生物化學養分。但假如腸道裝滿了毒素與髒汙，就無法建構或維持健康的腸道，必須先清潔才行。

與體內（來自新陳代謝）或體外（來自空氣汙染、水汙染或抽菸）毒素糾纏不清的組織，是無法妥善吸收養分或有效排除本身的廢棄物，假如受傷了，含有毒素的組織療癒速度更會極其緩慢，直到清除這些毒素為止。腸道是大部分內在有毒物質的源頭，毒素會透過腸壁進入血液與淋巴，再被運送到組織內部囤積。越乾淨的腸道，就越能帶來乾淨的血液，也能造就乾淨的組織，也更容易重建這些組織。

重建並不是一項簡單的工作，不該被視為「快速修復」的解決方法。我不認為有誰能在不到一年的時間內就完成重建，我們必須多花點時間，讓適合的食物在清潔作業之間的空檔補足體內的養分存量。大多數的人只要思考一下，就能了解任何良好且長久的成果都需要時間，在這個跑車、速食以及迅速致富的年代，這點確實值得好好思量。

根據英國戶籍總署長所彙編的數據，腸道疾病死亡率貢獻最高的職業就是醫師，這些數據顯示，醫師的死亡率比農業工作者以及一般英國民眾都還要高。這些問題有可能避免嗎？的確，有可能。醫藥科學提倡的是早期診斷，但真正的作法應該是早期預防才對。當我們還年輕時，就應該學習如何保健腸道，而這當中也包含了改變生活與飲食方式。

戶籍總署的數據應該能提供我們一些資訊。我們應該慢慢等待，固守以往的思維，並希望「早期」診斷能夠在我們成為統計數據時救我們一命嗎？我們是否應該相信，醫師在顯然已經自身難保的情況下，還能夠拯救我們？是該靠自己學習如何幫助自己的時候了。

解剖學與腸道機能小教室

雖然妥善的腸道保健並不需要我們成為腸道專家，但要提升腸道意識，確實需要對腸道的解剖學（結構）以及生理學（機能）有所理解。

小腸

當食物在消化過程中離開胃部時，會進入長長的盤繞形管道，也就是小腸。當食物來到小腸時，已經經過咀嚼的動作所碎裂，並透過消化液分解成半液體狀物質，也就是食糜。在荷爾蒙分泌物的幫助下，小腸會消化食物並透過小腸壁吸收養分，大約百分之九十的養分會在小腸經過吸收後進入血液中。

碳水化合物是在嘴巴裡頭就開始消化了，在咀嚼過程中受到唾液裡的酵素所分解。蛋白質是在胃部被分解為胺基酸，並在小腸裡進一步分解。所有食物都會被分解成能夠被吸收的大小。當然，有些食物成分是無法被分解或吸收的，例如纖維，不過這些無法吸收的成分仍然具有重要的功能（請參見第二章）。

當食糜經過完全混合並在胃部分解後，幽門括約肌就會打開，使食糜進入十二指腸，也就是小腸的最前段。在此，食糜再次經過充分混合並進一步分解，準備讓腸絨毛吸收。

特別的是，腸壁中的縱肌與環狀肌會進行三種不同類型的運動，以推動食糜前進。

- 第一種運動是節律性分割運動，有許多相鄰的環狀肌會進行收縮，在食物通過時將之分段，這些肌肉是分組收縮，當其中一組肌肉收縮時，另一組肌肉就會放鬆。隨著這些肌肉動作不斷地重複，每分鐘內就會產生十二至十六次的擠壓動作，而這些運動會使食糜能夠充分與消化液混合。
- 第二種運動是腸子的波浪型收縮，先往前收縮，經過幾公分後再往反方向收縮。這種運動能使食糜前後劇烈攪動，產生更密集的混合。
- 第三種運動也就是蠕動，蠕動是腸道產生較大的波浪型收縮，由肌肉規律性的收縮所形成。與劇烈混合的攪動不同，蠕動能幫助推動食糜經過小腸。

雖然會產生毒素的病菌可能造成激烈與疼痛的痙攣，但這些腸道的正常肌肉運動通常不會有感覺，假如消化作用中的正常肌肉運動會讓人有感覺，那可能會挺不舒服的，而且也很煩人。然而，腸道區域無法將感受訊號輸入大腦的這點，卻常常騙過我們，讓我們以為腸道一切沒問題，但事實上可能早就有毛病了。

當食糜從胃部剛進入十二指腸時，食糜是高度酸性的，其中含有能將較大蛋白質分子分解以利進一步消化與吸收的鹽酸與酵素濃縮液。小腸的分泌物包括重碳酸鹽（bicarbonate），這是一種鹼性物質，能夠中和胃酸。在與總膽管相連的胰管中，食糜也會在流入十二指腸前與胰液混合。胰液中含有數種消化酵素，有助於進一步分解蛋白質、碳水化合物以及脂肪。在小腸裡頭，由肝臟所產生再經過濃縮後儲存於膽囊內的膽鹽，就像清潔劑一樣能夠將脂肪乳化，以便有利於吸收。

體內大約百分之八十的液體，是由富含鈉的淋巴液及除了血液外的液體所構成，當中有些液體就像血液一樣，能夠載運養分以及有毒廢棄物，這些液體的乾淨程度則仰賴著腸道的潔淨，而體內所有細胞的生命，都依賴著沖刷細胞的體液品質以及潔淨程度。

小腸的結構使其能高效率地吸收養分，在腸壁上其內部表面區域，有一大部分都具有像手風琴一樣的皺褶。

一般成人具有的小腸面積大約是十九平方公尺。腸壁上鋪滿像手指一般的突起物，稱為絨毛。絨毛從各個方向往小腸內延伸，其中具有毛細血管以及淋巴毛細管。當食物經過分解後，其小分子微粒能夠進入絨毛中，並受微小的毛細血管所攝取，經過運輸到肝門靜脈後再到肝臟，並且再變得更加微小。經過消化的養分，就從肝臟輸送到體內的其他系統中，以支持維持生命的細胞活動。

不過，脂肪微粒並非永遠以此方式進入血液，與蛋白質及碳水化合物微粒不同，要吸收脂肪微粒還有第二種方式。

要決定脂肪微粒被吸收的方式，必須看它們是由較多長化學鏈或較多短化學鏈所構成。這兩種脂肪都是透過絨毛從小腸吸收，但長鏈脂肪酸會被分解成三酸甘油脂後，再以小滴狀的乳糜微粒形式，從絨毛被吸收到淋巴系統中。乳糜微粒從淋巴系統被運輸到胸管，並在此透過頸部被稱為腔靜脈的較大血管進入血液中。短鏈脂肪酸大概占所有脂肪約百分之十至二十，能夠直接被吸收到肝門靜脈中，繞過淋巴系統。長鏈脂肪酸與短鏈脂肪酸最終都會通過肝臟，並於此經過去飽和作用（新陳代謝重新排列），準備用來轉化成為能量。

小腸的最後一段稱為迴腸，食糜在迴腸裡頭會經過稱為派氏結（Peyer's patch）的淋巴結組織。派氏結是以發現者的名字命名，由十八世紀的瑞士解剖學家約翰・康拉德・派亞（Johann Conrad Peyer）所發現，這些淋巴組織含有吞噬細胞，又被稱為淋巴細胞，會攻擊並摧毀任何能進入小腸的有害細菌。

小腸的平均長度約為六至七公尺，直徑約介於三至四公分之間。迴腸位於下腹部的右下方，迴腸之後就接到大腸了。

大腸

在進食後的八至十小時內，食物就會通過小腸，接著進入大腸，進行最後的消化過程與排泄作用。

健康的小腸中細菌含量非常少，而與小腸不同的是，大腸裡面具有大量的微生物，可以說大腸中的細菌活動，在營養與消化作用方面扮演著主要角色。益菌能夠藉由消化部分腸道中的物質來合成珍貴養分，如維生素K與某些維生素B。

任何殘存的蛋白質都會被細菌分解成較單純的物質，而這種細菌活動會產生許多副產品，如吲哚（indole）、糞臭素（skatole）、硫化氫、脂肪酸、甲烷氣，以及二氧化碳，當中有些物質的毒性極高而且具有臭味，也就是伴隨著排泄物所發出的氣味。

大腸可以分為幾個區段來看，分別是盲腸、升結腸、橫結腸、降結腸、乙狀結腸以及直腸。圖1-1所描繪的是健康且運作正常的大腸。盲腸是位於下腹部右下方的小囊袋，從盲腸開始，是大腸向上攀升的升結腸，一直到第一個向左彎的部分為止。由於此處接近肝臟，所以轉彎點也稱為肝曲（hepatic flexure）。

從這裡開始，大腸會橫過下腹部的胃部下方，一直來到第二個轉彎部分，此稱為脾曲（splenic flexure），因為這個向下彎的部分靠近脾臟的位置。大腸的這個部分，也就是橫結腸，是唯一從身體右側橫越至左側的器官。在正常的大腸中，橫結腸在橫越身體到達脾曲的部分時，也會以某個角度稍微向上彎曲。

圖1-1　健康、運作正常的大腸

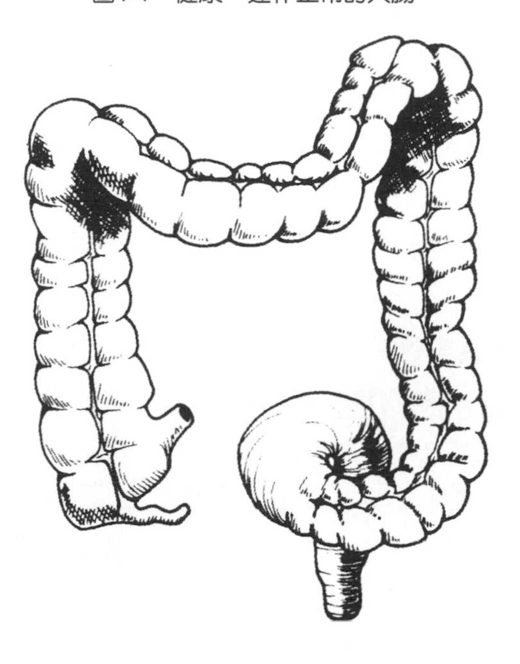

從脾曲開始，大腸的降結腸向下轉折，一直來到直腸上方的乙狀結腸。乙狀結腸儲存了即將排出體外的排泄物。

直腸是大腸的最後一段，從乙狀結腸開始呈現S形，最後接到肛門。肛門括約肌的功能是關閉大腸，當腸道需要排泄時，肛門括約肌就會放鬆，好讓排泄物脫離腸道。

前前後後結合在一起，大腸的長度大約有一・五公尺，直徑大概是六・四公分。

大腸還具有迴盲瓣（ileocecal valve），位於盲腸裡頭，就在盲腸與小腸的接點，迴盲瓣是一種括約肌，可控制食物廢棄物自小腸到大腸的流動。而同樣位於此處的就是像小蟲一樣的囊袋，也就是闌尾。闌尾大約有八公分長，而且許多人的闌尾曾經發炎，也就是所謂的闌尾炎。

大腸與小腸不同，具有平滑且不具絨毛的黏液層，包圍此黏液層的是一層由內部環狀肌與外部縱肌所形成的結構，類似小腸的結構。大腸的形狀像是一連串圓滾滾的囊袋，稱為腸袋。

環狀肌與縱肌會收縮，使大腸收成類似手風琴狀的皺褶，此結構使其能夠大幅擴展。

直腸內的黏膜具有縱向條紋，使其具有長笛狀的外貌。與小腸內部一樣，大腸的感覺神經也相當稀少。因此，幾乎不會有疼痛或其他感覺，而且多半也感受不到肌肉運動。

然而，直腸卻具有較大量的神經，所以能夠立刻感受到痔瘡或其他直腸問題所造成的疼痛。

透過迴盲瓣，食糜會從小腸進入盲腸。於此階段，食糜中含有未完全消化以及無法消化的食物物質，還有來自肝臟、胰腺以及小腸的分泌物，以及水分。

食糜中大多數的水分會在盲腸中被吸收掉，使食糜縮減成半固態物質，也就是所謂的糞便。為了對糞便的通道提供潤滑效果，會有許許多多的細胞分佈在大腸壁上，並分泌黏液。

在重複不斷的蠕動下，糞便被推向直腸與肛門，並藉此排出體外。此運動會受到胃裡出現的食物所刺激，蠕動作用能清空盲腸，並使其準備接收來自小腸的新進食糜。

當糞便到達直腸後，大約含有百分之六十五的水分以及百分之二十七的細菌，剩下的百分之八包含了食物殘餘、纖維素（纖維）、無法消化的物質，以及身體所排出死亡細胞。

食糜在盲腸內轉變成糞便，並運送到直腸所需的時間，依照食物中所含的纖維物質及水分而有所不同。較大的糞便運輸速度較快，因為其中提供了使腸道肌肉組織得以運作的物質。較軟、纖維較少的糞便則會使腸道非常難以推動。

再者，推動糞便所需的時間越長，就有越多的水分會被吸收，使糞便變得結實又堅硬，所以也較難排泄。

忽略排泄的需求，以及攝取纖維物質過少或不含纖維物質的食物，都會導致便祕。

用來幫助排泄的瀉藥，通常會增加殘留在糞便中的液體量，或是使糞便潤滑而更容易通過排泄通道。

不過，仍有其他種類的瀉藥，是具有強烈刺激性的化合物，這些瀉藥會刺激肌肉壁排出刺激性物質。這些瀉藥都很容易使人產生依賴性，而因此永久性地破壞正常的腸道機能。

過量使用瀉藥，可能造成軟便或腹瀉，而軟便與腹瀉的原因還包括了緊張壓力、感染，或腸道內出現有毒物質等。適當的腸道保健，能促進消化器官的自然流動與節奏，提供規律、無痛且有效率的運作。於是，當正常的腸道機能減弱時，整個身體就會產生危險。

Chapter2
認識腸毒血症與自體中毒作用

POINT

- 自體中毒作用是腸毒血症的結果，也就是當身體吸收太多自身的有毒廢棄物時，就會造成自體中毒作用。
- 偏離自然進程越遠、越依賴不自然與人工的生活方式，生病與不適的頻率就會越高，也越嚴重。
- 毒素是由腐敗的細菌所產生，而這些細菌平常就存在，不過在腸阻塞的情況下會大量增殖，數量超越其他細菌。
- 除非對於腸道潔淨、生活習慣及飲食習慣等方面進行矯正，否則任何治療方法，無論是透過外科手術或其他手段，都只是暫時性的，機能失調的問題最後都會再次復發。
- 與一般認知不同，就算每天都有排便，仍然不能視為腸道機能良好的證據，這是臨床上相當重要的事實。
- 因為精神異常，產生無法被社會所接受的行為，而困在精神療養機構、監獄與其他機構的人，其最根本的原因，其實是來自汙穢、毒素過高又機能失調的腸道。
- 對心臟組織以及神經產生有害作用的物質，是在小腸與大腸中形成，即便在正常的狀況下也一樣。

科學文明帶來的健康毒害

許多問題都會阻礙先前章節中所述，關於理想腸道的機能，其中營養失調的飲食、不健康的生活習慣，以及忽略排便的自然需求，是最常見的三大問題。

不正常的腸道機能會導致腸毒血症。當腸道接受了不恰當的飲食，或當結腸未定時排空時，正常的腸道菌叢就會被更為有害的細菌所取代，腸毒血症於是成了無可避免的後果。

自體中毒作用是腸毒血症的結果，簡言之，當身體吸收太多自身的有毒廢棄物時，就會造成自體中毒作用。自體中毒作用是飲食不均衡以及腸道機能缺陷的結果，是一種會對身體產生諸多不良後果的綜合症狀，也是現今許多疾病與不適的根源。

將大腸模擬為身體的廢棄物排放系統或下水道系統，能讓我們更加了解結腸機能失常的狀況。想像一座城市的下水道系統幫浦發生故障，或者汙水管被無法排掉的髒汙物質給堵塞了，不用太久的時間，一定會發生危機，髒汙不堪的衛生問題馬上就會威脅大眾的健康。過去開放式的下水道導致了毀滅性的瘟疫與疾病，幾乎摧毀掉許多城市與人群。當下水道塞滿時，人們也就有了立即性的健康問題，必須趕快找水管工來！

除了上述的情況，也可能因為電力供給失常，使得廢棄物排放與處理流程發生狀況，其實設備本身沒有問題，但供給機械使用的電力被關掉或減弱了。我們可以將此比擬成身體因為缺乏營養而無法提供充足的能量。

我們都經歷過上述所有的腸道問題，為什麼？如果把所有答案條列下來，可以寫好幾本書了。但為了簡單扼要，倒是可以挑出主要的原因來，還是可以得到解答。

在現代文明中，最多數的腸道問題是發生在工業化國家。我們發現，那些生活習慣跟大地、大自然緊密相連的原住民們，根本不會發生與自體中毒作用相關的問題與疾病。腸道問題在我們的文化中如此普遍，原因是什麼？我們很難歸咎於特定的單一原因，因為其中牽涉到許多相關因子。有些人會因為遺傳、環境因素或個人生活習慣，而有比較劇烈的反應。一般而言，最主要的因素在於背離了簡單、自然的生活型態，而這些是健康生活的先決條件。偏離自然進程越遠、越依賴不自然與人工的生活方式，則生病與不適的頻率就會越高，也越嚴重。

腸道毒素這項主題具有相當廣泛的臨床重要性，應該要受到重視。腸毒血症通常會是許多臨床現象的基本因素或促成因子，往後將會清楚說明。安東尼・貝斯勒（Anthony Bassler）博士是福坦莫大學醫學院（Fordham

University Medical College）以及紐約聯合診所醫學院（Polyclinic Medical College）的教授，也是紐約基督聯合診所及人民醫院的腸胃病學顧問，曾針對腸毒血症進行長達二十五年的研究。一九三三年，在研究超過五千名案例後，他表示：「**每位醫師都應該了解，腸毒血症是人體許多問題與疾病最主要的因素。**」

腸毒血症是特定飲食型態或腸道問題所導致的過程。細菌在內腔（器官內的空間）中產生各種有毒化學物質，這些毒素經過兩種方式被吸收到血液之中。

- 第一種方式，是毒素由於肝臟的病理性機能不足而脫離解毒作用，在此情況下，肝臟無法對於所有毒素產生反應。
- 第二種方式，是毒素由於肝臟的病理特徵而逃脫，在此情況下，肝臟無法針對特定毒素產生反應。

毒素接著進入全身循環系統，並在腎臟排出前就產生有害影響。毒性會對組織產生病理性的改變，或使已經存在的症狀更為惡化。

脊骨神經治療師亞倫・尹莫曼（Alan Immerman）對於自然療法與解毒作用具有豐富經驗，他的部分研究就是針對腸毒血症，並曾鑽研過一八七九至一九七八年的醫學文獻。他發現，在一九五〇年代晚期後，幾乎沒有關於腸毒血症的臨床文章是用英文所撰寫。事實上，自從一九四〇年代後，就甚少有文獻直接探討這項主題。這項主題被忽略的原因，可能是因為一九五〇年代已經開始廣泛使用抗生素了。

回到一九二八年，盤尼西林的發現被冠上當代醫學界最偉大的成就，這是歷史上頭一遭，我們終於完全克服了導致成千上萬人死亡的細菌感染問題，並對於這項成就大肆宣揚。

盤尼西林及其後所問世的抗生素，被人們毫不忌憚地大肆濫用。淋病與梅毒這兩個原本就存在的老問題，曾經因為第一次及第二次世界大戰而更變本加厲地擴散，如今似乎也獲得了解決。士兵們在上岸假期間不再需要克制私慾，因為只要在屁股上打一針，就可以確保他們健康無虞。但沒有人料想過，居然會出現對這種新的「萬能藥」產生抗藥性的病菌株，也壓根沒人想過，濫用這些神奇藥物，竟然會削弱免疫系統。當時的醫師與民眾對於新藥的未來相當有信心，因而拋棄、遺忘了醫學界先人們辛苦所建立、那些自古以來嚴守清潔、德行與慎行的原則。

新的藥物成為二戰後當代全能且唯一的依歸，製藥公司在戰後數年間紛紛迅速擴張，急劇拓展的醫藥集團，認為自己正透過當代化學攻克疾病，那種氛圍就像是化學終於主宰了一切。有了普世情感的力量在背後撐腰，以及誕生於化學實驗室中的眾多藥品，人們於是將均衡飲食與腸道保健這些曾被視為良藥的原則都拋諸腦後。當時所有人都萬萬想不到，大自然有一天會對無視於她那永恆法則的匹夫們展開復仇。

現在，該是我們重新重視大自然與基本法則的時候了。

迅速致命的阻塞性腸毒血症

先前曾提過，腸毒血症是飲食失調或腸道毛病所造成的過程，為了更深入理解腸毒血症，我們應該先談談更多腸道毛病的極端案例。只有在少數個案中，腸阻塞會成為毒血症的成因，然而，這卻比由飲食相關的腸道靜滯所造成的毒血症更可能迅速致命。而研究腸道阻礙物的種類，能讓我們進一步洞悉此極端的處境。

我們可以在實驗用動物身上進行腸封閉的腸彎（intestinal loop），藉以產生手術性的阻塞。先將腸彎部分經過清洗，以洗去來自胃部、肝臟與胰腺的分泌物及食物消化後的殘餘，接著再將腸彎進行手術封閉。所有實驗都得到了相同結果，也就是細菌大幅度地增加，其中能夠分解蛋白的細菌（參與蛋白分解的細菌）成長數量超越其他細菌，並在過程中產生有毒化學物質。這些毒素經過吸收後，使動物生病並迅速發生中毒性休克，由此呈現的症狀有低血壓、腎衰竭與肝臟機能失調，所產生的毒素包括了組織胺，這是原本就正常存在所有細胞中的成分，但腸阻塞時其濃度會特別高；另外，還有蛋白質分解產物，其毒性也相當高。

在實驗過程中，將封閉腸彎裡頭所產生的毒素取出，並注入健康動物體內，此動作造成了與經手術封閉腸彎動物身上所出現的症狀相似，但程度更為嚴重。毒素經注射於肝門靜脈後，就直接轉移到了肝臟。由此獲得的發現是，肝臟在針對這些特定毒素進行解毒時，並未扮演必要角色。毒素是由腐敗的細菌所產生，而這些細菌平常就存在，不過在腸阻塞的情況下會大量增殖，數量超越其他細菌。根據這些實驗，似乎可以合理假設，當腸道靜滯且非完全阻塞的情況下，若攝取大量蛋白質，就會產生並且吸收毒素。

在此必須再次強調，與動物身上經由手術封閉腸彎相似的腸阻塞現象，在人類身上尚屬少見，在多數案例中，腸毒血症的成因並非是如此完全阻塞的情況。然而，透過觀察實驗中的極端現象，確實能對於腸毒血症的過程更加了解。這種邏輯就像是，研究員將人類在相同時間內所可能攝取的可疑致癌物質，以十倍大量餵食給實驗動物一樣。

現在，讓我們來談談細菌分解蛋白質時，引起腸道腐敗所造成的毒素吧，並且將重點放在蛋白質身上，因為蛋白質在消化時會產生毒素最高的代謝產物。

蛋白質分解菌所產生的有毒化學物質

至今，由蛋白質分解菌所形成的所有化合物，其確切性質尚未受到完整辨別。不幸的是，隨著儀器設備已發展至足以產出此番資訊的精密程度下，確實已經同時讓腸毒血症相關的醫藥收益蒙受損失，而這番損失，可能是與越來越多人利用抗生素來控制細菌過度生長的情況有關。

氨

我們可明確了解，氨是腸道中蛋白質分解菌作用所形成的物質，肝臟的其中一項機能就是將氨轉化為尿素，再藉由腎臟排出。在肝臟機能失調或肝病的情形下，如罹患肝硬化或肝循環受阻等，血液中即可能產生氨濃度異常，腦脊髓液當中的氨濃度也會上升，但上升幅度較小，而這種體液中的氨濃度增加時，會導致嚴重的神經症狀，如精神障礙、顫抖以及腦電圖（EEG）改變。

血中氨濃度上升會誘發肝昏迷而導致死亡；造成昏迷與死亡的器官是不同的，包括大腦在內，因為有毒廢棄物無法經解毒並排出而導致。甚至有人認為，氨濃度超標可能會造成細胞的惡性變異。低蛋白飲食對於肝臟的負荷較低，就肝病而言，也能將毒性症狀降至最小。

當代對於氨的醫學認知曾揭露於《哈里森的內科醫學法則》，由柯特・伊賽巴克（Kurt J. Isselbacher）等人編著，其中指出：「肝昏迷以及大腦病變的特徵是高氨血症（hyperammonemia），此症狀對於病變的發病或許相當關鍵。氨是由細菌對於腸道中蛋白質的作用所衍生，正常而言，會在肝臟中轉化為尿素。有困惑、昏昏欲睡或代表肝昏迷的其他跡象時，治療方式應是立即將每日蛋白質攝取量限制在二十至三十克以下。」

說得白話點，即腸道內高蛋白質攝取量的腐敗作用會對於肝臟造成極大負擔，假如肝臟無法對這些蛋白質代謝廢棄物進行解毒，就可能導致嚴重的健康問題。所以，減少蛋白質攝取量是治療並管理肝臟機能失調的其中一個環節。

產氣夾膜梭孢桿菌腸毒素

除了氨以外，產氣夾膜梭孢桿菌腸毒素（clostridium perfringens enterotoxin）也是在不健康腸道的腐敗廢棄物中所能發現的另一種高毒性物質。梭孢桿菌是一種細菌，產器夾膜桿菌種目前已知會對特定動物造成痢疾，而腸毒素則是特定針對腸壁細胞的毒素。

吲哚

其形成來自色胺酸，同樣也是基於蛋白質分解菌的作用，而色胺酸是構成蛋白質的胺基酸之一。動物實驗及人體實驗都指出，吲哚具有毒性，而且色胺酸的其他代謝物（色胺酸代謝所產生的物質）目前已知也具有毒性。

在肝臟機能正常的情況下，大部分有毒物質，如吲哚等，都會經過解毒或至少與其他元素連結後降低其毒性，此稱為共軛作用（conjugation）。共軛作用是肝臟降低有毒物質有害程度的主要方法，在罹患特定疾病、身體主要排毒系統負荷過重，或有一定程度機能失調時，高蛋白質低碳水化合物的飲食會造成共軛吲哚的分泌量增加。

共軛吲哚會形成新的物質，稱為吲苷（indican）。由於尿液中吲苷的排出量可以經由實驗室檢驗精確測定，其存在已經被廣泛作為腸道內腐敗現象的指標，但光靠這項測定，還不足以進行精確的診斷；如果同時檢驗出酚（石炭酸），也就是酪胺酸這種胺基酸的代謝物時，就更能準確指出腸道內的腐敗現象。

酚

酚的毒性極高，可當作抗菌劑使用，也可引起局部腐蝕，是全身性毒素，因而足以對腸胃壁、腎臟與肝臟細胞造成破壞。酚能夠透過腸道被吸收到血液中，而且大部分是以自由（未共軛）型態排出，所以並未經過解毒作用。與吲哚一樣，尿液中的酚濃度也會隨著蛋白質攝取量而提升。

糞臭素

糞臭素是細菌對於色胺酸作用下的另一種副產物，會造成中樞神經系統的循環低落，在尿液中的濃度也會隨著蛋白質攝取量而提升。當血液循環中的糞臭素含量過高時，會使呼吸時帶有臭氣味。糞臭素與吲哚是糞便中臭味的部分成因。

硫化氫

硫化氫是蛋白質分解作用的另一項副產物，其毒性大約等同氰化物，所以不難理解，這種氣體對腸壁而言是種刺激物。硫化氫所造成的刺激性會帶來便祕，並使包括腸道毒素在內的腸道內容物更容易滲透腸壁，因而進入血液中。因此，氣體造成之中毒可能導致虛弱、噁心、皮膚濕冷、脈搏急促以及發紺（皮膚出現藍色斑塊，尤其是嘴唇部位，這是血中缺氧所致）。

胺乙基硫醇

胺乙基硫醇（aminoethyl mercaptan）是由半胱胺酸這種胺基酸的細菌分解作用所形成，經觀察，會使血壓大幅下降，而且也具有臭味。假如曾體驗過家中天然氣外洩的難聞氣味，那你肯定聞過硫醇的味道。天然氣供應商在產品裡頭加入了少量的硫醇，好讓人們能夠察覺原本無色無味的天然氣。硫醇與其他具有臭味的氣體都是從含有腐敗物的腸道所產生，而令人無法控制的排氣行為，無論有聲或是無聲，通常都會讓人在社交場合感到尷尬。

酪胺

酪胺是酪胺酸的腐敗產物，會促使體內釋放正腎上腺素這種荷爾蒙，正腎上腺素會使血管狹窄，因此提高血壓。

科學家與研究人員認為，腐敗的終產物對於腸壁中的神經末梢具有刺激性，由於這些刺激，迷走神經脈衝大量衝擊相關聯的脊髓神經曲段。當此情形發生時，與這些脊髓神經段落相連的器官與身體其他部分就會受到負面影響。因此，不只循環系統，更包括神經系統在內，都可能將腸道毒素所造成的負面影響傳輸到身體的各個部位。

還有許多族繁不及備載的其他化學物質，經發現，都會在腸道內經由細菌的腐敗作用而產生，除了已知物質外，還可能產生許多目前特性尚不明朗的化學物質。這些化學物質可能會具有不同程度的毒性，有些或許能經由肝臟完全解毒，但其他的物質可能無法，或許只能降低其部分有害程度。腸毒血症高度複雜的化學作用，目前僅經過部分研究與理解，但就往後所述的臨床觀點而言，情況會明朗得多。

不該忽視的臨床症狀

阿布斯諾・連恩爵士是赫赫有名的皇家外科學院（Royal College of Surgeons）院士，也是英國皇室的醫師，同時也是在腸毒血症領域的貢獻最為人所知者（參見下頁所述「阿布斯諾・連恩爵士的突破性貢獻」）。這位外科醫師對於腸毒血症的手術治療帶有狂熱情感，他親身發現了許多病患腸道的病理狀態，同時也選擇了可能令人有所質疑的療法，就是將患者的部分腸道切除。這種作法成功為患者帶來暫時性的紓緩。然而，正如此書所指出，除非對於腸道潔淨、生活習慣以及飲食習慣等方面進行矯正，否則任何治療方法，無論是透過外科手術或其他手段，都只是暫時性的，機能失調的問題

體內環保小百科

阿布斯諾・連恩爵士的突破性貢獻

阿布斯諾・連恩爵士是偉大的英國外科醫師，也是英國君王的御用醫師，生於一八五六年，卒於一九四三年，他首次證明了腸道問題會對體內其他器官產生反應性的影響。他證實了腸道內的刺激，確實會導致不正常脈衝藉由神經通道傳達至身體的另一端部位。

連恩醫師花了多年時間鑽研腸道問題，成為以外科手術切除腸道曲段，並將腸道健康部分縫合的專家。他將此成就傳授給其他醫師，並因其成效獲得了享譽國際的美名。

然而，連恩醫師開始注意到一個奇怪現象，在結腸手術的恢復期中，有些患者身上與手術無顯著關聯的疾病居然也神奇地痊癒了。舉例來說，有位年輕男孩多年來都受關節炎所苦，接受腸道手術前一直都以輪椅代步，而手術的六個月後，男孩的關節炎竟然完全康復了。另一名案例是位患有甲狀腺腫大的女性，當她經由手術切除某段腸道後的六個月內，甲狀腺腫大的情形也明顯好轉了。

這些類似經驗讓連恩醫師印象深刻，因為他發現了腸道毒素與體內不同器官機能之間的連繫。在深切思考過這種關聯後，他對於透過飲食方式改變腸道的作法產生了強烈興趣，並將生命最後的二十五年用來教導人們如何透過營養，而非手術方法，來保養腸道。

連恩醫師說：「所有疾病都起因於缺乏特定的食物原則，如礦物鹽或維生素，或是缺乏身體的正常防禦作用，如天然的保護性菌叢。當這種情形發生時，有毒的細菌就會入侵下消化道，而因此產生的毒素就會汙染血液，並逐漸弱化且催毀身體所有組織、腺體及器官。」

最後都會再次復發。如稍後所述，其他成功達到永久治癒而非暫時紓緩的預防與矯正手段，都是非侵入性的——不採取藥物或手術治療。

連恩醫師將慢性腸道靜滯定義為「腸道內容物傳導至腸胃道特定或多數部分之異常延遲，該種延遲可能伴隨著便祕，或每日更加頻繁之腸道活動現象」。他進一步表示，這種延遲現象會讓有害微生物得以大量增殖，並引發後續的毒血症。他說這會導致「各組織日益嚴重的退化性改變，以及極為確切且明顯的症狀」。正如前所述，當發生腸阻塞時，細菌就會大量增長，而蛋白分解菌的增殖量會超越其他細菌。慢性腸道靜滯的某些特徵，其實就類似於腸阻塞患者所遭遇的特徵，只不過沒那麼嚴重罷了，這項觀點應該很合理吧？

與一般認知不同，就算每天都有排便，仍然不能視為腸道機能良好的證據，這是臨床上相當重要的事實，我許多年前在芝加哥國家脊骨神經醫學院（National College of Chiropractic）上課時的經驗正好能證明這點。

在學院的解剖學實驗室中，曾進行過三百具遺體的驗屍工作，根據這些往生者的病歷，其中有二百八十五名患者生前曾聲稱並未具有便祕問題，且腸道蠕動正常，僅十五名患者表示有便祕現象。然而，驗屍結果卻正好相反——只有十五名患者確實未曾便祕，而高達二百八十五名患者其實都有便祕現象。這二百八十五人中的某些患者表示，每天的排便次數多達五至六次，而驗屍結果也顯示，其中有些人的結腸直徑高達三十公分，但正常的結腸直徑應該為五至八公分。這些患者的腸壁長期受到各種物質（其中一名案例中具有花生）的嵌入堆積，進而結了一層硬殼。

一般人並不知道自己是不是有便祕現象，這些觀察結果，代表我們應該對便祕提供更精確且囊括性的定義，這是值得人們特別關注的問題，本書稍後也會進一步探討（參見第三章）。

腸毒血症與自體中毒所引發的病症

便祕只是腸道機能不良的其中一項徵兆。脊骨神經治療師唐納・伯汀（Donald V. Bodeen）博士是我的學生，也是對本書富有貢獻的的研究員，更是我的同僚與朋友，他列出了與腸毒血症及其後所導致全身性自體中毒相關的症狀。有趣的是，他對於腸道保養產生興趣，是由於自己本身長年受到自體中毒作用的影響所苦，因為他的醫師只提供藥物治療，並未解釋可能的成因，所以伯汀醫師為了認識自己的疾病而展開研究，他也因此匯集了下列與自體中毒相關的症狀表：

- 各種頭痛
- 癡呆
- 健忘
- 臉部、眼睛、手或腳的灼熱感
- 背痛
- 憂鬱症
- 昏昏欲睡
- 作噩夢

- 抽搐（反覆、突發性、非自願移動）
- 心境改變
- 缺乏專注力
- 恍惚
- 遲疑不決
- 腹脹
- 疲倦
- 皮膚症狀
- 腹痛
- 乾眼症
- 淚溢
- 視力障礙
- 鼻竇症狀
- 腹部痙攣
- 心律不整（心跳不整）
- 消化不良
- 痔瘡疼痛
- 口臭
- 體臭
- 腳臭
- 易怒
- 便祕
- 腹瀉
- 胃腸脹氣
- 鼻炎（尋常感冒）
- 黏膜炎（黏膜發炎）
- 失眠
- 時睡時醒
- 腹部臟器脫垂
- 關節炎
- 畏光（對光線敏感）
- 眼後疼痛
- 怕吵
- 抑鬱症
- 瘋狂
- 昏迷
- 譫妄（一種急性發作症，病徵主要是意識清醒程度降低、注意力變差、失去定向感、情緒激動或呆滯、睡眠與清醒週期混亂，常伴隨妄想、幻覺等）
- 白內障
- 高血壓（血壓過高）
- 低血壓（血壓過低）
- 動脈硬化
- 闌尾炎
- 脾臟炎或脾腫大
- 卵巢囊腫
- 腫瘤
- 肌肉萎縮
- 器官退化
- 皮膚皺紋
- 膚色改變
- 癤子（指發生在肌膚淺表部位感受火毒，以致局部紅腫、熱痛的急性化膿性疾病）

- 破口膿瘡
- 痤瘡
- 皮膚濕冷
- 乳房纖維囊腫
- 莫名不適
- 肌肉發炎
- 乳腺炎
- 扁桃腺問題
- 搔癢
- 足弓下塌
- 腿痛
- 肌肉痙攣
- 思想灰暗、渾沌
- 腎臟問題
- 膀胱感染
- 噁心

以上只是列出少數症狀，你的毛病有在裡面嗎？

我們只能推測有多少因為精神異常，產生無法被社會所接受的行為，而困在精神療養機構、監獄與其他機構的人，其最根本的原因，其實是來自汙穢、毒素過高又機能失調的腸道。

我們的醫院裡擠滿了罹患慢性腸道中毒症狀相關問題的人，而醫師或患者都不曾懷疑過問題的真正根源。想想，每天在家中與公司默默受症狀所折磨的人，再想想身體與心理都依賴不同藥物與成藥以紓緩不適或乾脆對症狀視而不見的人吧。

我並非主張伯汀醫師列表內所有的症狀都起因於腸毒血症，然而，這些資訊應該可以讓你注意到，腸毒血症其實是我們所想像不到更多問題的根源所在。

一般而言，腸毒血症所會表現出下列至少一種症狀：

- 疲倦
- 胃腸問題
- 皮膚問題
- 神經循環異常
- 關節炎
- 坐骨神經痛（臀部坐骨神經發炎）
- 氣喘
- 眼部、耳朵、鼻部與喉嚨疾病
- 神經質
- 營養吸收不良
- 內分泌失調
- 頭痛
- 下背部疼痛
- 過敏
- 心律不整
- 乳房病理性變化

上述所有症狀都會對於腸毒血症療法產生反應。

種種病症與腸道狀況相關連的實證

你會發現，我只探討以緩解腸道中毒狀態為目標的療法，而並非意圖更精確地探討各療法實例。於此所提出的療法，代表了許多醫師曾使用的療法，當中包含外科手術的不含侵入性治療以及藥物治療，你將了解我所引用的多數案例，年代都在發現抗生素的許多年前。

艾倫・尤斯提（Allan Eustis）醫學博士是杜蘭大學醫學院（Tulane University School of Medicine）的教授，他在一九一二年的研究報告中指出，有一百二十一名支氣管氣喘的患者，因為接受普遍施行的腸毒血症治療而緩解了症狀。

水牛城醫學院（Buffalo School of Medicine）的羅徹斯特（D. Rochester）醫學博士在一九〇六年表示，經過二十三年的觀察後，他推論腸胃道的毒血症是氣喘的根源，他說：「**我相信治療的結果證明了我的論點。**」

連恩醫師認為，關節炎無法在不具腸毒血症的條件下發展，並表示在關節炎患者發現了腸道靜滯的臨床與X光證據。

再者，他更指出，「**當腸道靜滯的問題治好後，症狀就消失了，有些患者的恢復速度還快得驚人。**」其他人也確定了腸毒血症與關節炎之間的關聯，舉例來說，馬克斯・加頓（Max Garten）是位脊骨神經治療師兼自然療法醫師，他在《文明化疾病與預防方法》一書中主張，關節炎能夠透過生鮮食物與生鮮蔬菜汁的飲食方式，而得到快速治癒，「**嚴重的關節炎應透過間歇性斷食法，或以蔬菜汁飲食搭配至少百分之七十五成分為生食或未烹調食材的生機蔬食來治療。**」

這種飲食法會成功的理由之一，在於生鮮蔬菜中的高纖維含量能減少腸道運送時間，腸道運送時間越短，代表物質越不會停留在腸道裡頭，以致產生腐敗物。另外，由於蔬菜的成分中含有大量的複合碳水化合物，不會像高蛋白質食物那樣產生大量腐敗廢棄物。腸毒血症會對於先天弱點器官、系統或體內過程產生負面影響，其中可能包括心臟。

密西西比大學醫學院（University of Mississippi School of Medicine）生理學與生物物理系主任，也是資深教授的亞瑟・蓋頓（Arthur C. Guyton）醫學博士表示，「心臟的中毒症狀」可能導致心律不整。伯汀醫師也贊同此說法，在一九八〇年代晚期，伯汀醫師的報告指出，一名患有心律不整的年輕女患者來到他的診所，而在清潔結腸並調整飲食以改善慢性腸道中毒後，症狀就獲得緩解了。

在診斷出慢性腸道中毒前，這名年輕女性一直找不到心律不整的原因，住院幾次並進行幾種傳統醫學的診斷研究後也一樣。似乎沒有人把慢性腸道中毒與她的心律不整連結起來，而這兩種症狀之間的連結關係，是在一九一六年由巴瑞（D.J. Barry）醫師所建立，身為英國科克皇后學院（Queens College）生理學教授的巴瑞醫師說：「**似乎沒人曾懷疑過，對心臟組織以及神經產生有害作用的物質，是在小腸與大腸中形成，即便在顯然很正常的狀況下也一樣。**」

同樣的原則也適用於懷孕狀況。身兼醫學士、理科碩士與皇家外科醫師學會會員，同時也是一九三〇年英國的產科外科醫師的伯朗（R.C. Brown）連結了腸毒血症與子癲（eclampsia）之間的關係，子癲也常被稱為妊娠毒血症（toxemia of pregnancy）。子癲前症（preeclampsia）與子癲是懷孕併發症的症狀，症狀特徵包含血壓升高、尿液中出現白蛋白（蛋白質物質）以及水腫（腫脹），假如症狀未妥善治療，可能導致昏昏欲睡與痙攣。一般而言其原因不明，但慢性毒血症可能會透過循環系統與神經系統而影響全身任何部位。

哈洛德・佩帕（Harold M. Peppard）醫師在他的暢銷書籍《沒戴眼鏡的視線》中指出，眼部疲勞「**在用眼時最為劇烈，尤其在有任何嚴重中毒症狀期間**」。他列出了幾項急性中毒症狀，包括常見的感冒在內。他指出「**感冒的人躺在床上還『不忘閱讀』，是在殘忍地剝削雙眼，就好比已經發燒了還繼續進行日常活動一樣**」。倘若如此，那慢性腸道中毒長期之下又會對眼睛有什麼影響呢？

哈特（C.A. Harter）醫學博士是在紐約聯合診所講授神經解剖學與病理學的講師，曾在一八九二年指出，三十一名患者中腸道腐敗與癲癇之間的關聯，他的論點來自於曾利用藥物治療控制腸道內的細菌活動後，成功地治癒了癲癇。

腸道的中毒症狀與神經系統的許多問題皆有所關聯，沙特利（Satterlee）與艾瑞吉（Eldridge）醫師在一九一七年美國醫學會（American Medical Association）年會上所發表的文章中，報告他們所經手五百一十八名患有「精神症狀」患者的經驗，其中包括「精神遲緩及遲鈍與愚笨、專注力及／或記憶力低落、精神不協調、易怒、缺乏信心、過度與無意義擔憂、過度自責、慮病症與恐懼症、憂鬱症與抑鬱症、執著與迷惑、幻覺、自殺傾向、精神錯亂與恍惚」。醫師們報告，在以手術紓緩腸毒血症後，就消除了這些症狀。在該份論文的後續報告討論中，其他醫師也報告了相似經驗，根據現今所普遍的認知而言，這著實是相當驚人的發現。

最近也有一份相關的論文，《從生物化學觀點論正常個體與精神分裂症個體之吲哚代謝》，作者為賀伯特・史普林斯（Herbert Sprince）。在此份極其複雜的論文中指出，共有十一間獨立實驗室發現，在精神分裂症患者尿液中的6-羥基糞臭素（6-hydroxyskatole）含量比正常人至少高出五倍。史普林斯表示，如此一致的結果極為重要，因為此領域中的常態總是充滿衝突，而非如此一致。重要的是，6-羥基糞臭素主要來自腸道內的糞臭素，而又如我先前所提及，糞臭素是起於腐敗細菌對於色胺酸的作用。

奧地利維也納第一醫學診所（First Medical Clinic）的卡爾・馮・諾爾登（Carl Von Noorden）醫學博士在一九一三年發現，「與尋常坐骨神經或肋間神經痛相關的疼痛特別頻繁」，坐骨神經痛是沿著單腿或雙腿傳導而下的疼痛，通常是來自下背部的脊髓神經；肋間神經痛是在胸部肋骨之間的區域性疼痛，患者們經常會抱怨這些症狀，而諾爾登醫師藉由緩解腸毒血症治癒了這些症狀。脊骨神經醫師看過太多這類症狀，醫療保健專家都會謹慎檢查，是否在腸毒血症期間有刺激下背部區域神經的問題存在。

許多皮膚症狀也與腸毒血症有關。身兼麥基爾大學（McGill University）講師以及蒙特婁綜合醫院（Montreal General Hospital）皮膚科醫師的柏格斯（J. F. Burgess）醫師，報告了他針對一百零九名濕疹患者所進行的研究結果。他指出，「在臨床觀察以及對於不同胺基酸與屍鹼敏感性檢驗的基礎上，濕疹或許是因為腸毒血症而引起。」

伯汀醫師與我都是嚴重的牛皮癬患者，這是屬於濕疹性皮膚問題，而他們在經過腸道解毒治療後，牛皮癬都消失了。無論是伯汀醫師或我本人，都尚且無法主張腸毒血症是所有牛皮癬症狀的起因，但我們均認為，腸道中毒與多種皮膚問題及濕疹症狀都密切相關。

有跡象顯示，腸毒血症可能會增加癌症風險，有些醫師認為，不同器官內的惡性疾病初期都與腸道靜滯所造成的許多症狀有關。連恩醫師記錄了他本身「對於癌症與腸道靜滯發生順序感到印象深刻」；而近年來，英國外科醫師丹尼斯・布基特（Denis P. Burkitt）醫學博士的研究證實，東方非洲原住民攝取能縮短腸道運送時間的高纖維飲食，而他們身上多種癌症的發生率較低（參見第74頁，「丹尼斯・布基特醫學博士的膳食纖維發現」）。

大部分的醫師與健康執業人士都了解高纖維飲食的價值，因為能夠提升腸道蠕動性。一九八〇年代晚期，與已故的約翰・哈維・家樂醫學博士相關的家樂氏公司（Kellogg Company），以及他名下著名的療養院曾在穀麥片盒子背面印上一則訊息，說明纖維在飲食中所扮演的角色：「**富含纖維食物的低脂飲食可降低某些癌症的風險。**」這是多年來美國食品藥物管理局（FDA）頭一遭允許製造商公開宣揚這種訊息。

在過去六十年來追尋癌症起因與解藥的路上，醫療團體已經背離了早期備受尊崇的醫師們所提供的證據以及信條，不再將飲食習慣與腸道靜滯視為理解癌症的根本考量。近期的研究都著重在飲食之外的其他因素，如石棉與香菸；治療方法也侷限於外科手術、放射線治療，以及化學療法。醫療團體與相關的衛星機構創立了一套規範，用來判斷對於癌症起因與療法的理論是否能夠被接納，將任何不符合規範的提議棄如敝屣。但是在一九七〇年代初期，這套規範出現了裂痕。

有研究使腸道毒素可能對身體產生損害性影響的這項世紀見解得以復甦，例如，舊金山的加州大學醫學院（University of California Medical School）在一九八〇年所進行的研究。研究表示，腸道靜滯可能就是癌症的起因之一，同時發現，高脂肪、低纖維的飲食方式，可能會提升乳癌風險。

這項針對一千四百八十一名非哺乳中女性所進行的研究宣稱，長期便祕與女性乳房所取得體液中發現的異常細胞有關，而先前就已在罹患乳癌的女性身上發現相同的細胞。在每週排便少於三次的女性身上，這些異常細胞的數量，比每天排便超過一次的女性高出了五倍。常攝取蛋白質、脂肪與精緻碳水化合物的飲食方式，比攝取高纖維食物，如水果、蔬菜與全穀物的飲食方式，更容易造成長期便祕。事實上，採行高纖維飲食習慣的人鮮少發生便祕現象。

疾病跟腸內腐敗大有關係

腸毒血症與後續引起的病理反應，很可能是因為吸收了細菌對於特定胺基酸作用所產生的某些化學物質。著名的法國外科醫師以及一九二一年諾貝爾生醫獎得主艾雷克西・卡雷爾（Alexis Carrel）醫學博士，在以小雞胚胎心臟所進行的實驗中清楚指出了這項關聯。這位出生於法國的醫師與生物化學家，當時任職於紐約的洛克斐勒醫學研究所（Rockefeller Institute for Medical Research），他將取自小雞胚胎的心臟組織放在載玻片上，進行了醫學史上最卓越的實驗之一，他想證明在適當的條件下，活體細胞能夠存活相當長的時間，或許還能永遠存活。

載玻片上的組織每日都經過能提供必要養分，並以帶走廢棄物的溶液沖洗，而且溶液每日更換。令人驚訝的是，報告指出，這些組織細胞以此方式存活了二十九年之久，最後死於某一天，當天實驗室助理忘了以新鮮的營養液沖洗細胞。

換句話說，是自體中毒作用終結了這項偉大的科學研究實驗。卡雷爾博士就此次的經驗表示，**「細胞本身是不朽的，劣化的只是承載漂浮細胞的液體，只要固定將液體換新，提供細胞糧食，就目前我們所知，生命的脈動是可能恆久不衰的。」**卡雷爾博士的實驗只是其中一項案例，說明了腐敗廢棄物是如何導致病理性的症狀發生。

「病變」的正統定義是「機能異常」，本章節稍早提到，醫師們證實了腸毒血症與異常細胞機能之間存在著臨床上的顯著關聯。眾多醫師的報告顯示，有數以千計受各種病痛所苦的患者們，都在排除了腸毒血症後獲得改善。舉例來說，濕疹就是一種病理變化，一旦排除了不適的源頭——腸毒血症——後也就痊癒了，案例屢見不鮮。在臨床論證中，許多病患都在解決了腸毒血症後變得健康多了，這當中的意義相當重要。

另一方面，醫學界的觀點認為，克隆氏症（Crohn's disease，是一種發炎性腸道疾病，可影響腸胃道從口腔至肛門的任何部位，症狀包含腹痛、腹瀉、發燒和體重減輕）、惠普爾氏症（Whipple's disease，是一種因為受細菌感染而造成全身性的疾病，會影響到骨關節、腸胃道、心血管、眼睛與神經系統等處），以及潰瘍性結腸炎等症狀的原因不明，但在這些症狀中形成主要發炎現象的刺激物一定是從某處而來，否則病理學界就必須重新審視其基本的假設性論點。

在多年致力於研究營養以及結腸清潔後，我不得不推斷，許多慢性疾病的症狀都直接或間接與腸道內腐敗作用有關，而基於臨床經驗，這項論點再確切不過了。

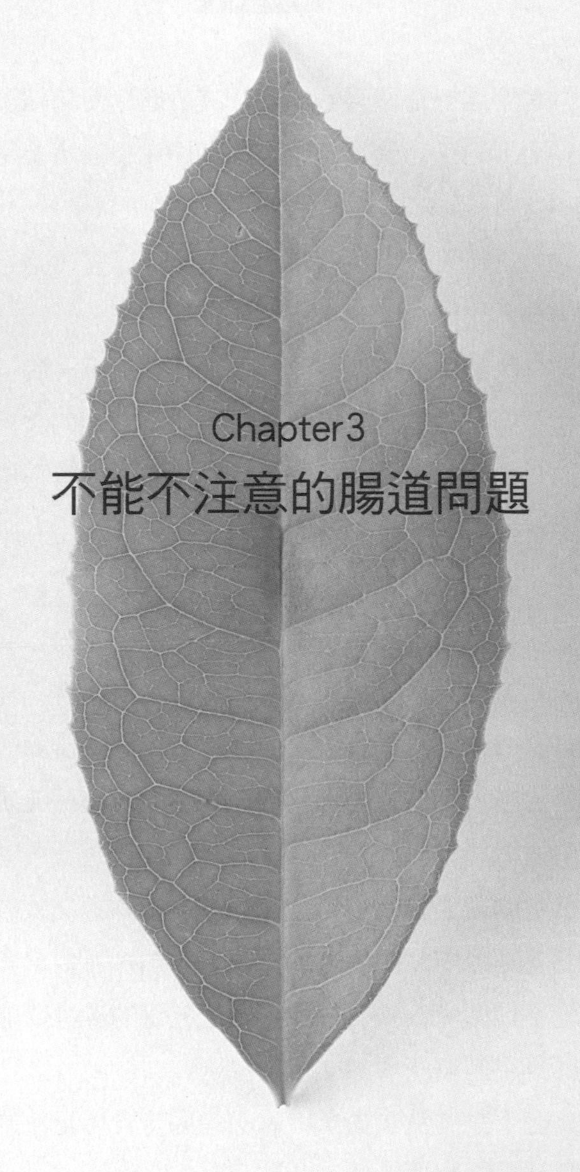

Chapter 3
不能不注意的腸道問題

POINT

- 現今社會中常把情緒與心臟聯想在一起，而情緒煩躁或處於緊繃壓力下的人也確實會有心臟問題，但其實更常發生的是腸道不適。
- 便祕常被研究人士稱為「現代瘟疫」。確實，這是現今對健康危害最大的體內危機。
- 人們常常認為腹瀉與便祕恰恰相反，事實上，腹瀉通常只是另一種型態的便祕。有些人一天會排便三到四次，但腸壁上還是有厚厚一層沉積物，而且腸道本身阻塞得很嚴重。
- 醫學家都相當堅持，本該規律的事物可能就是關乎生死的關鍵所在，排便正是如此。
- 腸道較末端就是每六小時便需要清空的區段，但我們都習慣將廢棄物留存二十四小時，其結果就是潰瘍與癌症。
- 良好的腸道調性，其實能讓腸道具有良好的排除能力，將廢棄物排出體外。而遵循良好的飲食習慣並進行充足的運動，就能夠使腸道發展並維持良好的調性。
- 在生活中攝取富含不可消化纖維的原始飲食之人，所排出的排泄物量是西方文明人群的二・五至四・五倍之多。
- 憩室症不是僅僅一兩日飲食中缺乏充足的纖維所能造成，而是對此長年忽略所導致。
- 一旦你吃下動物性蛋白質，就必須同時食用足夠的高纖維食物，以利縮短腸道的運送時間。
- 健康腸道的正確菌叢平衡，含有約百分之八十五的有益乳酸菌，以及百分之十五的壞菌，腸道不健康者與此相反。

胃腸問題多不勝數，因為消化不適而投醫的人數，比起其他疾病都要來得多。雖然稱之為消化不適比腸道問題聽起來「和氣」一點，但我們不能忘記，腸胃道可不只是從嘴巴到肛門的單一系統，其中還包括了胃與腸。

除了飲食之外，對腸道的另一項主要影響就是情緒緊繃，即身體上的任何情緒緊繃都會影響腸胃道。事實上，腸道也會影響情緒。現今社會中常把情緒與心臟聯想在一起，而情緒煩躁或處於緊繃壓力下的人也確實會有心臟問題，但其實更常發生的是腸道不適，如胃炎、胃灼熱、潰瘍、結腸炎、腸躁症、便祕或腹瀉等，這些只是其中幾種。

情緒緊張會導致身體中所有孔狀結構的收縮。於是，處於壓力與緊繃的人會產生瞳孔收縮，一旦學會擺脫負面情緒，眼睛的瞳孔就會放鬆，肛門與其他孔狀結構周圍的肌肉也一樣。假如肛門在排泄時產生收縮，就難以將直腸中的有毒物質排乾淨。

所有的緊張與情緒緊繃現象一樣，必須先將原因解決了，腸道內的結構（異常狹窄處）才能夠獲得紓緩。

胃，也就是胃部不適的發生處，只是擴張的腸道結構，是暫時容納食物的囊袋，也是進行初步消化作用的位置。有些所謂的胃部毛病，其實是更下方腸道問題所造成的結果，就像將發生逆流的廚房水槽剖開來看，問題往往不是在水槽本身，而是水槽下方的管道阻塞了。

雖然人們會抱怨一大堆消化問題，但有許多問題其實是源自於腸道，有些人的消化問題甚至是便祕所引起。胃部問題，大概包括消化素以及鹽酸成分不足，而腸道問題，則從廢棄物運輸時間長短到膽汁分泌異常都有，目前最常見的腸道問題就是便祕。

現代瘟疫——便祕

目前為止，我們已經提升了自身的腸道意識，了解了腸毒血症與自體中毒作用的影響，現在該來談談這項比其他結腸毛病讓更多人抱怨的腸道問題了。幾乎所有人都曾經歷過這個問題，有些人的問題比較短暫，但有更多人常受此問題所苦，甚至從未間斷過，也承受了這種問題長期下來後，因中毒影響所帶來的後果。這裡所說的問題，就是便祕。

在此單元中你將會了解，便祕不只是單純暫時無法排便或腸道長期蠕動困難而已，由不良飲食與生活習慣所引起像便祕這類腸道問題，以及因此所造成的自體中毒作用，將會導致一大堆可能帶來破壞性後果的毛病。

在本章節中，我想先從便祕開始著手，因為本書中所提及的，幾乎所有腸道問題或多或少都與便祕有關。

對健康傷害的最大體內危機

便祕常被研究人士稱為「現代瘟疫」。確實，我認為這是現今對健康危害最大的體內危機。腸毒血症與自體中毒作用是腸道阻塞的直接後果，而便祕會降低身體抵抗力，使身體面臨許多急性病症的威脅，並步上各種退化性與慢性病症的路。在美國受便祕間接傷害以及致死的人，幾乎比其他任何與身體機能低落相關的單一疾病都還要多。

便祕也會增加其他排泄器官的負擔，如皮膚、腎臟、淋巴系統與肺臟。這些器官與系統變得過度活躍、過度負荷，最後力竭衰敗。細胞代謝因此變得遲緩，修復與成長的效率也受到延遲，排除廢棄物質的能力下降，身體也會缺乏能量。細胞不再活躍且充滿生命力，而是變得遲鈍又死氣沉沉，因此造成的結果，就是身體機能減退，從生理結構最脆弱的器官開始，一直到腺體、組織，最後影響全身上下。

排便頻率該如何才算正常？

許多人，甚至某些醫師都認為，二到三天進行一次排便是正常的，但我不這麼認為。我的經驗毫無疑問地證明，排便不足以及腸道不潔（導致自體中毒）是體內各種問題的源頭。我們必須注意，一般人所認知的正常，與從健康觀點指出的所謂正確或理想，這兩者之間的差異何在。

便祕問題實在太過普遍，說不定連便祕之人都不知道自己有便祕問題。醫師根據自身的專業，可能認為所謂「正常」排便的頻率大約是每週二至十四次。而來自原始文化之人，生活型態與現代文明完全無關，並且攝取純淨、完全又天然的食物——未經加工與甚少烹調的食物——通常在每餐後的一・五小時內就會蠕動排便一次。西方人攝取許多經過加工又不具生命力、通常是經過烹調甚至過度烹調的食物，每天能排便一次就很開心了。

明白了吧，要界定何謂正確以及何謂便祕，可不是件簡單的工作。我們的生活習慣，無論就個人層面或社會層面而言，都必須要列入考量，才能夠決定腸道正確蠕動的次數與時間應該如何。

請先停下來想一想，當我們進食時，腸道中的蠕動會將食物與殘餘向下推往排毒系統的最後一部分，也就是大腸。一般而言，食物需要花十八小時才能通過體內並排出。讓吃下肚的食物經過腸道並準備排出的這段時間，就是腸道運送的時間。當我們吃下富含不可消化纖維的食物，搭配足夠的新鮮空氣、陽光、水以及運動時，運送時間就會比較短。相反地，當人們總是足不出戶，吃下缺乏纖維、經過烹調與加工的食物，又習慣久坐時，腸道運輸時間就會延緩。這當中最重要的一點，就是食物殘餘滯留在腸道中的時間越久，便越會助長有毒物質的形成，使腸道菌叢改變，進而導致腸毒血症與自體中毒作用。

有些人每週只排便一次，有些人是每週排便兩次，我曾有位患者每十八天才排便一次，而且同樣一天吃三餐。若我們每天都吃三餐，卻每五天才排便一次，就等於我們少排出十四餐的量。下頁的圖3-1說明了食物在二十四小時周期間是如何通過腸胃道，以及當腸道未準時排泄時是什麼情況。

然而，排泄廢棄物的頻率並不是便祕與否的唯一指標。人們常常認為腹瀉與便祕恰恰相反，事實上，腹瀉通常只是另一種型態的便祕。當腸道受到廢棄物影響時，身體通常會來個最後一搏，使結腸的內容物液化，以擺脫堆積的有毒廢棄物。持續性的腹瀉，可能使身體嚴重脫水，並破壞電解質平衡。人們採取的第一個行動通常是找個非處方藥來吃，讓腹瀉停止，但卻不了解這可能是便祕的徵兆。縱使抑制住這種腹瀉，但便祕與其根本的原因還是沒有獲得解決。

我有些患者覺得，如果一天排便三次，就代表他們有腹瀉問題，也有其他人認為，一星期只排便一兩次是正常現象，某位患者就是個例子，她向我再三保證，她的腸道蠕動相當正常，理由是，她都很規律地在星期二與星期五早上排便！我知道有些人一天會排便三到四次，但腸壁上還是有厚厚一層沉積物，而且腸道本身阻塞得很嚴重。

多數人並不了解自身的腸道狀況，不幸的是，對自身腸道機能或狀況不了解的人，有時候就是會發展出最糟糕腸道問題的人。大部分的人在小時候並未接受妥善的教育，所以不了解每天良好排泄，並順從大自然排空腸道的呼喚有多重要，假如你認為大自然催促排空腸道的呼喚無關緊要，那很可能就是便祕的開始。

英國與南非的醫學家都相當堅持，本該規律的事物可能就是關乎生死的關鍵所在。腸道蠕動排便的次數不足，以及排泄物中的纖維過少，通常可以解釋是膽囊問題、心臟問題、靜脈曲張、闌尾炎、深層靜脈凝塊、食道裂孔疝（hiatal hernia）、憩室症（diverticulosis）、關節炎以及結腸癌的原因。此完全顛覆的醫學方針論點來自於頂尖的醫學研究員，如丹尼斯・布基特博士（參見第74頁的「丹尼斯・布基特醫學博士的膳食纖維發現」）。

圖3-1　食物如何經過消化並進入腸道

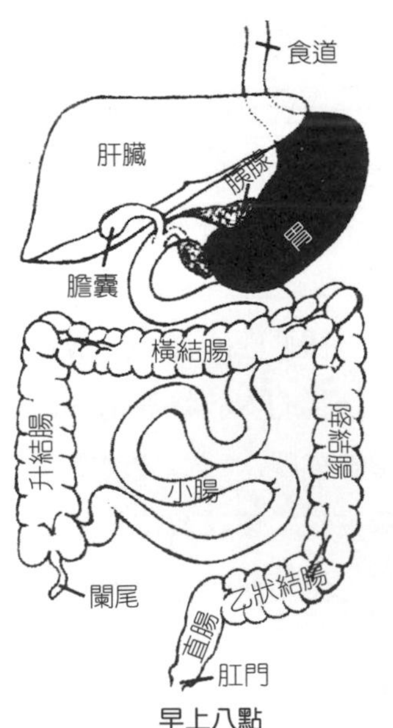

早上八點

陰影區域顯示早餐後進入胃中的食物。

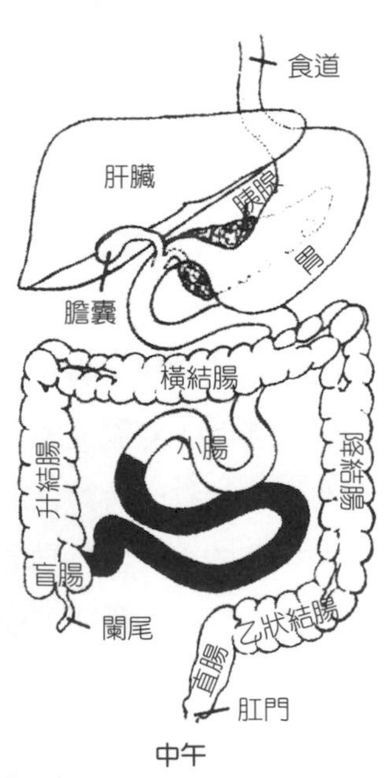

中午

早餐後四小時，食物到達迴腸以及迴盲瓣，消化作用與吸收作用已經完成，無法利用的早餐殘餘準備進入結腸。

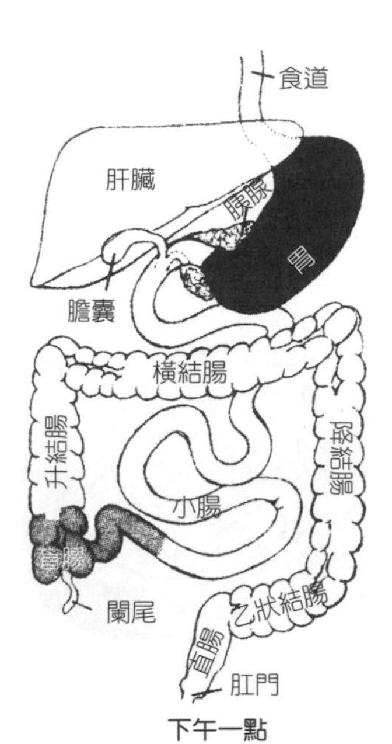

下午一點

淡色陰影區域顯示早餐殘餘通過迴盲瓣而進入結腸，深色陰影區域顯示吃進胃中的午餐。

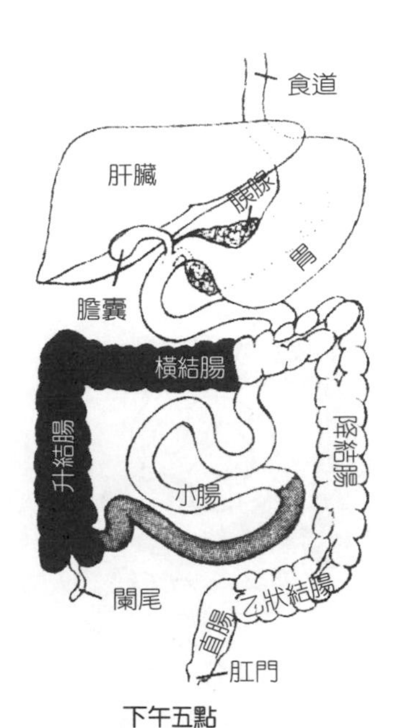

下午五點

深色陰影區域顯示結腸中的早餐殘餘，淺色區域顯示午餐殘餘正準備進入結腸。

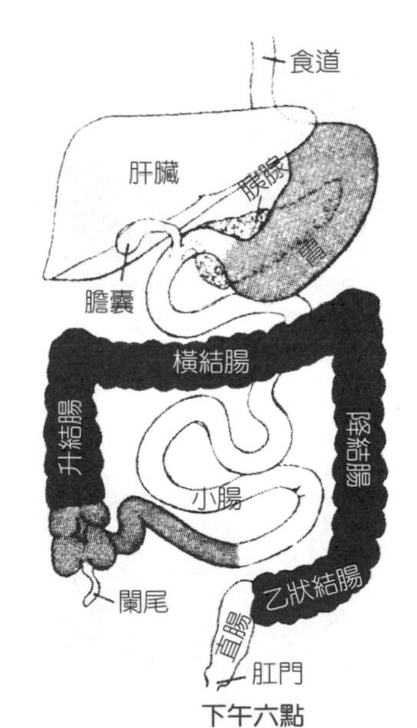

下午六點

深色陰影區域顯示早餐殘餘大部分已進入降結腸，午餐殘餘正進入結腸並與早餐殘餘結合，淺色區域顯示晚餐剛剛吃入胃中。

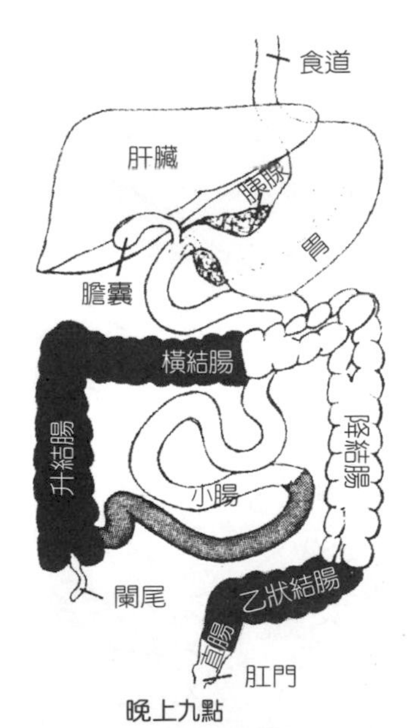

晚上九點

早餐殘餘已進入乙狀結腸，準備排出，午餐殘餘位於盲腸、升結腸與橫結腸中，晚餐殘餘正準備進入結腸。

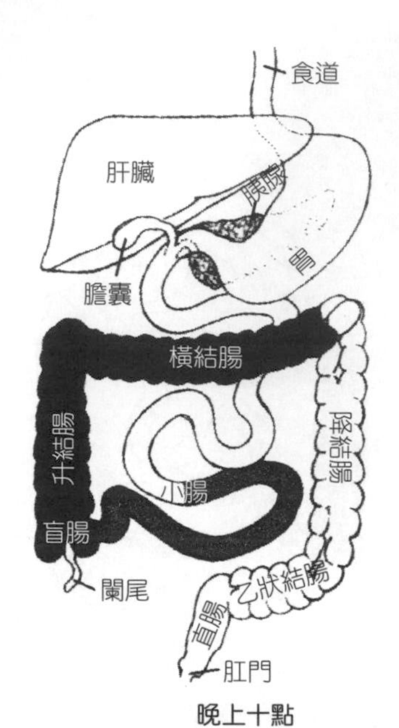

晚上十點

早餐殘餘在上床睡覺時間經由排便排出，午餐殘餘正通過結腸，晚餐殘餘正等著進入結腸。

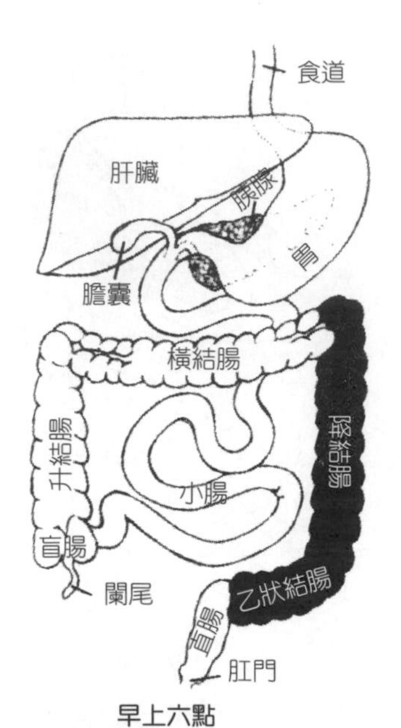

早上六點

晚餐殘餘位於降結腸與乙狀結腸中，準備排出體外。

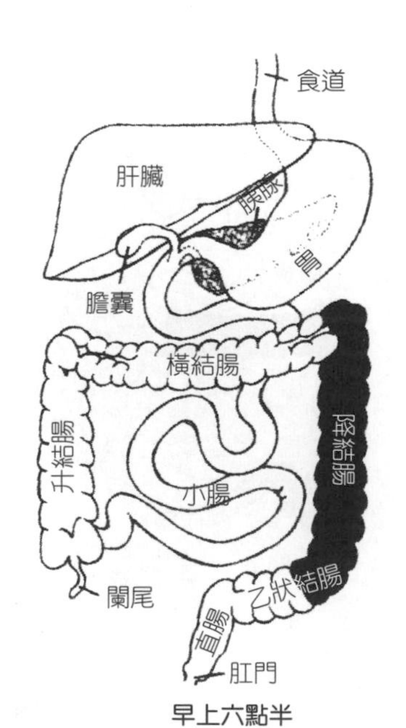

早上六點半

剛剛經過一次排便，前一天晚上的晚餐殘餘還留在結腸中。

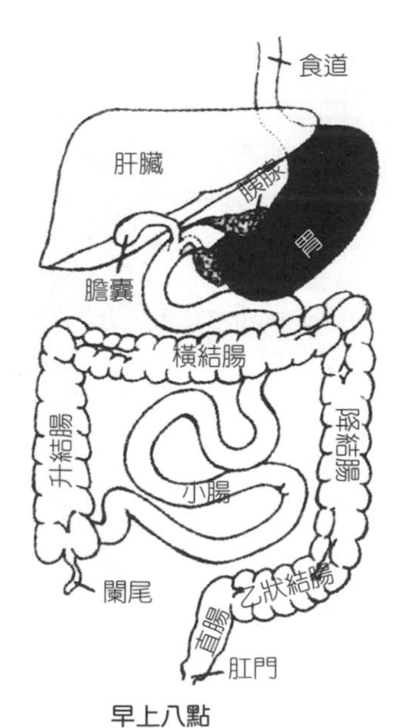

早上八點

腸道完全排空，準備接受今天的三餐，早餐剛吃進胃中。

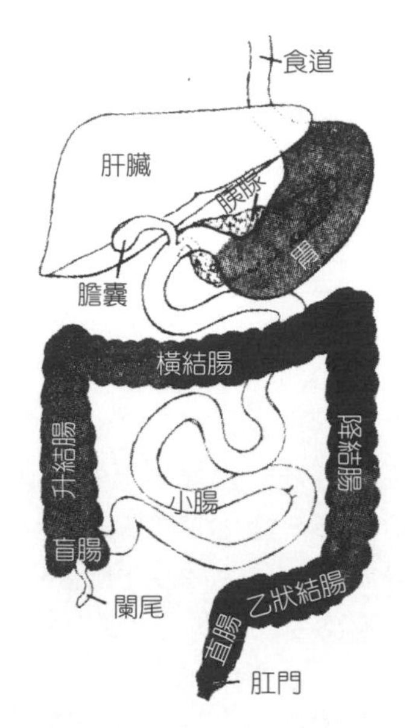

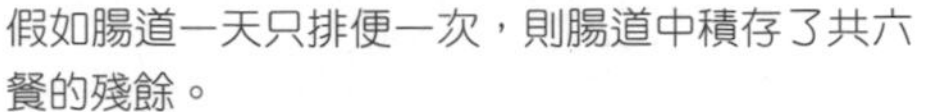
假如腸道一天只排便一次，則腸道中積存了共六餐的殘餘。

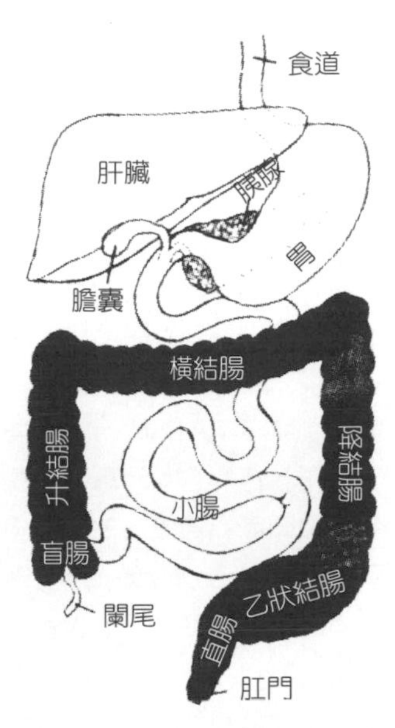

假如腸道中積存了九餐以上的殘餘，就會發生阻塞便祕。

位於密西根戰溪的戰溪療養院中，約翰・哈維・家樂醫學博士對於腸道衛生所投注的心力，在美國可說是無人能及的。他足足活到九十一歲，其建議確實值得一聽。他認為，我們應該在每餐飯後的十五至十八小時內將那餐的殘餘排出，嬰兒、鳥類與動物都在進食後很快就進行排泄。我聽家樂博士說過，他知道有許多案例都在使腸道淨化並恢復生氣後，免去了動手術的必要，他也主張百分之九十的文明化疾病都是來自結腸的機能失常。

連恩博士也指出了腸毒血症與疾病間的關聯，他說過，**「腸道較末端就是每六小時便需要清空的區段，但我們都習慣將廢棄物留存二十四小時，其結果就是潰瘍與癌症。」**他確實認為腸道的自體中毒作用相當嚴重。

無論便祕以何種形式發生，都會導致結腸阻塞，而阻塞的發生有幾種方式，主要是在受刺激的黏膜與腸壁上，此時黏液已經累積到排泄物難以通過的程度。有次驗屍結果顯示出，屍體的結腸膨脹到直徑高達約二十三公分，但當中的通道直徑卻只有普通的木頭鉛筆那麼細！其他部分則像是層疊的黏液與排泄物所形成的硬殼。黏液堆積到最後，質地硬得就像橡膠一樣，跟汽車輪胎並沒有多大差異。另一次驗屍結果則顯示出，有條阻塞的結腸，

體內環保小百科

丹尼斯・布基特醫學博士的膳食纖維發現

英國外科醫師丹尼斯・布基特（Denis P. Burkitt）醫學博士因膳食纖維的研究而著名，他曾經向二百名卓越美國醫師所組成的團體，提及包括肥胖症、糖尿病、食道裂孔疝、闌尾炎、憩室症、結腸炎、息肉與結腸癌等，在東非農村聚落中是從未聽過的病症。一九七一年，《英國醫學期刊》曾發表由布基特博士與尼爾・潘特（Neil D. Painter）博士所著的《結腸憩室症：西方文明缺乏症》。

布基特的名字因為與布基特氏淋巴瘤（Burkitt's lymphoma）這種癌症名稱的名字相同而為人知，他將成年後的大部分歲月奉獻給烏干達坎帕拉的馬凱雷雷大學（Makerere University）以及穆拉哥醫院（Mulago Hospital），他在此得以將東非內陸農民的健康與飲食習慣，與非洲城市與東歐地區較為「文明化」的人們相互比較。

東非農村地區的飲食富含新鮮水果、蔬菜與粗磨的穀麥粒，這些穀物中的粗麩會吸收水分、增加腸道廢棄物中的堆體，並加快排泄時間，使腸道乾淨又健康。而農村飲食中不見非洲城市地區及西方國家中常見的白麵粉、白糖與其他精緻碳水化合物。布基特博士指出，遷移到城市中的非洲原住民，很容易因為改變飲食而罹患更多疾病，他們會吃下更多白糖與麵粉，纖維食物則吃得比較少，以致腸道與其他部位很快就出現了後果。

根據布基特博士的研究，班圖（Bantu）原住民的腸道運送速度是一般英國人的兩倍以上，這是因為原住民們的每日纖維平均攝取量多達約一百毫克，而「文明化」人群的攝取量則不到一半。食物殘渣殘留在腸道中的時間，決定了殘渣的腐敗程度、有害細菌的增殖量、腸壁吸收了多少脂肪，以及會有哪些化學毒素產生並通過腸道。

根據在剛果、肯亞、烏干達、蘇丹與世界上其他未開發地區所收集的資料，布基特博士開始倡導透過正確的營養來保健腸道。他認為，飲食是預防疾病與不必要手術的關鍵，尤其是增加膳食纖維含量，並減少經加工而缺少纖維的碳水化合物，而過度攝取精緻、缺乏纖維的碳水化合物，是動脈硬化與糖尿病的原因，而且飲食中缺乏足夠的膳食纖維，還會導致結腸疾病。攝取過量精緻碳水化合物，會促進腸道中腐敗細菌的增長、改變腸道化學性質，並導致潰瘍性結腸炎、息肉與結腸癌。

在布基特將研究延伸至腸道以外的疾病後，他再次與潘特博士共同著作了〈膳食纖維與疾病〉一文，此文於一九七四年八月十九日發表於《美國醫學會期刊》中。

重量竟重達約十八公斤！想像一下帶著一堆致病廢棄物的樣子吧，但不幸的，幾乎所有人都忽略了腸道保健與腸道淨化的需求。

提升腸道的排除能力

我確信，腸道中留存廢棄物的時間，其實比任何人所知道的還要久，當我們清潔腸道並排出這些老舊的腐敗物後，脹氣、疼痛與自體中毒作用就減輕了。我認為，有毒物質在乙狀結腸中腐敗，等於是提供了有利於退化性疾病發展的溫床。

那又該怎麼讓腸道中的廢棄物準時排出呢？良好的腸道調性，其實能讓腸道具有良好的排除能力，將廢棄物排出體外。而遵循良好的飲食習慣並進行充足的運動，就能夠使腸道發展並維持良好的調性。富含纖維的飲食，能讓腸道肌肉組織有事情可以忙，想想，舉重選手都會增加重量讓身上的肌肉有東西能舉。所以，力量與調性是需要有與肌肉作用相反的對手，才能發展與維持。

膳食纖維提供了無法消化的物料，讓腸道肌肉能夠與之「對抗」。同理，軀幹運動，尤其是腹壁與背部肌肉的部位，有助於保持腸子的適當位置，並提供結構良好調性，讓腸道能夠借力使力。大多數原始文化都具有能夠運動軀幹、背部與腹部肌肉的舞步；相反地，現代人則多是用腿來跳舞，大家都注重在腿部功夫，反而不注重軀幹、上肢與頸部。將良好的飲食搭配運動，腸道就能配合外部肌肉並對付體內具有纖維的廢棄物。

不好的習慣是功能性便祕的一大成因，功能性便祕並不是由發展異常或任何疾病所造成，但假如不加以矯正，將可能導致結構性問題或疾病。若不遵循良好的每日飲食與生活習慣，就會破壞身體的規律性與協調性。事務繁忙的人們時常草率用餐，而且還是湊得出時間的隨便吃吃，這些人不會騰出規律的時段坐在馬桶上排泄，或者休息、睡覺與運動。在這種生活型態中，身體永遠不知道接下來要做什麼，反而一直保持在防禦戒備的狀態，其後果就是缺乏生命能量，並步向腸道不規律與便祕的路。

多數人並不會飲用足夠的水分來確保良好的腸道運作，一旦飲食中的液體不足，將會導致慢性脫水，並可能會成為便祕的主要因素之一，而缺乏水分，就會降低整體的體液含量，並使部分體液濃度增加。身體組織變得越來越乾，機能也越來越差。結腸中的黏液層質地改變，無法為排泄物的移動提供潤滑作用。

還有其他因素也可能造成便祕，像是其他排泄器官的機能低落。來自膽囊的膽汁必須足夠，肝臟將脂肪乳化後，才能提供腸道與生俱來的刺激機制，以產生腸道的蠕動。另外，對於控制身體新陳代謝率相當重要的甲狀腺也必須正常運作，甲狀腺能調節數種機能，並藉由釋放甲狀腺素荷爾蒙到身體內，來保持各種機能的正常。當甲狀腺活躍度低落時，所有身體機能都會減緩，而消化作用的減緩，就會導致便祕。

假如腎上腺的機能低落，就會令人感到疲勞與倦怠，對什麼運動也都懶洋洋的，而疲勞與缺乏運動都會引起便祕。你必須要感到精力充沛，才能夠邁步向前。引起疲勞的另一種症狀就是貧血，貧血會讓人的氧氣量不足，身體組織所產生的能量降低，簡單來說，就是對什麼事都「提不起勁」，而此疲勞的身體是無法順暢排泄的。

瀉藥帶來的損害

很多人花了大把銀子來克服或預防便祕，舉例來說，當腸道缺乏充足的調性可順利蠕動排泄時，就會依賴瀉藥。幾乎百分之九十五的瀉藥都對腸道具有刺激性，利用刺激的方法，迫使腸道進行蠕動排便。

據說，光在美國就製造並使用了超過四萬五千種的瀉藥與清腸特效藥。近年來，瀉藥的銷售量，保守估計值已高達三億五千萬美元，也太多人便祕了吧！即使較克制地只在緊急情況下使用，對於瀉藥的取得管道，也應該更加留意才是。排泄的機制是相當微妙又很容易受到影響的，只要受到干擾，通常就得花上幾個星期、甚至幾個月的時間來恢復規律。為了使結腸清空，瀉藥中必定含有毒素與刺激物，瀉藥對於恢復正常或自然的排泄過程一點幫助也沒有，反而是接觸到毒素的結腸會試圖將有害物質盡快排出，所以將所有的東西都一併推出腸道外，其中正好包括了緊密堆積的糞便。

這些有毒物質往往都會被吸收到淋巴與血管中，並以各種管道流入身體的各個部位，這種狀態會進一步造成身體對瀉藥成癮與過度使用。在瀉藥化合物的長期依賴下，會永遠破壞腸道本身的正常排瀉功能。瀉藥讓腸道肌肉持續運作，使其疲勞不堪，而在缺乏休息的情況下，肌肉很快就會失能，並產生本章節稍後所提及的某些症狀。

腸道唯一該有的刺激是來自運動、正常神經衝動與適當的飲食，當腸道在任何時間受到人為刺激時，其所帶來的後果，就是失去肌肉的調性，最後導致肌肉結構變得虛弱。

腸壁上的「毒氣泡」——憩室症

便祕並不是西方文化中唯一普遍的結腸症狀，腸道囊袋——通常被稱為憩室，也是常見症狀。具有憩室的患者都被稱為患有結腸憩室症，更普遍的說法是憩室症。

憩室是在正常腸壁上產生的異常現象，在腸道排泄不良的情況下，形似囊袋的憩室延著大腸的腸壁而成型（參見圖3-2）。憩室也可能形成於食道、胃部、十二指腸與空腸（鄰接著十二指腸，並延伸至迴腸的小腸區段），而單一憩室也可能形成在盲腸或結腸的其他部位。

憩室症與憩室炎常常會造成混淆，這些術語時常會被錯誤地交叉混用，所以我們必須釐清不同的定義才行。

圖3-2　憩室

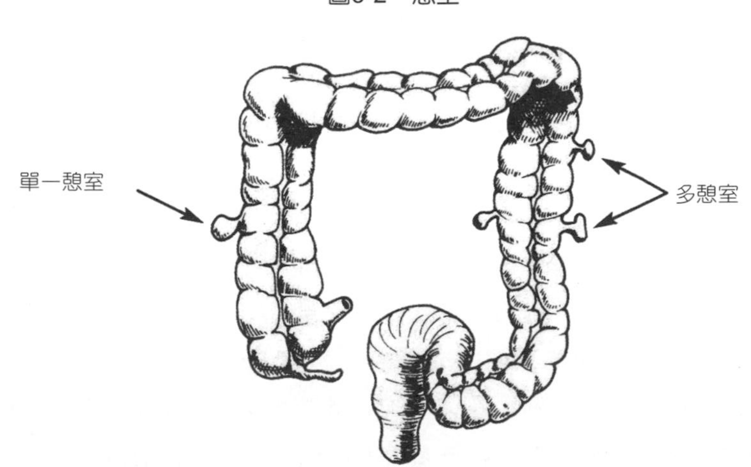

「憩室症」（diverticulosis）以及「憩室炎」（diverticulitis）的拉丁字根都是*divertu*，意思是「轉向一旁」。憩室症如前所述，是指自腸壁突出的囊袋，雖然這些憩室可能未引起直接症狀，但有時候也可能成為身體其他部位毛病的根源，這部分稍後再提。結腸憩室症可能是導致許多問題的重大因素，所以必須加以預防或控制。假如憩室發炎了，這種症狀就稱為憩室炎，英文字尾「-itis」就代表發炎。當發炎的憩室受到感染，就是被稱為急性憩室炎的嚴重症狀，必須尋求專業治療。

我們應該了解，憩室炎的併發症可能會帶來很高的代價，症狀末期有可能導致死亡，症狀早期也會引起許多慢性健康問題與全身性問題。藉由適當的照料，能夠避免腸道囊袋發炎，而且雖然許多人都患有憩室症，但發展至急性憩室炎的人數也僅在少數。

憩室與乙狀結腸

在乙狀結腸發現憩室的機率高於腸道的其他區域，一份英國的研究報告中，四百六十一名憩室症患者裡，有高達四百四十三名患者都患有乙狀結腸憩室。由澳洲的休斯（L.E. Hughes）博士所進行的研究中，九十名罹患結腸疾病的患者裡，有八十九名患者都患有乙狀結腸憩室，休斯博士認為，乙狀結腸憩室的發生率這麼高，是因為這部分的結腸太過狹窄，由於直徑狹小，且乙狀結腸中容納著最堅固的糞便，因此產生最高程度的結腸壓力。

當飲食中缺乏纖維時，結腸肌肉必須格外辛苦地運作，才能迫使糞便通過下腸道。當肌肉纖維中有結構較為虛弱時，就可能發生疝氣，使得腸壁中出現憩室。疝氣就像是把空氣打入汽車輪胎時，在輪胎側壁表面較薄的地方所擠出來的氣泡。

當排泄物經過憩室時，可能有部分排泄物會留存於憩室中，很像在蜿蜒溪流中用來攔截水流上飄過雜物的袋子，隨著時間經過，這些憩室累積的廢棄物質會越來越多。當腸道遲緩且運送時間增加時，會因為所累積的廢棄物與憩室間的接觸時間增長而造成感染，憩室於是成為製造強烈毒素的溫床，對已經負擔過重又中毒的身體，無異是雪上加霜。在此情形下，就有可能引起急遽的自體中毒作用，以及產生敗血病的風險（血液感染）。

假如受感染的憩室破裂，細菌與有毒廢棄物會進入腹腔，進而導致急性腹膜炎（腹腔內膜發炎），此情況就有立刻進行醫療手術的急迫性。通常，需要進行結腸造口術，在結腸造口術中，結腸經手術切斷，並引導至皮膚表面的開口，使排泄物可流經患者側面導入廢物袋中。

倘若結腸情況太過嚴重，以致必須切除部分或全部結腸，則稱為結腸切斷術。在多數的結腸造口術中，至少都會切斷一部分的結腸，而此部分常常是具有發炎、感染或破裂憩室的囊袋，可能危及患者的性命。結腸造口術與其他手術介入方式，有時會被視為預防進一步結腸併發症的唯一方法，在某種程度上，至少可以讓患者回到正常的生活。

其實，早在達到需要考慮手術治療的程度前，就已經發展出許多負面的症狀了。由於乙狀結腸中都是糞便裡最乾燥的部分，所以乙狀結腸在試圖排出糞便的過程中，必須承受最大的壓力，也正是在此處，最乾燥的排泄物非常難以跟腸壁的黏膜產生作用。

但我相信，就是這種作用，增加了腸壁原本較脆弱部分的壓力，也是發展出憩室的主要原因。這種壓力與長時間久坐的工作、生活習慣、整天翹腳或曲腿，以及結腸環狀肌與縱肌增厚等有關。再者，由於現代馬桶的不良設計，乙狀結腸的緊繃程度，比腸道其他部分都還要大（參見第175頁「現代馬桶併發症」）。這些症狀都是此病症的臨床前現象，然而，我認為腸道中的遺傳性或先天弱點，才是結腸憩室症最顯著的風險因素。

憩室病起源於胚胎期

基於我的經驗與研究，我相信憩室症的起源是在胚胎階段，我推論人們出生時，在腸壁上就已經存在較虛弱的部分。而隨著生命的進展，腸壁受到壞習慣的負擔與壓力而變得虛弱，腸道中先天脆弱的部位由於無法承受持續的傷害，因而發展出像憩室症之類的問題，現在有許多醫師都稱此症狀為腸漏症（參見下頁，「腸漏症——腸道的先天弱點」）。

研究人員發現，患有結腸憩室的人數越來越多了，以前，結腸憩室症向來被視為年長者才有的症狀。我認為近來較年輕族群之所以常見此症狀，應歸咎於現今孩童們所吃下的食物，以及沒吃下的食物，而營養不良的影

體內環保小百科

腸漏症——腸道的先天弱點

被稱為腸漏症的症狀，最近越來越受到諸多醫療專界人士的注意。腸漏症包括會造成物質意外透過腸壁「洩漏」，而進入血液與淋巴的各種問題。其實，我曾針對此症狀撰寫並講授超過四十年。然而，我並未對此症狀加以命名，而且我對此病症的說法有些不同，我認為腸漏症是我一直以來所稱的「先天弱點」所造成的結果。

許多年前，我確認過有害的生活習慣再加上先天弱點，會導致腸道中的變化，並使有毒物質透過腸壁而吸收。這些有害的生活習慣，包含不良飲食、缺乏運動，以及不良的腸道習性。

所謂的「先天弱點」，指的是缺乏如正常組織所具有的力量及整合性的先天脆弱（缺陷）組織。我們可以將正常組織比喻為絲綢，而將先天脆弱組織比喻為粗麻布，粗麻布的編織粗糙，無法留住液體，但絲綢卻可以。先天脆弱組織吸收養分的能力差，排除代謝廢棄物的速度較慢，而且比正常組織更容易發炎、更容易崩潰，也更容易患病。

腸道中的先天弱點，可能會以脹大、憩室、痙攣、運送時間緩慢，或前述的多種症狀來表現，就我的經驗來看，許多健康問題與疾病都是從排泄系統開始出問題，腸漏症的開端也會以我之前提過的幾種基本症狀來表現。

對我而言，腸漏症並不是什麼新玩意兒。一九三〇年代，我正與葛倫・賽普斯（Glen Sipes）博士共事，他當時正前往探訪一位發高燒的病患，患者的皮膚紅得跟甜菜一樣，而且疼痛不已，患者的問題就是嚴重便祕。賽普斯博士以灌腸為其治療，而患者很快就感到舒服多了，他的高燒與泛紅現象也消失不見。我相信賽普斯醫師在清潔患者的腸道時，就去除了問題的根源，並阻止毒素繼續「洩漏」到血液與淋巴之中。

腸道中的先天弱點是從何而來呢？我們發現，患者由基因遺傳而來的強壯部位與弱點，在胚胎的早期發展中就會顯現出來。當受精細胞在母體內成長並成熟時，腸道的形成會早於任何其他其他器官。然後，微小的肉芽會在稍後成為四肢與其他內臟。覆蓋這些肉芽的腸道組織，最終會成為由肉芽所發展而成的器官上面的外膜。因此，腸道與身體內臟之間的關聯，可說是持續發展而成的。

再者，假如胎兒的腸道存在先天就脆弱的區域，那這塊先天弱點區域，便會以肉芽的型態加以成長，最終發展而成的器官，就會具有這個先天弱點。這表示來自腸道先天脆弱區域的毒素，很容易就會轉移至胎兒在發展階段時，與這段腸道相關的內臟組織，這也是我認為腸漏症相當重要的原因。

我最重要的發現，就是腸道中的某個部位是如何去影響某個器官，我稱此為「神經弧反射作用」（此部分將於第四章針對神經弧反射作用進行完整探討）。在我最近一次造訪佛羅里達時，神經弧反射作用的概念變得更加穩健。我在佛羅里達時拜訪了一位患有輕微心臟病的朋友，我曾警告他，他的腸道問題可能是導致他心臟問題的主因。現在，當我的朋友覺得降結腸部位疼痛時，就會立刻使用灌腸板進行灌腸，這是因為降結腸與心臟之間具有反射關聯的緣故。

我們可以藉由保養腸道，利用這種反射關聯，來有效避免有毒物質從腸道中的先天虛弱部位，轉移至內臟中相對應的先天虛弱部位。腸漏症代表腸道需要清潔，而且飲食與生活型態也需要適當改變。之後，不管我在其他器官中發現了什麼症狀，我都會先從腸道下手處理。

讓我首次了解腸道與身體其他部位有所關聯的啟蒙者，是馬克斯・葛森醫學博士，葛森博士拒絕讓他的病患依賴止痛藥，假如患者抱怨感到疼痛，他就會開灌腸的處方，而疼痛也總是因此消失。從整體觀點來說，我們無法只治療單一器官，而必須治療人的全體，而且必須深入問題的根源，當我們保養好腸道，也就能照料好整個身體。

最好是在我們觀察到任何症狀時，就著手處理腸漏症的腸道。預防神經弧反射作用造成內臟症狀的最佳方法，就是徹底清潔腸道。先天弱點本身並不危險，只不過是比較虛弱的部位罷了，假如我們能與大自然和諧共存——吃得正確、呼吸新鮮空氣、充分休息、每日運動、正面思考、享受美好事物、與上帝及其他人和平共處——我們就能與先天弱點達到永恆共存的生活，我覺得這是相當值得努力的目標。

響，確實會出現在年輕時身體中原本就較脆弱的區域。透納（G. G. Turner）與布伊（L. A. Buie）分別在一九二〇年與一九三九年即首度假設了憩室症的先天因子，布伊也預測幼兒的憩室症患者數量會增加，不幸的是，他的預測確實無誤。

有一些研究人士不同意憩室症有基因遺傳因子。研究人員康內爾（Conell）、萊利（Riley）與潘特（Painter）推論，結腸憩室症並非起因於先天的弱點；他們表示，結腸肌肉在剛出生時原本是正常的，只是在之後的數年才開始產生變化。

但他們如何推論人們出生時不具有先天的脆弱之處呢？遺傳性的弱點並無法經由X光或診斷來判定，除非有種分析系統能夠檢測出先天脆弱的特定組織。現今的傳統醫學並不存在這種系統，而且也不接受可能具有此功能的替代性傳統健康療法。

先天脆弱之處會因為促使排泄不良與脹氣壓力增加的壞習慣而惡化，其中包括攝取易脹氣食物、忽視規律的腸道排空時間、過度用力排出堅硬糞便，以及步調急促、充滿壓力，又伴隨營養不良的生活型態。

飲食對憩室症的影響

身為皇家外科醫師學會會員的尼爾・潘特博士以及丹尼斯・布基特博士，首先推定了飲食在控制憩室症時所扮演的角色。兩人在展開研究時的認知有誤，由於憩室症患者的結腸內壓力，使得兩人原先認為低殘餘（纖維少）的飲食應該是基於營養學上的療法。但稍後，隨著研究的持續進行，兩位博士開始認為情況並非如此，他們發現，纖維含量極少的飲食導致了更多脹氣與排泄中壓力增加的情形，而以手術方式加以矯正的作法，有時反而會使問題更加複雜。

在將燕麥麩加入求診患者的飲食後，他們發現症狀顯著減少了，結腸內壓力也有所紓緩，兩位博士這才確信，高纖維飲食對人體健康更加有益，這使得兩人擬出了幾項重要結論，這也是我們目前療法的核心概念。

在一九三〇年代，梅奧診所（Mayo Clinic）的醫師們開始將低殘餘飲食與高纖維飲食對於乙狀結腸的影響相互比對，並發現纖維能預防腸道的鬆弛與疲軟，天然、純淨又完全的食物則有助於腸道調性的發展，因此將適當的飲食視為手術以外的可行性替代方案。

憩室症並非僅僅一兩日的飲食內缺乏充足纖維所能造成，而是對此長年忽略所導致。急促與不和諧的生活方式、食物咀嚼不完全、三餐不離速食、攝取缺乏天然纖維的食物，以及蔬果習慣去皮等，都會使腸道缺乏充足的纖維與水分含量。我們將原本應該攝取的天然纖維剝奪了，也就是讓腸壁少了能夠推動的物質，當飲食中缺乏纖維，結腸肌肉就必須極度辛勞地迫使更加乾燥的糞便通過結腸。少了天然的運動功能，管腔內（腸管內）的壓力增加，即導致腸壁先天較脆弱的區段形成憩室。

在美國，多的是經過精緻、高度加工與過度烹調的食物，腸道疾病發生率比起習慣性攝取高纖維飲食的國家還要高。想想非洲原住民的飲食，當中多是富含纖維且不含過度烹調與加工的食物，所以憩室症在非洲可以說幾乎不見蹤影。然而，當非洲原住民習慣了西方飲食後，患病的頻率就增高了。事實上，結腸憩室症在攝取大地天然物產的所有原始社會中，幾乎是從未見過。許多研究顯示，在生活中攝取富含不可消化纖維的原始飲食之人，所排出的排泄物量是西方文明人群的二・五至四・五倍之多，而這些研究也顯示出，結腸憩室症似乎與富含非天然白麵粉與加工糖的高碳水化合物、低纖維飲食有直接關聯。

雖然將更多纖維加入飲食中是種改善行為，但從鬆餅、義大利麵以及現今許多軟性食物的滑順性飲食方式，突然轉變為極端粗食的飲食方式，偶爾仍會經歷某些腸道不適現象。有時候脹氣與其他腸道問題的增加，更會讓人懷疑，到底還該不該改變飲食！這種問題在於身體無法適應過於急促的極端變化，但藉由在長期間中逐漸改變為高纖維飲食方式，即使無法完全避免，通常還是能將這種狀況降至最低。將較大量的纖維物質逐漸加入飲食中，能夠讓身體慢慢產生必要的變化，以適應新的飲食方式。

假如能夠判斷出某個人體內具有先天弱點，透過生活型態上的四種改變，便可以藉此預防憩室症的出現，這四種改變包括：

❶減少因腸道菌叢失衡而引起的脹氣壓力。
❷順應天然的排泄呼喚。
❸利用蹲式排便，以避免因為利用現代馬桶而對肛門與乙狀結腸施加壓力。
❹蹲於馬桶時，將雙手高舉於頭上，以避免對脆弱的直腸組織施力（參見第177頁「迴盲瓣機能不良」）。

有人說，我們在養育孩子時，並未教導孩子排便是身體每天最重要的機能，而即便身為大人，我們也常因為太過忙碌而忽略了這件事，我們總是將腸道擺在後頭，認為無法立刻對腸道進行照料。然而，晚一點行動可能就來不及了。如今有許多專家認為，結腸就像身體其他部位一樣，會因為年齡的老化，而更容易受到憩室症與其他疾病的影響。說得更深入些，對於乙狀結腸施加額外壓力這麼多年，是有可能引起特定幾種心臟問題，甚至會出現某些與心臟病相同的症狀，如胸部與左臂部疼痛等，這些問題通常會出現在中年與老年時期。

結腸憩室症的發生率正在不斷增加，過去二十五年的研究結果表示，我們已經對此病症具有相當的了解。除了休斯博士外，也有許多從各方面進行探討的憩室症研究。

哈洛德‧艾德華茲（Harold Edward）博士發現，當結腸的環狀肌增厚而且內部壓力增加時，腸道機能就會受到阻礙。雖然這種肌肉在此條件下看似強壯，但更深入的研究顯示，增厚作用其實是肌肉纖維相互捆束而成，而肌肉本身的結構卻存在著縫隙。艾德華茲博士認為，這種情況是一系列急性疼痛、脆弱敏感、急促發燒與白血球大量增加的原因。

憩室症的檢查

判斷是否具有憩室症的最佳方式，是利用鋇劑造影檢查（barium enema），此流程中包含兩套X光檢查——其中一套是在服用顯影鋇劑（barium meal）使其充滿腸道時進行，另一套則是在鋇劑排空後進行。多年前，我曾經因為某位患者的X光檢查結果而感到訝異。第一套檢查顯示，有些許鋇劑會殘留在小憩室中，因為一週後同一位患者針對膽囊進行另一套檢查時，在較新的X光片上，可以看見仍然有一些鋇劑殘留在結腸中的不同憩室中。假如鋇劑可以在結腸中停留一個星期，那排泄物不就也能停留這麼久嗎？然而，不應該有任何東西殘留在結腸中整整一個星期才對呀！

在艾德華茲博士進行鋇劑造影檢查的一百七十九名患者中，有百分之九十一的患者有罹患憩室症，其中有九十五名患者只有乙狀結腸發生憩室症；有三十八名患者在乙狀結腸與降結腸中都有憩室；有十八名患者在乙狀結腸、降結腸與橫結腸中都有憩室；有十三名患者在整條結腸中都受憩室問題所苦。

健康執業者需要發展出一套計畫，讓憩室問題能夠在X光檢查中或在患者上門求診前就能被檢測出來。我們也需要了解，當腸道內存在著會讓人患上憩室症的先天弱點時，身體的其他部位也極可能存在著先天弱點，接著，我們就能施以適當的腸道保養，包括建立正確的生活習慣，藉以將憩室形成的機會降到最低。當診斷出憩室症時，也需要了解該如何保養整體腸道。

「憂鬱的」腸道——結腸炎

結腸炎是惱人的腸道症狀，通常與精神上的憂鬱有關。「結腸炎」代表「結腸發炎」，受結腸炎所苦的人，可能會有便祕與帶血腹瀉、腹部痙攣、高燒、抑鬱等交互發作的情形。患者可能一天內會有十五至二十五次連續不停的水泄，甚至發生在夜間時分，也可能會有食慾不振、伴隨體重減輕的現象。

雖然結腸炎症狀有部分可能與錯誤的飲食，以及讓腸道更容易表現此疾病的先天弱點相關，但普遍來說，還是與精神狀態有關，或說是因為精神狀態而引起疾症。

幾乎沒什麼人能真正了解平靜與安寧的生活型態有什麼好處，人們通常也未察覺到心理能對身體機能帶來多大的影響。恐懼、憤怒、憂鬱、壓力、緊張、憂心與執著都可能影響到微妙的身體流程，尤其是消化作用與排泄作用。與多數其他毛病相同，結腸炎的最佳治療方式就是消除病因，也就是說，假如可以，就必須找出壓力與恐懼的源頭並加以排除。有時候我們需要的是大腦的瀉藥，好讓內心排除等同於情緒上的自體中毒與便祕作用，另外，飲食與生活習慣也必須有適當的改變。

在急性的潰瘍性結腸炎中，結腸可能處於極度敏感的狀態，只承受得了液態飲食，可以小口啜飲紓緩性的稠狀飲品，如亞麻籽茶。高品質、非刺激性的食物，主要是水果或蔬菜等，必須經過果汁機攪打後才能飲用。當發炎消退後，可以加入非刺激性纖維，如洋車前籽（psyllium）。液體葉綠素是很好的飲食添加物，能促進發炎部位的療癒效果。

在任何情形下，我們都必須記得，結腸炎是很危險的症狀，需要合格健康執業者的專業處置。

對於結腸受刺激部位的醫療方式，包括抗發炎藥物、結腸造口術，也常使用結腸切除術。有時結腸造口術是暫時性的，讓結腸受刺激的部分得以休息。根據國家衛生統計中心（National Center for Health Statistics）的資料，美國每年有五萬七千名民眾進行結腸造口術，顯然是相當平常的作法。

保守估計，美國約有二百萬人受到發炎性的結腸問題所影響，如結腸炎、迴腸炎與憩室症。醫學專家坦承，雖然對這些病症已經進行過數十年的研究，但徹底的解藥仍然難以捉摸。

緊張的通道——腸道狹窄

腸道組織受到如結腸炎等發炎性疾病的傷害後，腸道通常會變得狹窄。腸道狹窄是腸內通道持續性變窄的現象，常造成部分排泄物無法通過狹窄的內腔。排泄物積存在狹窄的腸道結構前，造成結腸脹大，而在狹窄部分後方的區段則變得扁塌，如圖3-3所示。狹窄處形成瓶頸般結構，讓排泄物難以通過，只有當細窄區域放鬆後，排泄物才能或多或少地自由通過。

有些人的腸道狹窄比其他人嚴重，腸道狹窄可能是因為異常神經衝動

圖3-3　腸道狹窄處

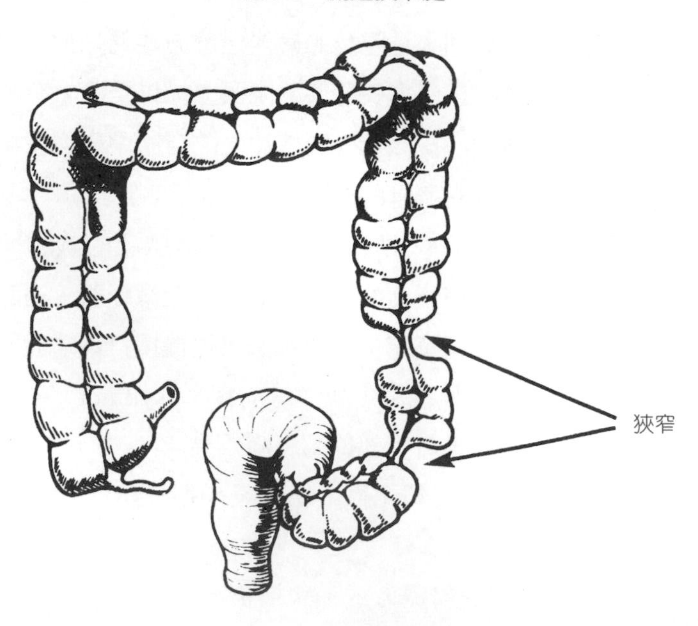

長期流向結腸的特定區域所導致，通常是因為壓力或與壓力相關的狀態所導致。假如此狀態持續時間夠久，就會建立起傳遞緊張的通道，因此，神經衝動會更容易選擇這條特定的傳遞路線。

此外，腸道的特定區域可能存在著先天弱點，這也可能促使腸道狹窄的形成。腸道狹窄可能與先天弱點有所關聯，但幾乎最容易受到異常神經衝動所影響。

緊張與壓力是腸道狹窄形成並持續發生的主因，由於這些物理上的阻礙，在緊張與情緒低落時，通常會使排泄作用不良。因此，將生理與心理因素所引起的異常神經衝動納入考量，對於腸道狹窄症狀的治療相當重要。當腸道狹窄處與緊張情緒的傳遞通道一旦建立，我懷疑是否還有可能將這些問題徹底解決。

神經衝動一般都傾向於選擇已經妥善建立的傳遞路線，但還是有可能透過生理與心理方面的矯正，讓腸道狹展的問題獲得控制。

充滿毒氣的腸道——脹氣

有許多原因都會導致脹氣（腸道脹氣），結腸中的化學作用會使正常的腸道機能產生不同的氣體副產物，有些氣體，如二氧化碳，是沒有氣味的，而其他的，如硫化氫，則具有惡臭氣味。健康結腸中的腸道氣體無關緊要，但對於機能失調的結腸而言，可就不是這樣了。

過多的腸道氣體代表腸道問題的存在，而且可能引起相當嚴重的後果。例如，當有腸道狹窄或如阻塞便祕等排泄物受阻情況時，氣體產物會受困於腸道中，而受困的腸道氣體便可能造成壓力過高，以致出現腹脹及／或疼痛等現象。患有憩室症或腸道腫脹時，困於腸道中的廢棄物便會不斷堆積，這些症狀常造成腐敗性的發酵作用，導致嚴重的脹氣、不適，以及將毒素重新吸收入體內的問題，接著就發生自體中毒作用。

腸道一旦形成了憩室，就永遠無法完全擺脫氣體。由於憩室相當常見，所以幾乎沒人會說自己從來沒有腸道脹氣的問題。要完全將氣體排出，幾乎是不可能的，不僅是因為憩室症太過普遍，也是因為飲食與生活習慣的改變，鮮少人能夠具有將氣體完全排出所需具備的必需條件。然而，如果能適當地注意飲食習慣，應該能夠減少氣體，使其不至於造成太多的不適、苦惱，與尷尬的社交場面。

找出產氣食物

要減少腸道中的氣體，幾乎就等同於要改變飲食。假如你也受脹氣問題所苦，就得找找源頭是不是哪些特定的食物，並將這些食物排除在飲食內容之外，或少量食用，並搭配其他不會產生氣體的食物。

有些食物會對某些人產生許多氣體，但對其他人可能只產生少許氣體，甚至不會產生氣體。攝取太多澱粉與蛋白質也容易產生氣體，美國人平常所攝取的蛋白質，包括紅肉、魚類、家禽類與乳製品，雖然這些動物性蛋白質只要適量攝取，並不會有太大的問題，但對某些人而言，就有可能引起嚴重的脹氣問題，尤其在蛋白質消化不完全時更是如此。

當消化不完全的蛋白質進入結腸時，會提供養分給有害的細菌，並幫助害菌增殖，而這些害菌在腐敗過程中，將分解有機化合物，這是相當有害的過程，因為細菌會產生具有毒素、引起疾病與產生氣體的代謝廢棄物，而某些廢棄物將對於身體組織造成傷害。這些生物不應該如此大量地存在人類腸道中，而且良好健康所必需的益菌，也無法在骯髒、充滿氣體、具有毒素、阻塞又充滿有害生物的腸道中生存。

豆類與其他豆科植物中，蛋白質與澱粉的成分各半，會由於其澱粉中無法消化的糖類而產生許多氣體。這些糖類（水蘇糖、毛蕊花糖與棉子糖）會完整無缺地到達下腸道，細菌就在此消化這些糖類，並釋放出副產物，包括二氧化碳、氫，有時候還包括甲烷。其他先天就容易產生氣體的食物，包括含硫食物，如花椰菜、高麗菜與洋蔥。含硫食物經過烹調後，似乎會比生食時更容易引起脹氣問題，假如必須烹調含硫蔬菜的話，不妨放在加蓋的不鏽鋼鍋具中，而且不加水，並以文火加熱至軟嫩又有口感，但還不至於濕軟的程度。

我發現，攝取堅果類，尤其是花生，以及攝取太多粗食，也會產生許多氣體。水果乾拆封後直接食用也會造成脹氣，所以水果乾可以經由泡水煮沸，使其重新含水分，再浸泡一夜（詳細作法請參見附錄A），到了隔天，水果乾就會變回幾乎是新鮮水果的程度，而且不會引起脹氣問題。

雖然大家都告訴我們生食是有益的，卻不常有人告訴我們，想生食而不產生脹氣問題，需要的是健康的腸道，以及較短的腸道運送時間。雖然生食確實能加快腸道運送時間，但結腸長期機能遲鈍的人吃下大量生食，可不是聰明的行為。

生鮮食物，也就是具有生命力的食物（酵素尚未因為加熱烹調而受到破壞的食物），會在遲鈍且運動緩慢的腸道中產生大量氣體，當腸道機能改善時，才適合攝取更多的生食，而且應該在一段時間內慢慢地增加，好讓身體能夠調整適應。

要消除嚴重的脹氣症狀，應該先從所吃下肚的食物著手。當腐敗的食物吃下肚後，會在小腸內繼續腐敗，接著再到大腸內腐敗，這種腐敗過程就會產生氣體。

動物性蛋白質——尤其是碎肉，如漢堡、熱狗、香腸與冷盤中的肉等，很容易在溫暖的消化道中腐敗。這是因為肉類中的每個細胞都具有裝著稱為溶菌酶（lysozyme）這種酵素的囊袋，其目的是以化學作用分解並消化細胞。當肉類被絞碎時，囊袋破裂、被酵素淹沒的細胞，就會啟動像是內建式自我破壞裝置的作用。這就是為什麼攪碎的肉品總是比其他完整的肉類更快腐敗的原因。所以，當我們吃下碎肉時，就已經替腐敗作用起了個頭。

肉類、魚類與家禽類在某些人體內引起脹氣的另一個原因，在於這些食物缺乏纖維，所以無法跟著蠕動順暢地移動，導致運送時間增加。一旦運送的速度慢了下來，食物就有更多時間變得腐敗，而且人體的溫度是攝氏三十七度，更會加速其腐敗過程，而正是在這種分解（腐敗）過程中產生了氣體。

快速的運送時間又不用擔心氣體問題，這對腸道來說，就跟大眾運輸工具一樣重要。因此，假如吃下了動物性蛋白質，就必須一同食用足夠的高纖維食物，以幫助縮短運送時間，好在腐敗作用產生氣體問題前，將廢棄物排出結腸。雖然這點是針對動物性蛋白質而言，但對於植物性蛋白質以及其他所有食物來說，都是適用的，只是程度上的差異而已。

我們應該要意識到液體所扮演的角色，因為在用餐時飲用大量液體也會引起脹氣問題。另一方面，在餐與餐之間飲用湯品、高湯、果汁或水，都能夠減少腸道的氣體量，但也要當心被一起吞下肚的空氣。許多人在進食之中會一併吞下空氣，尤其是進食速度太快時。經過攪打的食物中含有許多空氣，這都有可能引起脹氣問題。

某些藥物，包括處方藥與非處方藥，也會影響腸道的活動力，其中有些是刺激劑，瀉藥就是屬於這類藥物；抗組織胺劑、抗生素與磺胺類藥物，都可能引發腸胃問題，包含脹氣在內，因為這類藥物會破壞腸子中的益菌，而且藥物殘留會留存於腸壁組織中，並持續引起問題。

一些解決方案

腸道脹氣對於缺乏足夠消化酵素、難以將食物處理至能夠吸收程度的人而言，可能是個問題。隨著年紀越大，身體對於唾液中酵素、胃中鹽酸的製造量，以及來自胰腺的額外消化酵素分泌量都會減少。特定的疾病、阻塞問題與機能不良狀態，也都會減少這些酵素與酸類的可用量。

在這些情況下，經過消化的食物會伴隨著大量未完全消化的食物一同通過小腸，來到下腸道，這些未完全消化的食物接著就會腐敗並產生氣體，此時，若在用餐時服用消化酵素營養品，或在某些情況中服用鹽酸營養品，可能會有所助益。

因腸道脹氣所苦的人會發現，薄荷茶或薄荷抽取物有很好的排氣效果，野生山藥抽取物也很棒。

對於受刺激的腸道而言，我推薦亞麻籽茶（相關食譜請參見第143頁），將亞麻籽茶加上一茶匙的液體葉綠素，能幫助紓緩腸道內產生大量氣體與不適的刺激症狀。

米飯與大麥粥對於脹氣問題也有幫助，蘋果也一樣，蘋果內含豐富的有機鈉與鉀，可將這些必需礦物質提供給腸壁。缺乏這些礦物質，會導致腸壁虛弱，進而造成腸道內容物無法得到適當強度的運動而作用或推動，這種虛弱作用甚至會引起憩室症。而且，腸壁疲軟也會增加運送時間，使得更多會產生氣體的發酵作用發生。

正如先前所說的，幫助消化作用的營養品、胰酵素、甜菜鹼及益菌營養品，都能幫助腸道排氣。但別忘了，避免攝取容易產生氣體以及會破壞益菌的食物，也能夠有所幫助。

有益菌的利用

按照人數計算，保加利亞超過一百歲的人瑞數量，比世界上的其他國家都還多，保加利亞人宣稱，是因為人們的飲食中都有一定含量的酸奶，酸奶中具有保加利亞乳桿菌（lactobacillus bulgaricus）。任何患有腸道問題的人，都應該進行長達一個月的乳酸菌培養活動，每年進行三次。

我向約翰・哈維・家樂博士學到的一件事，就是腸道中具有「益」菌，這些益菌能保持腸道的清潔，並抑制「壞」菌，這能幫助產生菌叢平衡，將產生大量氣體與惡臭的腐敗作用與發酵作用降至最低。根據家樂博士的指導，健康腸道的正確菌叢平衡，含有約百分之八十五的有益乳酸菌，以及百分之十五的壞菌，這壞菌就是會產生氣體的大腸桿菌（bacillus coli）。

我想要了解患者體內的腸道菌叢生態——在腸道內生存的不同細菌，包括益菌與害菌。所以我將五百名患者的排泄物樣本寄到醫療實驗室，研究益菌與害菌的數量比例。實驗室的結果顯示，害菌的比例占了百分之八十五，而益菌只有百分之十五，跟正常狀態恰好顛倒！這讓我了解，多數人的腸道菌叢生態都不是健康腸道該有的平衡狀態，看來，我們有這麼多腸道脹氣問題，似乎也不意外！

我們應該留意，動物性蛋白質（肉類）會減少腸道中的益菌數量，一旦攝取過量，便會滋養害菌，助長害菌的增殖，並犧牲掉益菌——在機能低落的結腸中更是如此，而咖啡與巧克力中的咖啡因，也會減少益菌的數量。

另外，會讓某些讀者驚訝的是，幾乎所有經過烹調的食物，尤其是過度烹調的食物，都無法妥善滋養腸道中的益菌，而生食才有助於建立並維持腸道菌叢的平衡。所以，要保持腸道菌叢的良好平衡，可以透過減少攝取烹調食物，並在飲食中添加益菌營養補充品，藉以攝取不同種類的益菌（參見第161頁，「益生菌補充品」）。

雖然這些飲食建議對於減少腸道脹氣來說，是必要條件，但透過飲食減少脹氣仍然是最令人難以接受的方式。當我們開始改變飲食，並攝取天然且非人工的高纖食物時，最常發現，脹氣問題似乎比以前更嚴重了。攝取這些食物，就像是翻動一間骯髒不堪的地下室，當我們掃地時，會有一大堆灰塵飛到空中；食物中的纖維物質就像掃把一樣，把廢棄物掃出脹大的腸道與憩室，但也因此暫時產生額外的脹氣問題，然而，當腸道變得更乾淨，並恢復良好的機能後，這些腸氣現象就會消失了。

在照料剛開始改善飲食的人們時，我發現了一個不尋常的現象。受到腸道脹氣問題所苦的患者們，又恢復了以前最糟糕的飲食方式，重蹈覆轍，而他們的腸道脹氣問題居然減輕了。然而，在我們督促患者重新採取高纖維飲食時，他們的脹氣問題又回來搗亂。不過，患者們表示，排氣過程變得比較容易，糞便也變得軟化，不再需要強迫排便，排泄物更容易通過腸道，而且也不再便祕。縱使脹氣問題持續了一陣子，後來還是逐漸減輕到不至於惱人的程度。

當腸道問題存在，又無法透過普通的食物方針或尋常療法解決時，我就知道，這確實是相當嚴重的問題。我認為，在體內出現嚴重的脹氣症狀前，腸道中早就存在長時間的初期問題了，而我們應該在症狀出現前，就該了解如何來處理這些問題才是。

受傷的腸道——潰瘍

腸道潰瘍的發生是受到刺激、摩擦、感染，以及敏感組織中或組織上累積了高濃度的毒素所導致。潰瘍可能是不良飲食習慣、憂鬱、生活習慣失調、放射線燒傷、脊骨錯位引起的異常神經衝動、癌症，以及伺機性感染所引起的結果，也可能是其他消化性問題的後續結果。

潰瘍會造成開放性膿瘡、出血與疼痛，就像常見的胃潰瘍與十二指腸潰瘍。下腸道的乙狀結腸與直腸是發生這些問題的主要部位，但上消化道其實也很容易發生潰瘍。嘴巴、食道，當然還有胃部與十二指腸都是常見的潰瘍部位。

潰瘍的治療方法，應該與其他腸道問題有相同考量，最好的方式還是找出成因並加以排除，而因為其他健康問題所引發的潰瘍，也應該依此方式進行治療。而且，無論任何療法或理療療程，都應該將飲食與生活習慣考量進去。

過度活躍的腸子——腸道痙攣

如圖3-4所示，腸道痙攣是因為控制肌肉動作的神經脈衝過度活躍，而引起肌肉纖維長期緊縮。這是種常見的症狀，常會以便祕與腹瀉輪流發生的方式來表現。症狀出現時，腸道痙攣通常會出現在結腸的降結腸、乙狀結腸或升結腸部位，偶爾也會較罕見地出現在橫結腸部位。腸道痙攣常與結腸炎及憩室炎有關。當任何肌肉過度運作、受到刺激及緊繃時，就會發生痙攣。

圖3-4　腸道痙攣

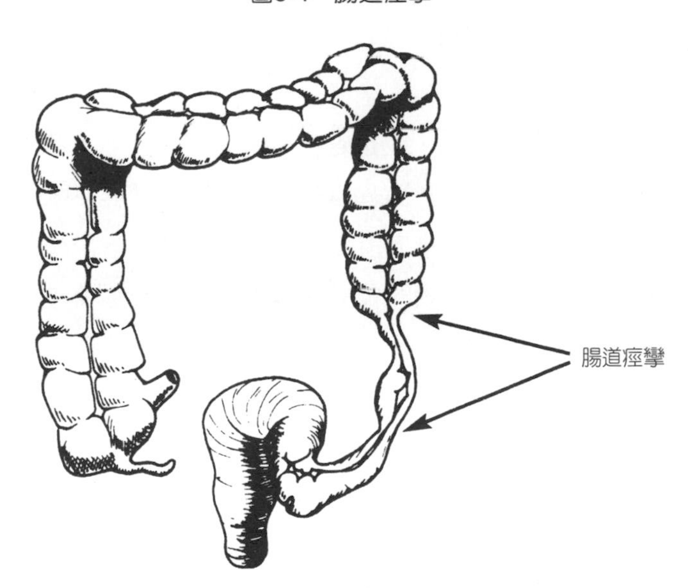

隨著時間經過，在結腸中發生肌肉痙攣的區域中，痙攣部位前方通常會發生脹大現象（參見圖3-5），這是由於痙攣產生的限制作用引起了壓力，並且將排泄物向後推所導致。在此情況中就很容易明白，結腸症狀是如何引起其他問題，進而使整條消化道都受到影響。

值得注意的是，受結腸痙攣所苦的人，無論其症狀是否與結腸炎有

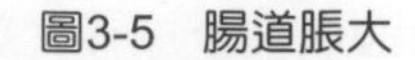
圖3-5　腸道脹大

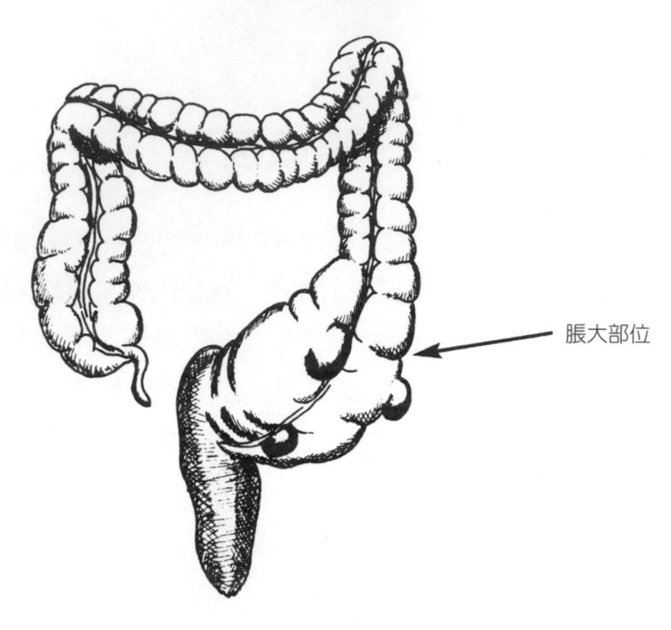

關，幾乎本身都具有心理問題，或是處在於龐大壓力之下。擔憂、恐懼、焦慮、哀傷或類似的問題，常常導致異常神經衝動流過神經系統，而消化道最終都接收了這些神經衝動。街上有許多餐廳都會掛著小告示牌，上面寫著，「潰瘍不是來自你吃下肚的東西，而是來自於正在蠶食你的東西。」這句話其實比一般人所認為的更正確，雖然飲食在所有消化問題中扮演著重要角色，但患有痙攣、腸躁症以及結腸炎的人，都應該尋求諮詢，來幫助排解內在的感受問題與充滿壓力的處境，才能更有效地解決結腸問題。

有時候，痙攣症狀並不一定會有相對應的心理或壓力問題，問題的根源可能是脊骨錯位，而脊骨治療師或物理治療師應該能對此提供協助。

不該黏合的腸道——沾黏

結腸沾黏是由腸壁的發炎與刺激所導致，發炎與刺激會造成腸道黏膜崩解到發展至表層破裂、嚴重刺激與內層暴露的程度，假如有超過一處的這種表層且相互靠近，就會因為開放組織所分泌的漿糊狀物質而相互黏著。雖然黏合的過程是傷口正常療癒的一部分，卻也會導致原本不該相黏的組織也黏合在一起。有時在手術過後，也可能造成這種意外沾黏現象。沾黏情形嚴重時，需要經過精細的手術來治療。

蟲蟲危機——腸道寄生蟲

雖然嚴格來說，寄生蟲不算是腸道問題，但寄生蟲確實會在不健康、不乾淨的腸道中生存。當腸道含有消化不完全的蛋白質，也就可能藏匿各式各樣的害菌與寄生蟲。

寄生蟲是全世界最大的健康公敵，在《芝加哥論壇報》所進行的全國性調查中，由全美國五十州共五百七十間公私立實驗室，針對四十一萬四千八百二十份排泄物樣本所進行的檢查結果顯示，每六名受檢者中，就有一名受檢者具有至少一種以上的寄生蟲，這些寄生蟲從微生物到超過四・五公尺長的條蟲都有。

據估計，約有二億人都感染了這些腸道入侵者，事實上，腸道內的各種寄生蟲對於全世界的人類而言，是比癌症還要致命的殺手。雖然在美國並不是主要問題，但美國人對於寄生蟲並非免疫，而且感染寄生蟲的案例在近年來都持續增加中。在監督終極組織淨化療程的過程中，我也發現不少人有各種寄生蟲問題，而這些人得知自己體內住著寄生蟲時，往往都大吃一驚。

腸道寄生蟲可以經過幾種方式進入體內，目前最常見的，就是透過受寄生蟲所汙染的食物或水，這些食物或水中便可能含有寄生蟲的幼體或蟲卵，有些寄生蟲或蟲卵與幼體並不會被胃裡強烈的鹽酸或腸道中的消化液所影響，所以能夠撐過消化道，活著進入最適合寄生蟲發展的腸道部位。

經過上消化道的酸液與酵素後還能存活的寄生蟲中，常見的就是*Enterobius vennicularis*，也稱為蟯蟲。蟯蟲侵擾的症狀稱為蟯蟲病（enterobiasis），常見於孩童身上，美國也不例外。比較保守的說法是，幾乎所有孩童都可能在某一段時期或數個時期中接觸到蟯蟲。這種寄生蟲並非有何特別的害處，但會帶來惱人的直腸搔癢症狀，因為蟯蟲會在夜間離開肛門，並在肛門口附近產下微小的蟲卵，再將蟲卵覆蓋刺激性的黏稠物質，因此造成搔癢。當因為搔癢而用手搔抓肛門部位時，手指就會帶起蟲卵，假如又像小孩子的習慣一樣，讓手指進一步接觸到嘴巴，蟲卵就會被吃下肚，並撐過上消化道的嚴苛環境後，再次感染下腸道。

只要透過預防手指接觸嘴巴附近的部位，就能打破這種重複感染的循環，一旦落實預防動作，幾天後就能夠中止感染。雖然蟯蟲相當常見，而且對健康來說並不是嚴重的威脅，但如果感染了其他寄生蟲，如旋毛蟲（trichinosis），那就會非常嚴重，所以對於任何的寄生蟲感染，都不該掉以輕心。

當腸道菌叢失衡，而且消化道既骯髒又存在囊袋時，尤其是結腸，那就更容易滋生寄生蟲。在這些情況下，結腸會成為寄生蟲的溫床，就如同垃圾坑是滋養老鼠的溫床一樣。所有的生命都會遷徙到對於延續種族發展最有利的環境，蠕蟲與其他腸道寄生蟲也不例外，這也是應該盡可能保持飲食與腸道乾淨的另一個原因。

寄生蟲感染的症狀包括腹部疼痛、噁心、嘔吐與長期腹瀉。然而，寄生蟲感染卻常常會被錯誤診斷。抑制或消除寄生蟲的其中一種好方法，就是攝取大蒜。

失去支撐的腸道——脫垂

脫垂指的是身體部位的沉降或落下。如圖3-6所示，結腸脫垂是相當常見的現象。結腸中最容易脫垂的就是橫結腸，也就是橫越上腹部的結腸區段。當橫結腸脫垂時，會對於下方的腹部內容物施加壓力，並拉扯或拖引上方的器官。在談到由結腸脫垂所引起的併發症之前，我們先來看看造成下垂的原因。

脫垂時常與體內的化學（營養）失衡有關，有時也與便祕脫不了關係。這兩種因素再加上重力對於身體所施加或多或少的力量，使得腹部這部分的內容物因而下降。橫結腸具有身體內最柔軟的組織，也是唯一從身體一側水平跨越上腹部延伸到另一側的結構。假如橫結腸跟骨頭一樣堅硬，就不會因為重力而下降，但偏偏橫結腸是柔軟的，所以才會受重力所影響。

支撐腸子的是韌帶，以及一種強韌又覆蓋脂肪的大網膜，大網膜能緩和腸子在受到創傷與震動時所受到的衝擊，並防止腸子四處游移，但主要是由韌帶組織來確保腸道上部不會落下，並對下腹部器官施加壓力。韌帶就如同其他身體組織，為了保持最佳的健康狀態，而有特定的營養需求。雖然我們不應該忽略運動，但要維持任何種類組織的最佳狀態，還是必須提供礦物質與其他必需養分，以利組織的修復與再生。當托住腸道的韌帶經過良好的修復之後，腸道就不會落下。

礦物質是體內最重要的結構元素。雖然多數人都認為維生素與酵素是人類所需要最重要的養分，但礦物質才是組成組織構造的必要成分。維生素與酵素有助於體內的化學反應與作用，但無法構成組織的結構，而礦物質才是組織的基本元素。雖然汽車需要汽油與機油才能運作，但車子的架構與強度，仍需大幅依賴鋼鐵與其他結構材料。當結構損壞時，便需要替換零件，而不是添加燃料與機油。相對地，脆弱的韌帶需要礦物質錳來進行修復與再生，當韌帶缺乏錳時，就會變得脆弱，且難以抵抗重力作用。因此，韌帶會被拉長，導致韌帶原本支撐的器官因而落下。

食品藥物管理局最近檢測出美國民眾有百分之四十都缺乏鈣質。鈣質

圖3-6　結腸脫垂

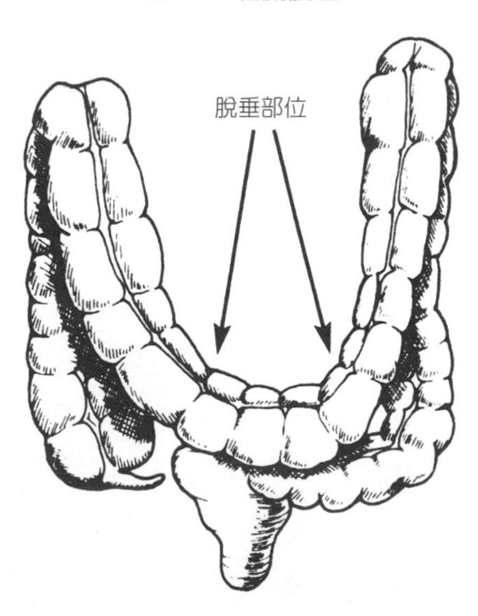

對於骨骼的修復、保養以及良好的肌肉運作特別重要，這也是相當奇妙的例子，因為美國停經後女性常罹患骨質疏鬆症（骨骼中缺乏鈣質），患者比例已經到了前所未有的巔峰，使得這種礦物質終於受到健康單位的重視。據發現，受骨質疏鬆症影響的女性，在懷孕期間並未攝取充分的鈣質，而這些女性常會發展出所謂的老婦駝背症（dowager's hump），這是缺乏鈣質的骨骼所發生的脊骨壓縮，因而造成脊骨胸段極度彎曲的症狀。因此，引發的駝背姿勢會對腹部內容物施加壓力，進而使結腸因為壓力而脫垂。

另一個可能造成結腸脫垂的問題，就是便祕。當腸道內容物因為任何原因而堆積時，排泄物會變得又乾又結實，腸道在長時間缺乏妥善淨化的情況下，造成結腸壁上堆積了厚厚的黏液層，排泄物與黏液結合後，導致橫結腸因為排不掉的物質而變得沉重，這些物質的重量，配合肌肉以及韌帶的營養不良，再加上重力的作用，就會引起脫垂。

疲勞也會導致脫垂。我常說，各種疾病的初期都會表現出疲勞現象。當我們疲累時，重力會對我們產生最根本的影響，肌肉會失去調性，所以內臟更容易被向下拖。當疲勞造成傷害時，我們的肩膀會下垂，原本正常的脊椎彎曲程度也會加劇。

當結腸發生脫垂時，會將壓力施加在下方的腹部器官上。對於這些組織持續施加壓力，不僅會增加支撐韌帶的負擔，也會減少受施壓部位的血液與淋巴供給，這將會導致腹部肥胖、有毒廢棄物堆積、組織拉伸以及壓縮，甚至是錯位。當結腸下降時，會將上方的結構向下拉，因而使胃部呈現魚鉤形，讓胃部最下方累積成胃酸池。子宮的脫垂與子宮傾斜，以及膀胱、陰道、子宮與卵巢腫瘤等，通常都與結腸脫垂有關。

我們有時會發現，女性體內的輸卵管承受著壓力，以致卵子從卵巢釋放後無法順利進入子宮，因此造成不孕。我們也發現，發生在女性卵巢上的囊腫，會多於身體裡的其他器官。女性採取子宮切除術的比例多於其他手術，而我認為，這是由於有許多壓力都施加在相關管道上，這些壓力阻礙了良好的血液循環，或從子宮排除有毒廢棄物的能力。

在男性體內，攝護腺上承受的壓力會導致攝護腺阻塞或機能不良，供尿液從膀胱流通的尿道會經過攝護腺中央，一旦攝護腺上承受的壓力過大時，排尿就會變得困難，而尿液這種會被吸收回體內的液體，也會因此而殘留著。有些健康專家相信，尿液殘留以及因此對於血液產生的化學作用，可能會引發關節炎與關節問題，尤其是在年紀大了以後更容易發生。經過循環的有毒物質，比較可能殘留在體內距離心臟最遠的部位，因為這些部位的循環最不好，於是毒素時常會引起手臂、腿部、腳掌與手掌的關節問題，關節炎患者通常會抱怨四肢末端感到疼痛與僵硬。

因此，我們發現攝護腺、膀胱問題，以及子宮與卵巢不適等，可能全都與脫垂有關。我們也知道，有許多腸胃道專家與醫師，都是靠著治療由橫結腸所引起的痔瘡以及其他肛門、直腸及腸道問題來維生。橫結腸脫垂問題實在太過普遍，以至於現在已經很少有成年人身上完全沒有這類症狀。

脫垂的壓力可以透過規律使用斜板來紓緩，斜板是健身房中普遍可見的配備，也能買得到可隨身攜帶或適合家用的種類（參照第164頁，「斜板運動」）。利用這種板子的幫助，可以仰躺著，讓腿部在上而頭部在下，這樣的位置跟平常狀態正好顛倒，而藉由重力來紓緩脫垂，每天花幾分鐘躺在斜板上，有助於脫垂的腹部器官回到原本的位置，還能對抗疲勞。

越來越嚴重的腸子問題——結腸癌

美國人的第二大死因就是癌症，每年有十萬名美國人因為結腸癌而喪失生命（編註：在台灣，大腸癌已居所有癌症發生率第二位）。最近，美國癌症協會發表的一項聲明表示，「近年來的證據顯示，多數腸道癌症是由於環境用劑所導致，某些科學家認為，富含牛肉以及／或纖維含量低的飲食正是主因。」事實上，現在美國癌症協會的文獻都讚揚新鮮蔬果的益處，尤其是十字花科的蔬菜，如花椰菜、球芽甘藍與高麗菜，而且是未經烹調或僅僅稍微蒸過。在稍早的年代中，將飲食視為在癌症防治過程中扮演重要角色的醫師，常被當作追逐食物風潮的時尚愛好者或鄉野郎中，這些時尚愛好者包含了丹尼斯・布基特醫學博士在內，這位著名的英國外科醫師早在一九七二年就主張，飲食在許多疾病中扮演的重要的角色，包括癌症在內。

如今，飲食在預防癌症時扮演著關鍵的角色，這已經算是相當普遍的知識了，更精確地說，腸道淨化作用在預防癌症與其他疾病的過程中也有一定的重要性。對於疾病，尤其是對癌症來說，勇於表達任何主張的人常常會惹上許多麻煩。癌症是一種敏感而且爆發性的組織，不僅是因為其中牽扯數十億金額的產業，也是因為這種疾病會伴隨著許多情感包袱。我們不敢說腸道淨化能幫助預防癌症，但所有人都能發現，維持體內清潔與恢復良好機能，確實有助於建立對於各種疾病的抵抗力。

解毒與淨化正是時候

我並不想讓大家認為我只是片面地強調健康、乾淨的腸道，但我長期以來所見到的證據在在顯示，人們並不了解毒素的累積，正是現今多數疾病的根源。再者，人們也不認為健康不良的問題真的那麼嚴重，大家都把健康問題排在其他問題之後——無論是真實的問題或是幻想的問題——但國家中每個人民的健康，才應該是首要的考量，假如沒有健康，那我們將什麼都享受不到。

人類從未生活在如此充滿毒素的環境中，空氣、水、食物、土壤、衣服與我們所碰觸的一切，都可能對身體帶來毒素，因為環境汙染會透過各種管道進入人體。

當結腸中的有毒物質滲入體內組織後，就如同我們的腸道中正在定時釋放著毒素。毒素會慢慢地、悄悄地消耗掉身體組織與器官的生命力、抵抗力，以及健康，就像我們身邊隨時帶著一個有毒廢棄物儲存槽一樣。當結腸具有毒素時，就會持續將微量的毒素釋放到血液之中。

再也沒有比現在更需要讓身體解毒與淨化的時候了，人們目前所負擔的毒素比起以往都還要來得嚴重，廣泛存在的有毒物質以及毒素濃度，已經成了人類的噩夢，因為疾病不斷造成人們的傷害，在我所見過的所有患者中，即使自身並未察覺，身上也都患有與毒素相關的腸道問題。

醫師的工作是恢復人體的平衡、平靜與和諧，這是醫師所選擇的路，然而，這些工作卻無法在因為有毒物質的累積而崩潰的身體內，能有效地進行或維持。當我們清潔並排除有毒沉積物時，要提供身體優質、健康又有生命的食物，並停止自體中毒作用，這樣身體就會以療癒與反轉疾病作用的方式來回應。

邁向健康的道路，要從了解並實行身體的淨化與解毒作用，以及恢復平衡、寧靜與和諧開始，我們的文化中實在沒什麼人曾體驗過良好腸道機能所帶來的益處，也太少人的生活方式，能讓自己維持身體的天然平衡。假如我們要過著不天然的生活，就應該聰明地學習如何扭轉在個人環境中所催生出來的疾病。

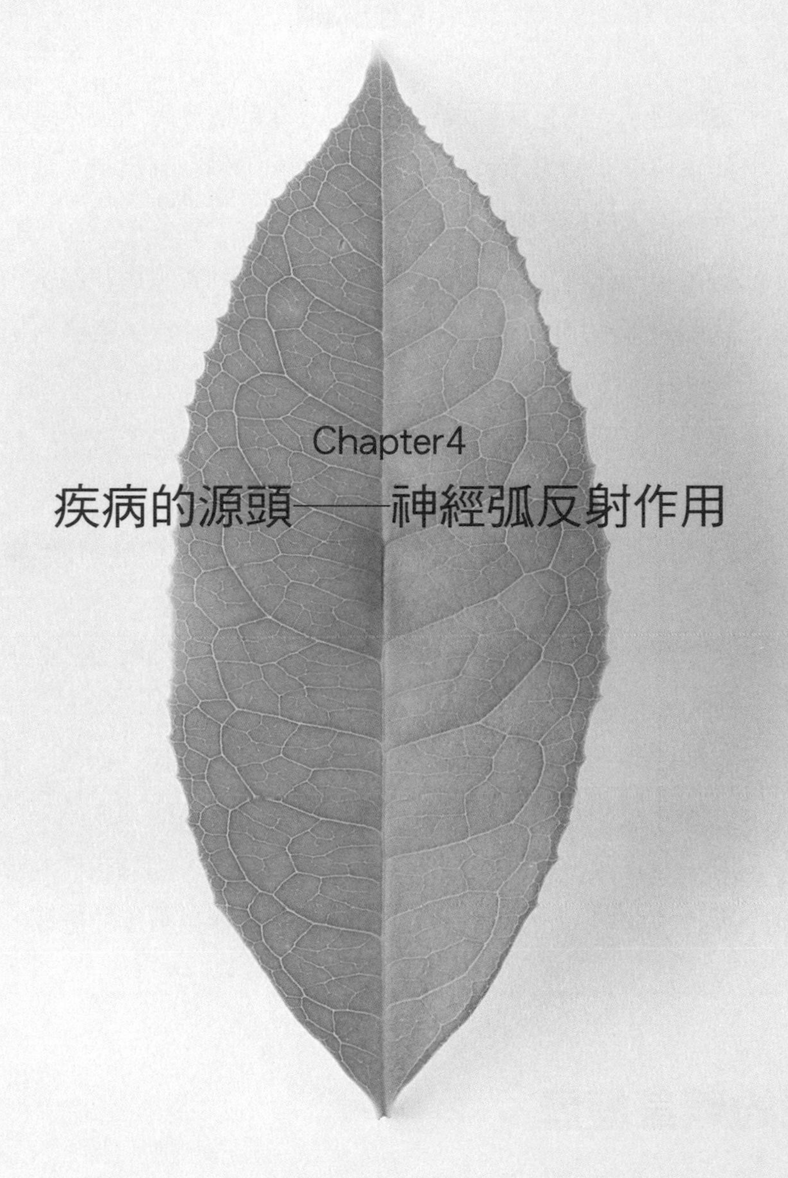

Chapter4
疾病的源頭——神經弧反射作用

POINT

- 當腸道某一部位受到與腸道靜滯、腐敗性殘餘，與透過神經通道傳達至遠方部位的異常神經衝動等作用刺激時，就會發生神經弧反射作用。
- 腸道中的任何遺傳弱點，都有可能影響到與腸道該部位相互關聯的器官機能，其中一者的毒素或養分缺乏，都會對另一者造成影響。
- 腸道就是國王，如果我們將國王料理好了，國王就會照料好他的王國——身體。
- 腸道能影響你的肝臟嗎？腎臟呢？或是腳呢？腸道可能影響一切，任何部位、任何時間都有可能。
- 當感覺到腸子疼痛時，症狀通常已經變得非常嚴重，必須要進行緊急處置。
- 將組織淨化療程與良好飲食及健康生活習慣相互結合，有助於預防不利的神經弧反射作用相關的習慣性症狀。
- 腸子在古代被人們稱為「情緒的集散地」，因為我們的感受與心理狀態——也就是情緒，會對腸子產生很大的影響。

我的親身經歷

本章節對我而言很特別，因為是我的故事，是我多年來在療養院中與數千位大眾共同努力並經驗過的成果，當中也包含了我自己的腸道問題。

在我七十六歲時，我的左臂與腿部開始出現毛病，但在看了五至六位脊骨神經醫師後，即使他們的技術與療法堪稱一流，我卻只獲得了暫時性的紓緩。不久後，顯然我的問題不是光靠關節調整或脊骨調整就能解決的，我還需要其他治療。於是我拜訪了我的家庭醫師，看他是否會有辦法，但這次依然沒什麼幫助。

在走投無路後，我決定自己來想辦法，而且將那句格言謹記在心，「治療自己的人具有病患的無知與醫師的傻勁。」儘管如此，不管是好是壞，我都認為該是時候看能否替自己做點什麼，完成其他人所辦不到的事。所以，透過自己的下腸道，我開始以鋇劑進行完整的研究。

做下腸胃道（lower GI）研究時，透過直腸將結腸中充滿鋇劑，在溫和的壓力下，使鋇進入可能存在的任何憩室裡。由於鋇在X光片上會呈現白色，等於提供了如波浪狀清楚的輪廓，可以看見腸壁、憩室與其他不正常之處。

結果，清楚地證明了我的結腸中有個滿大的憩室。利用X光片證明這點後，我開始認真地為結腸進行排毒，改善飲食，攝取富含纖維的食物，並規律地補充燕麥麩與洋車前籽，同時在健康養生過程中加入更多的運動。

兩個星期後，隨著我的排便變得規律、排便量變多，我的臀部與腿部問題也消失了。

我所求醫過的都是非常優秀的臨床醫師，但他們無法將我的臀部與腿部症狀與腸道連結起來。因此，即使在之後的生涯裡，我幾乎都致力於教導人們良好的飲食、腸道照護與運動，但我還是對親身體驗到特定部位的憩室與身體特定部位的毛病有所關聯，而感到印象深刻。雖然我多年來對於患者的研究與觀察經驗，能使我理智地接受這項觀點，卻仍比不上親身體驗這種現象，要來得更有說服力。

幾年前，我將這種腸道特定部位與身體其他部位相互關聯的現象加以命名，稱這種現象為「神經弧反射作用」，名稱的由來是以對刺激的非自願性物理反應為基礎（關於「我最偉大的發現」相關故事，請參見下頁內容）。這些非自願性的反應或反射作用，類似於當膝蓋下方被醫師用反射槌敲擊時，會使膝蓋發生抽搐的作用一樣。當腸道某一部位受到與腸道靜滯、腐敗性殘餘，與透過神經通道傳達至遠方部位的異常神經衝動等作用刺激時，就會發生神經弧反射作用。這些衝動導致了遠方部位的反射作用，換句話說，特定的器官、腺體以及組織，與腸道的特定部位之間有相互關聯，我在自己的X光片上所看見腸道的骯髒囊袋，與我臀部與腿部所發生的症狀都有關聯，若只針對臀部與腿部進行治療，根本就無法解決問題的根源，只要結腸症狀沒治好，這些毛病就會繼續發生。神經弧反射作用就是最好的範例，解釋了腸道為什麼是排毒管道中最重要的部位。

體內環保小百科

我最偉大的發現

在醫師還會到府看診的日子裡，當我進入治療技術之際，葛倫・賽普斯醫師要我陪他到加州奧克蘭的某個人家看診。我們抵達後，發現有位年約三十幾歲的年輕人躺在床上發高燒，皮膚紅得跟甜菜一樣，而且所有關節都疼痛不已。賽普斯醫師敲了敲（輕拍）這位男性腹部的腸子部位，並仔細聆聽，他問患者說：「你今天排便了嗎？」

患者回答：「沒有。」

「那昨天有排便嗎？」賽普斯醫師又問。

「沒有。」年輕人又說。

「那你最後一次排便是什麼時候？」醫師再問。

「我不記得了。」

賽普斯醫師接著要求患者母親準備替他進行灌腸，但她並不知道什麼叫灌腸，所以賽普斯醫師走到外頭的院子裡，用小摺刀切下一枝蘆葦桿，再用一段細繩將蘆葦桿挖空。回到屋裡，醫師請患者的母親煮點熱水，並將挖空的蘆葦桿一端伸入患者的肛門，接著用嘴將幾口熱水吹進直腸裡。在重複灌腸幾次後，患者的高燒退了，皮膚的顏色也恢復正常，疼痛感也消失了，而這前前後後也就不過一個小時的時間。

我原本很難相信，只不過稍微處理一下腸道，就能讓人獲得這麼大的紓緩效果，但這讓我不得不相信，畢竟這是我親眼見證的。

過了一陣子，我花了一點時間在馬克斯・葛森位於紐澤西的療養院與他共事。葛森博士是位利用灌腸幫患者清潔腸道的醫師，他曾寫過一本書，《癌症療法：五十個成功案例》。在葛森博士的身邊觀摩，更確立了我對腸道淨化的信心，但我當時還不確定這項技術的運作原理。

在我讀過身為英國皇室御用醫師的阿布斯諾・連恩爵士所寫的著作後，我發現他所進行將結腸生病部分切除的手術，有時能完全紓緩身體其他部位的疾病，像是關節炎、氣喘與甲狀腺毒素症。於是我心想：「腸道症狀與身體其他部位的毛病之間一定有關聯，但到底是什麼關聯呢？」我覺得自己就像偵探一樣，正追尋著某種世紀謎團。

每個問題都跟腸道有關

在這數十年間，我已經很熟悉赫林的療癒法則。康斯坦丁·赫林博士是位歐洲的順勢療法醫師，他曾來到美國並在費城建立了順勢療法學院。他曾說過：「所有療法都是由內而外、從頭到腳，並朝症狀出現的順序逆向推行。」這項法則是塊「璞玉」，從未被人們放在眼裡妥善運用。

赫林博士了解自己所說出口的話，但我不認為其他順勢療法醫師了解他的意思。剛開始我也搞不懂腸道的關聯何在，我以為赫林博士的法則，是與約翰·提爾頓在他的《論毒血症》一書中所提到毒血症以及斷食療法有關，終究我還是弄不太清楚。

在此期間，也就是一九四〇年代期間，我有些患者在腸道的特定部位感到疼痛，同時也在身體的其他部位罹患了癌症或其他嚴重症狀。某些患者透過採行斷食、特定飲食或其他體內清潔工作後，表示原先的退化性症狀完全獲得了緩解。我也在患者身上得到美妙的成果，也教導他們如何度過身體的康復轉機。康復轉機指的是，身體竭盡所能排除黏液與黏痰時所遇到的轉捩點，老舊的症狀會重新浮現，然後再次紓緩。因此，腸道排毒作用通常會令人難以置信，一次康復轉機通常會持續三至七天，而且往往能神奇地逆轉某些慢性症狀，而腸道的角色在此轉折時期，總是占有一席之地。

我還記得魯道夫·范倫鐵諾（Rudolph Valentino）這位電影明星，他在因為腸道問題而進行了一連串手術後過世。從那時起，我就會留意著名娛樂圈人士與政客的訃聞，令我驚訝的是，有太多人都是因為與至少一種排毒管道相關的併發症而死亡。同時，我正在學習當腸道機能低落時，會讓其他排毒管道——皮膚、腎臟、淋巴系統與肺部——變得負荷過重。許多現象都表明了，當身體發生某些問題以及處於康復轉機期間時，問題的根源都在腸道。我覺得納悶，「這一切的關鍵到底是什麼？」我當時深信，腸道症狀與身體其他器官、腺體與組織的毛病之間，一定存在著反射性的關聯。

我當時了解到，因為便祕與其他造成腸道機能低落的問題太過普遍，使我們每年都賣出好幾噸的瀉藥。而在向醫師求診的患者中，大約有百分之八十的人患有慢性疾病，這中間是否有任何關係呢？

或許是因為工作太過繁忙，我也受到自己的腸道問題所苦，並接受身為艾昂斯博士學生的凱伊·夏佛護士所提供的幫助，開始採取灌腸板療法。灌腸板確實對我有所幫助，我也開始在自己的腸道清理過程中使用灌腸板，甚至發展出了終極組織淨化療程。由此，我對於腸道的知識與理解有了諸多長進，也讓我的患者們獲得更好的成果。

先天的弱點

為了進一步了解研究腸道反射作用，也就是我所命名的神經弧反射作用，我開始研究胚胎學。從研究中我了解了在胚胎成形的第二週，胚胎會出現原始的「腸管」形狀，神經系統也開始成形，這代表腸道組織與神經組織是相互緊密關聯的（參見第113頁，圖4-1）。到了第四週，肺臟肉芽與肝臟肉芽等芽狀構造，開始從腸子與神經組織突出。到了第六週，大部分的器官肉芽都開始成形，而我突然注意到，這些器官肉芽都覆蓋了一層膜，而這層膜正是與早期胚胎中形成腸道與神經組織等相同的組織所構成。就在此時，我了解了原始的腸子組織，是以膜的型態包圍著各個器官。

這正是父母親將其遺傳弱點傳給小孩的方式——即透過成為包膜，覆蓋於各種器官的腸子與神經組織。當腸道具有先天弱點時，從腸道該部位所發展出來的器官也會具有先天弱點，這就是神經弧症狀的關鍵。我現在了解了，腸道特定部位是如何反射性地與特定器官相互關聯。腸道中的遺傳弱點，都有可能影響到與腸道該部位相互關聯的器官機能，其中一者的毒素或養分缺乏，都會對另一者造成影響，這使得腸道該部位與相關特定器官都容易發生崩潰，最後導致疾病。

我將先天就脆弱的組織稱為「先天弱點」，而且我大部分的學生與患者都了解，所謂先天虛弱的器官，我指的是比「正常」器官更容易發生養分缺乏與毒素障礙的器官。先天脆弱的器官更容易發生崩潰與疾病，我們所有人從出生開始就具有這些先天弱點，而且會伴隨我們度過一生。在胚胎中就存在，所以會畢生伴隨。由機能低落的排毒管道所引發的自體中毒作用，很快就會帶來衰弱與疲勞，這是提爾頓博士所傳授的，所有疾病的開端就是毒血症與衰弱。我能夠證明提爾頓博士所傳授的道理，他的理論是對的，但他並不了解原因何在，而我了解，我將一切拼湊在一起，並獲得了通盤的理解。

我們帶著父母的各種先天弱點展開了生命旅程，在健康上有很大程度都必須仰賴父母的遺傳。所以，我們在生命一開始時，即背負了些許對我們不利的弱點，也就是腸道中少許的先天脆弱區域。

一般而言，假如在腸道先天脆弱的部位發展出負面症狀，就會反射到身體的某些其他部位，而這部位可能距離問題根源相當遙遠。因為腸道中缺乏痛覺神經，所以患者不會抱怨腸道疼痛，而醫師也沒理由懷疑問題的根源就藏在腸道裡。所以，醫師會治療鼻竇、肩膀或胰腺，但問題的根源其實都沒變。你可以從我稍早所提過的內容發現，當弱點位於腸道中的某個部位時，會直接反射到由腸道此部位所發展出的器官。為了照護先天弱點，我們就必須進行全人治療！但是，一定要先從腸道開始，假如我們能妥善治理腸道，就能因此獲得最大的助益，最後使健康狀況更為良好。

當我了解這一點時，我對赫林的療癒法則就茅塞頓開了！「所有療法都是由內而外（從腸道反射到身體其他部位）、從頭到腳（從大腦中控制器官的中心影響到相互連接的器官），並朝症狀出現的順序逆向推行（逆轉是因為康復轉機，以及腸道及發生疾病症狀的器官相互關聯的有毒物質產生排毒作用）。」

我已經透徹了解：腸道就是國王，如果我們將國王料理好了，國王就會照料好他的王國——身體。這正是為什麼腸道保健如此重要——保持腸道的潔淨與妥善滋養。倘若處理好了生活習慣、營養攝取以及內心的想法，就能將腸道的先天弱點以及產生反射影響的任何器官給搞定。因此，我們必須照料好先天弱點，而先天強壯的部位會照顧好自己。

雖然腸道淨化並不是萬靈丹，但就我所治療過的患者而言，在新的組織替換掉老舊組織後，所有人都感覺舒服多了，所以我才認為，這是「我最偉大的發現」。我時常思索，為什麼我的患者們能獲得這麼好的成果，而自從這項發現後，我就了解，這是因為我總是先處理腸道問題。

曾接受我對於營養與排毒建議並改善健康狀況的患者們，送給我許多感謝狀。每一張感謝狀的背後，代表了數以百計對於獲得新生而心懷感激的患者。並非所有人都必須採取灌腸板療法才能達到美好的成果，但大自然的腳步是緩慢前進的，而灌腸板能夠加速療癒作業與組織的代謝。說到底，腸道淨化是自然的「療癒」方法，而不是「治療」方法。

身體器官相關聯的複雜性

想想身體的神經機能多麼類似現代管風琴的運作原理，管風琴能夠透過遠方的演奏台進行演奏，風琴管所產生的聲音，可以傳達到距離演奏台相當遙遠之處，這是藉由一整排複雜的電子連接構造來達成，能夠將演奏台的控制動作連接至遙遠腔室內數以百計、數以千計的音管。也可以想想，為何沃夫岡・阿瑪迪斯・莫札特會將管風琴稱為「樂器之王」，因為管風琴是史上最大又最複雜的樂器，也是因為管風琴具有多種變化，能夠模仿許多不同樂器的緣故。腸道問題也會導致類似許多疾病的症狀，醫師對於患者所抱怨某部位的疼痛，其實是其他部位所引起的現象相當熟悉，這現象醫師稱之為「轉移痛」。

轉移痛其實是相當常見的，也就是身體某一部位發生了疼痛或任何症狀，但問題根源是來自身體不同部位的症狀，這對進行檢查的醫師來說，可是相當大的診斷考驗，這種處境也會使患者感到困擾。有個轉移痛的常見例子，就是右肩膀有時會發生疼痛，但卻是由膽囊所引起的，另一個轉移痛的常見例子，是在左手臂所發生的疼痛，但問題根源卻是來自於心臟毛病，而其實肩膀或手臂本身並沒有任何病理問題。在發生轉移痛的情況下，針對疼痛部位進行治療，卻將造成問題的根源放著不管，可能會徒勞無功，甚至造成危險。

轉移痛就如同管風琴一樣，恰好表現了身體中的連結關係是如此多樣化又複雜。然而，將兩者作比較，樂器跟身體的連結關係比起來，根本是小兒科。真正的「樂器之王」是人的身體，消化道就是身體的大演奏台，能藉以創造出和諧曲或不和諧曲，而在消化道中所產生不和諧曲，在身體遠離腸子的其他部位具有共振板，即神經系統，透過數不清的通道，將消化道的內壁連接到身體的各個角落。也由於這種神經學與解剖學上的事實，所以腸道可說是至高無上。

腸道是五大排毒器官之王，是消化系統的集散中心，也是身體最大的結構之一，所占據的空間比任何其他體內器官結構都要來得大。別忘了，消化道是從嘴巴開始一直延伸到肛門，所以其中包括了喉嚨、食道、胃、小腸與大腸。大腸，正如先前所提，通常指的是下腸道或結腸，包括了升結腸與闌尾，以及橫結腸與兩段小彎，或說彎曲部位。接著就是降結腸，隨後就是直腸與肛門。腸道各區段都有特定的功能，共同促成整體消化機制的順暢運作。最重要的是，腸子的總長度約有九公尺！

直搗問題根源

些許年前，有部相當熱門的電視連續短劇叫作《根》（*Roots*），內容是非裔美國人世襲命運的故事。我們在解剖學與物理學方面的根，也是相當吸引人的研究，藉由檢視這些根源，我們更能了解我們的身分，而且也將從中發現到最奇妙的故事。詩篇作者在《聖經》裡頭主張：「**我的肺腑是**

你所造的；我在母腹中，你已覆庇我……我在暗中受造，在地的深處被聯絡……」這表示我們的根源與將我們構築而成的方法，都等待著我們去學習了解。我們確實是被「暗中」（in secret）塑造出來，因為我們的發展過程還有許多都是未解之謎。

多年的悉心研究揭開了人體的某些祕密，但每一項發現，都驅使我們必須更深入琢磨身體的奇妙構造與機能。結構與機能緊密相連，這是生物學上的原則。你覺得良好的腸道與消化機能重要嗎？假如覺得重要，你就必須注意腸道的結構，因為無庸置疑地，想要擁有良好機能的首要前提，就是良好的結構。

我們已經知道，消化不良與機能低落是最常讓人抱怨的健康問題，有誰在一生中不曾發生過口臭、胃痛、抽筋、頭痛、消化不良或便祕問題嗎？用於治療這些問題的非處方藥，占了成藥銷售量中最大的比例，這點著實發人省思。而我們在此所討論的，也就是消化道問題可能導致身體其他任何部位的症狀，甚至是離腸道最遠的部位也跑不掉，像是頭部或腳部，但許多人並不了解這一點。

每一個器官都是從腸道冒出來的！

我們對於身體根源的研究，要從受孕那一刻開始。在身體層級上，由精子與卵子相遇後所產生的新細胞，會立刻分裂並形成兩個細胞，之後，所有新形成的細胞繼續重複著分裂過程，直到三至四日後，就成了一顆小小的細胞球。

透過顯微鏡，這顆細胞球看起來就像是常見的桑葚一樣。在此階段，這顆小「桑葚」是由十二至十六個細胞所組成的，也就是所謂的桑葚胚（morula），順帶一提，這個字就是拉丁文裡頭的「桑葚（mulberry）」。在懷孕第一週結束時，這顆胚胎，也就是受精卵，已經準備在子宮裡頭著床，而在子宮裡頭受到母親的滋養，將來會成為一個全新的人！

在受孕後的第一個月即將結束前，會發生一些神奇的事情。發展中的身體會呈現圓柱狀，很快地，會出現一個凹槽並逐漸加深，成為神經管，也就是神經系統的開路者，包括大腦與脊椎神經在內。最內層的細胞開始捲成管狀，稱之為原腸管，最後會成為消化道。

我們拿一棵樹來想像，會比較容易了解這種早期發展。假如你的樹跟我家後院的樹一樣，有段時間會經歷外觀不佳的過程，但這卻是完美的生物學習性，也就是沿著樹幹冒出一堆小芽的階段。因為樹芽會影響樹的美觀，所以多數人很快就把這些樹芽給修剪掉，如果置之不理，樹芽不久後就會成為分枝。下次在剪掉樹上的樹芽前請先注意一下，樹幹上的樹皮會連接著被新芽所覆蓋的樹皮。包覆著所有樹枝的樹皮，其實就是樹幹皮的延伸，你懂了吧，新的樹枝只不過是從樹幹或現存的樹枝上所「冒出來」的樹芽。

假如把人類的原腸道比喻成樹幹，你會發現，我們許多內臟都是從腸管所冒出來的肉芽，就像年輕的樹枝從樹幹上冒出來一樣。而且，就如同覆蓋著分枝的樹皮，腸壁本身也包圍並覆蓋著這些內臟。圖4-1對此過程提供了清晰的剖面圖。假如將手指伸入膨脹的氣球內側，你會立刻看到手指被汽球材質所包圍或包覆。就像這樣，肝臟從腸管上冒出來時，也被腸壁所包覆著，胰腺也同樣被腸壁所包覆，還有膽囊、胃、肺，甚至膀胱也一樣。那氣管、喉頭與咽頭呢？當然也不例外！每一種器官都是從原腸管、從腸道所冒出來的，就像與這些器官相關的神經完全將腸壁給覆蓋一般。

在你被「暗中」創造出來時，腸道與這些神經供給構成了你的一部分根源，構成了你的早期發展。現在，你上過了這堂生物課，已經準備好要看看我們為什麼要將腸道視為國王，並了解神經弧反射作用是如何運作了嗎？

憩室就如同彎管，像是水槽下方彎曲的管子一樣，很容易堆積殘渣，而在沒有憩室的情況下，這些殘渣都應該隨著正常的腸道蠕動排出。我曾將這些積存的物質形容成類似溪流彎處所堆積的雜物，像是從主流旁流偏的殘餘廢物，無法繼續前進。同理，結腸內的殘餘也會聚集在腸道的彎曲段與囊袋中。在潮濕、充滿細菌又溫暖的身體裡，這些積存的物質產生腐敗並且發酵，成為對於結腸壁的刺激物。因此，所導致對於神經的刺激，會通過已經建立完成的神經傳導路線傳送訊息，並反射性地影響身體較遙遠的部位。也就是說，腸道特定區段所受的刺激，通常會與身體其他部位的症狀有關聯，然而，當人們治療這些症狀時，卻幾乎不會考慮到腸道。

圖4-1　於胚胎階段，器官與四肢自腸道突出成形

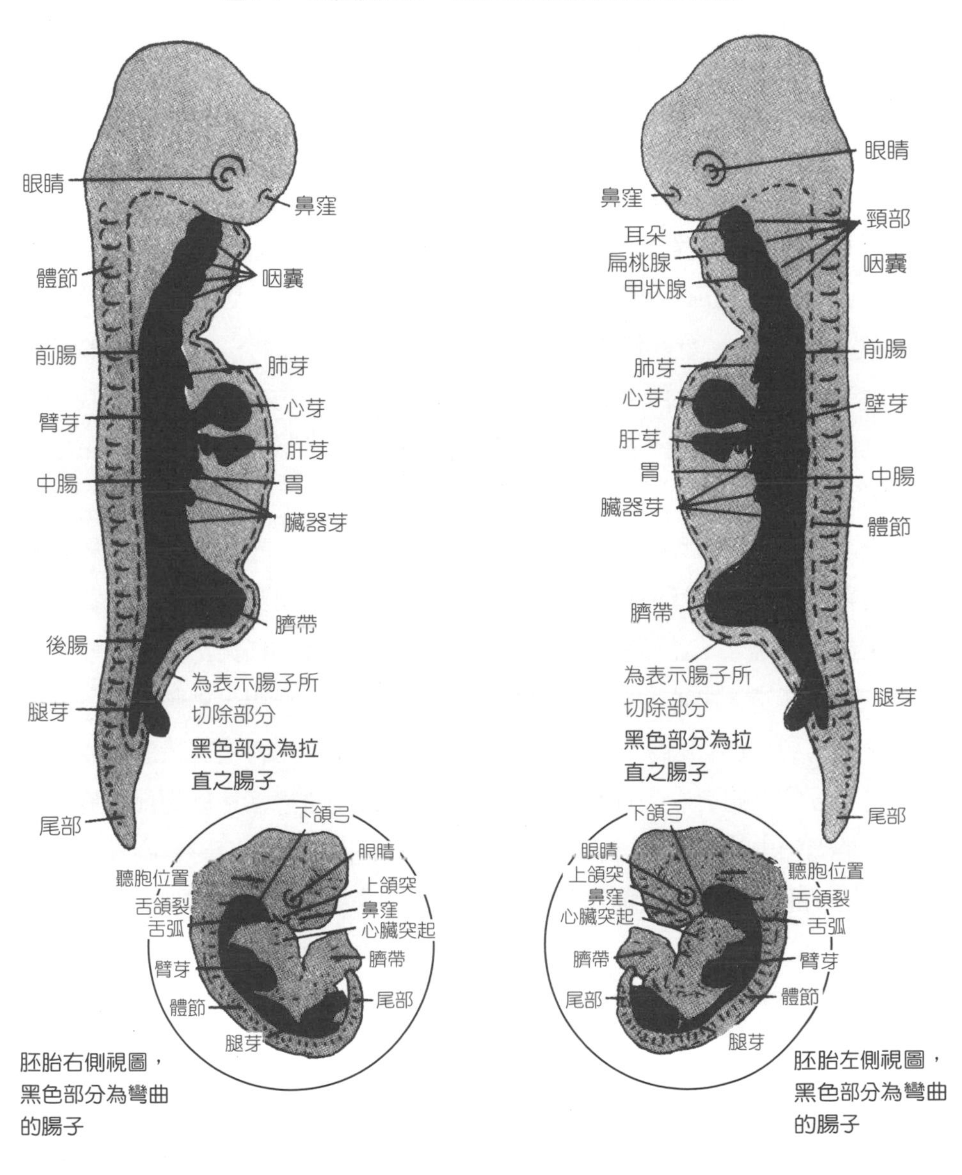

神經弧反射作用有個常見的例子，就是心臟問題。位於通往降結腸途中的憩室，可能反射性地干擾傳遞至心臟的神經衝動，導致心律不整。而且，憩室是絕佳的收集場，也會因為發酵作用而產生氣體，引起對於心臟的壓力，類似心臟病。急診室護理人員會告訴你，有很多人以為自己發生心臟病而前來求診，但事實上，他們的問題是因為腸道的脹氣壓力反射性地影響了心臟。與腸道刺激相關的症狀可能表現在心臟上，而在此情況下，心臟本身其實是沒什麼問題的。

另一個例子，就是結腸中乙狀結腸彎曲部分的長期刺激，可能會引起神經干擾。對女性而言，最常與此相關的反射部位是卵巢，我從個人經驗中得知，許多人的卵巢症狀或月經問題都是因此而起。我不禁懷疑，有多少醫師會在患者抱怨這些毛病時考慮到腸道。

當你踩到一隻貓的尾巴時，牠總是會大叫一聲，對吧？你了解為什麼肝臟會在結腸某一段受到刺激時「大叫」嗎？就像我們稍早所提到的管風琴，演奏台上所進行的不和諧演奏，會導致遠端那一方的不和諧音。我們無法脫離這個根源，而我們的各個器官也永遠無法與腸道完全分離，因為器官都是由腸道發展而來。

當組織與腸道囊袋區段具有神經關聯，且該區段又先天就較為虛弱時，便常發生神經弧反射作用。先天脆弱的部位，就是身體內有毒物質最終所沉澱並堆積起來，並發展成感染的部位。我們身體的任何部位都可能發生問題，而且屢試不爽地，這些感染是因為神經弧反射作用，由腸道中的刺激或毛病所誘發。在我過去四十五年的研究中，發現腸道特定區段的症狀與身體特定部分的毛病有令人驚訝的關聯。舉例來說，當患者抱怨胸部不適時，我懷疑是腸道中的某個地方發生了低程度的感染問題，進而影響胸腔部位。下列案例能進一步說明這種關聯。

醫師看得見，卻看不懂

有位四十五歲的瓊斯女士，她抱怨左肩又僵硬又疼痛，她表示過去這幾年常常因此感到困擾，她說：「情況時好時壞，我這毛病一年大概會發作兩次，透過治療與服用止痛藥能夠獲得紓緩，而且效果可以維持大概六到八個月，接著又會再次發作。」

她詢問說為什麼有這種問題，更何況她又是右撇子，也想不起來左肩膀曾經過度使用或受過什麼傷。

在追蹤過病歷以後，我們發現她這幾年來曾經求診過好幾位醫師，而且肩膀也接受過不同的療法，包括注射皮質類固醇。所有的治療都能緩和急性症狀，但都沒辦法預防症狀復發。

對這名患者進行檢查後，發現緊繃及疼痛的肌肉是與特定的肩膀動作有關，手臂與肩膀的正常動作範圍也大幅縮減，她在發生問題的那一側無法將手臂高舉過頭，除了微幅與小心的移動手臂之外，其他動作都會引起立即性的疼痛。

根據情況，這種症狀可能會被診斷為黏液囊炎或肌腱炎。那凍肩或腱鞘炎呢？或許只是急性的肌炎。這些疼痛不已的發炎現象都會發生在肩膀部位，我想表達的是，這些症狀的名字可能跟症狀的根源或者真正的問題部位一點關係都沒有。

前述這種情境，在成千上萬的醫師診室裡頭發生過無數次了，患者的抱怨通常會像這樣：症狀不斷復發，患者對於發作的毛病想不出任何原因來解釋。患者通常想不到有哪次傷害、外傷或過度使用會引起這些症狀。這種狀況其實就是在對患者大喊著：「**檢查腸子啊！**」人稱醫學之父的希波克拉底了解神經弧反射作用，他曾提醒過眾多醫師，在患者求診時，不僅要檢查脊椎，也要檢查腸子。

瓊斯女士最後透過飲食得以痊癒，她也學會如何妥善照料腸道，並遵循著與此書內容極為相似的結腸淨化療程。這件事所要表達的意義在於，患者所抱怨著發生症狀的肩膀並未接受任何治療，而且患者完全康復，也不再因為肩膀的疼痛所苦。

問題都在腸道

還有另一個例子，有位男孩因為左腿的毛病而來找我，三年來，他一直接受按摩外加機械性療法與化學療法。我請他先進行鋇劑X光檢查後才替他進行治療，而他卻未針對下腸胃道照過X光片。後來發現，他的乙狀結腸罹患癌症，幾個月後就過世了。

我當時認為，是他的腫瘤導致了腿部的反射性症狀，但他一直只針對腿部問題進行治療。在數千名身體不同器官發生特定毛病的案例中，我得以查出問題的根源就在腸道，並證實了腸道的毛病。

例如，在德國，我在馬丁（Martin）博士的細胞療法療養院中提供組織淨化療程。在療養院時，我得知美國最有名的講師班傑明・蓋洛德・豪瑟（Benjamin Gaylord Hauser）過世了，而我得以檢視他的腸道X光片，顯示在通往降結腸的途中具有憩室。在我的經驗中，我發現在此部位的憩室常常由於神經弧反射作用而引起支氣管與肺部問題。歐洲的醫師建議豪瑟先生向我諮詢他的腸道問題，但豪瑟先生並未見到我，就在他回到美國慶祝九十歲大壽後不久，他就因為肺炎而倒下，隨後過世。假如他早點得知他的腸道與支氣管間的神經弧反射作用，便可能得以採取行動改善腸道狀況，或許還能在他傑出的生命中多活幾年。

我曾替一名因為慢性斜頸（頸部歪斜）急性惡化所苦的女性進行檢查，於此症狀中，收縮的頸部肌肉導致頭部必須保持在不自然的位置。當我替她檢查，並告訴她要對於頸部進行脊骨調整術時，她拒絕了。

她說自己曾經接受過幾次頸部調整術，但每次好像都讓症狀更加惡化，所以她再也不想讓任何人碰她的頸部。雖然身為脊骨治療師的我「理當」替患者調整，而且我也渴望執行我的專業，但我也對神經弧反射作用有所了解。當我詢問她是否有腸道問題時，她表示腸道問題已經持續了很多年。近來，當頸部問題惡化時，她的腸道也一併惡化。

我沒替她進行頸部調整治療，而是建議這位女士立刻進行灌腸。她在一個小時之內進行了三次灌腸，我都還沒離開，她原本僵硬又疼痛的頸部問題就完全紓緩了。這是相當令人大開眼界的經驗，而我在這些年間也從未忘掉這次經驗。

情緒問題也來自腸道

另一個能夠徹底說明神經弧反射作用的情況，是由伯丁醫師引介給我的。他與負責監督患者組織淨化療程的太太喬伊絲（Joyce）讓我接觸到一名失去聲音的女性，這名患者只能用悄悄話的方式說話，她說這個症狀會在沒有顯著原因的情況下間歇性地出現，每次會維持幾天到幾個星期不等。這個案例也一樣，她想不出任何疾病、事件或創傷會與此症狀有關。更由於她當時在加拿大受雇為電話接線員，所以這個處境就更加複雜了！

這位患者透露，為了找出這些令人匪夷所思的問題原因，她已經花了大把的時間與金錢求助於最頂尖的醫師。就在不少醫師都無法從身體上找出令人滿意的理由時，有人建議她去看精神科醫師。她的醫師認為，這可能是情緒上的問題。沒有人會想從醫師口中聽見這句話，我個人就曾在診療間裡頭聽見許多人情緒激動、淚眼婆娑地拜託我，別像其他態度高傲的醫生一樣，告訴他們說那些症狀單純只是精神上的毛病。

這並不代表說某些患者的精神問題都是假的，或是說身體上的疾病都與精神與情緒無關，而且反之亦然。但可以肯定的是，倘若因為某個毛病逃過了醫師在診斷時的精明法眼，就斷然將實質上的身體症狀歸類為情緒問題，實在不恰當。這種作法會導致受誤診的患者承受說不出口的心理折磨，就像這名女性患者一樣。

我很高興能告訴你們，就在組織淨化療程的第三天，這位女士的聲音就恢復了，事實上，她的聲音再次變得又響亮又清楚。能夠恢復聲音已經讓她夠開心了，但更令她滿足的是，她經歷了與結腸問題直接相關的症狀。這是神經弧反射作用的典型表現，她的醫師說得很對，他們一直找不到聲帶方面的問題，這是由腸道裡頭的問題，對於距離較遠但具有神經性關聯的部位所引起的症狀。時至今日，這名患者的問題從未復發，而她的喉嚨或聲帶並未接受任何治療，也從未使用任何種類的藥物，唯一的治療就是清潔結腸。

這個案例與在此所提及的其他例子，應該都能讓你對於神經弧反射作用，以及可能因此引發的各種症狀留下深刻印象，這也是為什麼我們說腸道才是國王，因為有太多太多問題都可能與消化道的機能失調有關。

你覺得腸道能影響你的肝臟嗎？腎臟呢？或是腳呢？腸道可能影響一切，我說的是一切喔，任何部位、任何時間都有可能。人們因為各種毛病所苦，但大家壓根想不到這些毛病會與腸道有關係。這些人通常會針對症狀進行治療，而不是將目標瞄準引起不適的根源，我現在來告訴你為什麼吧。

沒有痛覺神經，就不會痛

疼痛，是讓多數人跑去看醫生的原因，需要特定種類的神經來傳遞，並經過大腦解讀成痛覺。雖然身體裡有數百萬條神經，但只有某些神經能傳遞疼痛資訊。其實，大腦本身並沒有痛覺感受器。將特定神經衝動解讀為疼痛的器官，居然沒有能力利用本身的構造來接受痛覺，聽起來似乎有點古怪，就好像遠近馳名的鞋匠腳上居然沒穿鞋！

事實上，外科醫師發現，當大腦受到觸碰或甚至被切割時，並不會誘發疼痛或任何其他感覺！你知道腸子也一樣嗎？腸道手術需要進行麻醉，好讓外科醫師能夠切割具有肌肉的腹壁，因為腹壁會有痛覺，等到進入腹腔後，醫師就能在不引起疼痛的情況下針對大腸與小腸動刀。

現在你應該開始懂了，為什麼人們的腸道可能有毛病，而且甚至是長期的毛病，但很多時候卻感覺不到痛。人們在腸子發生嚴重問題甚至出血時，卻並未感到該部位的疼痛或不適，這情況並不少見。然而，我們現在已經知道了，有時候間接發生在遙遠部位的毛病，其實是由腸道中的主要症狀經由反射作用所引起的，而且此情況時常發生，間接發生問題的部位可能產生劇烈疼痛，但主要問題所在的腸道卻不會不舒服，這也是為什麼我們常說當感覺到腸子疼痛時，症狀通常已經非常嚴重，必須要進行緊急處置。

即便腸道與身體其他部位相較之下缺乏痛覺受器神經，但人們還是能夠確實感受得到腸道症狀，問題在於早期症狀實在沒什麼特別的，大家通常不會太認真看待，這些症狀因此被拋在腦後。人們常常忽視代表重大涵義的消化性症狀長達幾個月，甚至長達數年，這使得腸道問題有足夠的時間變得根深柢固，而且成為慢性問題。在這段期間，身體較遠部位很容易因為神經弧反射作用而受到影響。有時候像是反覆發生的消化不良、長期便祕、胃炎（胃部發炎）或潰瘍等單純的問題，都可能是消化部位已經發生整體問題的警訊。雖然這些症狀可能是早期警訊，不幸的是，大部分的人都只針對症狀服用藥物，從當地藥局的一大堆非處方成藥中挑了就吃。

所以，瀉藥與止痛藥占成藥銷售量中最大的一部分，應該不意外吧？

常常當有症狀需要治療時，就算腸道才是問題的根源，但我們還是會治療身體的特定器官，想想最終使約翰・韋恩過世的一連串例子吧。通常，像名人這麼忙碌，必須常常外食而且奔波不停的人，總是找不到時間好好吃頓飯，他們不會在平靜、愉悅、不慌不忙的情況下，到吸引人的環境中吃下正確的食物。當我們將約翰・韋恩動過的所有手術串在一起，應該能聯想到飲食習慣，他的第一次手術是肺癌手術，第二次則是胃癌手術，但第三次與最後一次手術卻是腸癌手術。在他接受胃部與肺部症狀的任何手術之前，是不是早就該針對腸道症狀進行治療呢？我很懷疑在他診斷出任何癌症之前，腸道的健康狀況到底如何？

另一位著名的娛樂圈人士，喜劇演員傑克・班尼（Jack Benny），在他因癌症病逝的兩個月前才剛剛接受過「全套」的健康檢查，但我不知道他是不是也做了消化道的鋇劑或其他檢查，尤其是針對結腸的檢查，但我知道最常發生腸癌的部位是乙狀結腸以及升結腸的較低段，假如能對這些部位進行檢查就好了。隨著你越來越像個「腸子迷」（bowel-minded），你的心中應該會出現這些想法；當你成為實實在在的「腸子迷」後，你就能學著突破原本可能致命的發展。

破解神經弧反射作用

神經弧反射作用的活動不只是與生俱來，也可能是多年來不良習慣累積而成的後果。大家都知道，壞習慣是難以克服的，要克服壞習慣的唯一方法，就是養成好習慣來取代壞習慣。

就生理學來說，替代療法包括身體的新組織取代掉老舊組織，透過足夠的養分，來補充身體裡原本缺乏的化學成分。替代療法也適用於生活中的心理層面，讓我們能實行好的生活習慣。努力培養良好習慣，以克服對我們不利的習慣，就是其中一種替代療法。

神經系統無法分別好習慣與壞習慣，就生理學而言，這些習慣都是透過相同的方式所建立。幸好，由於好習慣就跟壞習慣一樣頑固，所以好習慣能夠伴隨我們過一生。我從未聽任何人對於好習慣抱怨過什麼，雖然所有習慣都需要時間來養成，但開始養成好習慣的最佳時機就是現在！遲遲不展開行動，只會提供更多時間來讓壞習慣紮根罷了。

大家都知道，假如你利用錯誤的節奏點或錯誤的音符學習演奏一段音樂，之後要忘掉這些錯誤實在是極為困難，我們可能會花上幾個小時來學著矯正錯誤，但如果我們中途累了，或是注意力不夠集中，就會習慣性地落入以往的錯誤之中，神經弧反射作用就是如此。

突破神經弧反射作用的最佳方法，就是遵循本書中列出的療程。書中所提供的終極組織淨化療程，是建立良好習慣以取代以往陋習的一大幫手，將本療程與不可或缺的良好飲食及健康生活習慣相互結合，有助於預防不利的神經弧反射作用相關的習慣性症狀。依照指示規律地實施本療程，能夠妥善照料問題的根源——腸道，並打破這種循環。為了維護整個王國，我們必須先保住國王！讓我們開始學習這項療程，並踏上使腸道更加清潔也更健康的路，消弭異常的神經弧反射作用。

腸子是人體的情緒集散地

我們已經了解神經弧反射作用是如何運作，也知道從腸子到身體其他部位的神經通道是如何建立與作用，現在我們必須反向思考神經弧反射作用。我們的情緒——也就是我們的感受與心理狀態——對於腸子會產生很大的影響，這種影響之大，使腸子在古代被人們稱為「情緒的集散地」。每個人都知道，雖然情緒可能會對心臟產生影響，但其實當情緒波動時，可能更容易讓我們想找間廁所，而不是找心臟科醫師。

結腸是極為敏感的，而且會大幅受到各種情緒所影響，無論正面或負面情緒都包括在內。經過證實，無論心中的刺激、焦慮或恐懼的情緒有多細微，任何不悅的情緒都會干擾結腸的蠕動，這是因為大腦會傳送並接收神經衝動。到目前為止，我們只探討過來自腸道的神經衝動會影響身體其他部位，但其實也有其他通往腸道的神經存在。

在解剖學上，神經常跟隨著血管的路線，神經支配著血管，可以壓縮或擴大血管，也可以對於神經末端所在的組織帶來收縮或放鬆的影響，或是產生刺激與順撫的效果。所以，透過神經系統所傳達的各種情緒，都會對於結腸的血液供給與肌肉造成影響。我們的心理狀態——也就是想法——會促進神經弧反射作用，尤其是對於腸道中具有先天組織弱點的部位，這就是反向的神經弧反射作用。

恐懼與焦慮可能造成深刻的影響，緊繃的結腸可能產生腹瀉或便祕的反應，因為神經衝動會將恐懼的訊息傳達到腸子，腸道持續處於受影響的狀態，一直到恐懼的感受消退為止。有項研究，針對狗貓拍攝了X光片，研究結果顯示了神經系統上的特定情緒與結腸所產生的影響與關聯，若將狗置於陌生環境中，結腸蠕動會中斷幾個小時，而當貓的尾巴被夾痛時，結腸的蠕動會停止到貓的情緒平復為止。另一方面，對戰地前線的外科醫師而言，士兵因為戰爭中壓力與懼怕造成膀胱與腸子失常的現象，可說是一點也不稀奇。衝擊情緒的事件，會導致腸子的蠕動受到刺激或因而停止。

憤怒與哀傷也會促使腸子停止分泌與收縮，而這兩種作用對於良好的消化以及身體的廢棄物排泄都相當必要。所以，我建議我所有的患者不要在生氣或興奮的狀態下進食。同理，我也建議患者們注意，千萬別讓餐桌上的對話引發自己在享用餐點時的煩躁或情緒化反應，餐桌上不該伴隨著壓力。

有些常見的腸道症狀經證實與生物的心理有所關聯。舉例來說，目前已經知道結腸炎與思想及情緒的關聯並不亞於腸子。事實上，經過臨床驗證，幾乎所有腸道問題都與心理因素有絕對的對應關係。神經緊張與壓力會使腸道發炎惡化，也可能因此引起發炎。

人們在不具有痛苦情緒與財政上的憂慮時，腸道運動機能較佳。良好的人際關係、消遣及音樂等，能夠降低壓力並使人放鬆，因此促進良好的腸道運動。我們必須透過整體療癒的方式來妥善照護腸道，而不是單靠服藥、調整、反射療法或飲食等治療方式，這幾種方法都能夠帶來改善，但腸道機能並不會因此而正確運作，除非我們學會如何正確地生活。

所謂正確的生活方式，指的不單只是食物與飲食，重要的是要肯定自己，並且與其他人和睦相處，因為每當談到腸子時，並不只是你自己出了什麼問題，也可能是因為別人對你出了什麼問題！

Chapter5

七日淨化療程——腸道終極淨化療法

POINT

- 透過改善排毒系統的運作與照護來淨化組織，就能夠回復健康，而這必須要從遵循健康的生活習慣開始，包括改善飲食、運動、呼吸新鮮空氣、吸收陽光，並對於生活抱持正面的願景等。
- 終極組織淨化療程是種特別的腸道淨化方法，利用水分、天然的營養補充品，以及天然添加物，讓腸道得以維持正常的機能。
- 你現在還不知道腸子裡頭會清出些什麼玩意兒，我曾在僅僅一次淨化療程後，看見一個人排出了近十四公升堅硬的有毒物質，實在令人無法置信。
- 闌尾炎、肝臟及膽囊與扁桃腺感染、心臟與血管機能不良、鼻竇炎、關節炎，以及風濕等症狀，種種問題的根源都是來自運作遲緩的結腸。
- 使用灌腸板是種特別的灌腸方式，可以更徹底地進行腸內淨化。這種方法需要的時間稍微長一些、水量稍微多一些，而且包括了特別的飲食程序，好讓淨化作業能更加深入且更加有效，而且非常安全。
- 七日淨化療程的流程：開始淨化→乾刷皮膚→飲用清腸飲料→服用營養補充品→飲用亞麻籽茶→實行灌腸板式灌腸（將板子準備好→準備水桶→連接灌腸用具→置入肛管→開始淨化→按摩腹部→完成灌腸作業）。
- 大部分的人，並沒辦法在一次的淨化療程後，即擺脫所有的毒素，可能需要多進行幾次的淨化，才能徹底解毒。

在先前的章節中，我曾指出機能低落且中毒的腸道會以三種方式引起疾病。

- 首先，腸道會使自己成為容易發生化學反應、易病性的環境。
- 第二，腸道的運送時間變得遲緩，使更多有毒物質得以滲透腸壁並進入血液與淋巴之中。由此開始，有毒物質就會擴散至全身，讓已經因為其他因素而虛弱的組織，變得更容易受疾病所侵害。
- 第三，因此發展出的任何發炎現象都會驅動神經弧反射作用，導致身體較遠部位的症狀。

而其實，機能低落的中毒腸道還會透過第四種方式大開疾病之門。當體內有毒物質的含量由於腸道運送速度遲緩而增加時，免疫系統很快就會受到壓抑，需要大量的白血球才能擺脫身體內的有毒殘餘，只剩下少數白血球能用來幫助身體防禦各種造成疾病的微生物。當身體的免疫系統受到壓抑時，就更容易發展出癌症與其他退化性疾病。

對於機能低落的中毒腸道造成容易罹患疾病的問題，最有效的解決方式就是盡可能地淨化腸道。只有潔淨的身體，也就是在有毒物質累積量最少的身體中，才能夠建立免疫系統。若組織中出現大量的有毒物質，代表身體的天然防禦系統已經受到抑制或受到破壞。透過改善排毒系統的運作與照護來淨化組織，尤其是淨化腸道，就能夠回復健康，而這必須要從遵循健康的生活習慣開始，包括改善飲食、運動、呼吸新鮮空氣、吸收陽光，並對於生活抱持正面的願景等。正如本書先前所提過，在我完整的腸道淨化療程中，確實觀察並記錄了許多卓越的改善效果。

本書稍後內容中所呈現的方法都已經過進一步理解與測試，我希望能讓這些方法在醫院與療養院中用來治療各種疾病症狀。請記得，終極組織淨化療程經過設計，是用來作為預防性健康照護系統的一部分，使壞習慣所造成的結果得以獲得逆轉。倘若一直維持著不利的壞習慣，絕對無法獲得美好又持久的成果。

本療程是提供給想要付諸實行並且期望重新開始的人。要執行終極組織淨化療程，你必須抱持著全新的心態。播下種子，開始培養能獲得新生的習慣，並擺脫有害又破壞健康的陋習，代表了全新的開始，最終將使你收穫煥然一新的健康與生命力。

終極組織淨化療程利用物理性、飲食方面與生活習慣方面的技巧，使身體擺脫經年累積的有毒物質，本療程需持續進行六至八個月，其中包括下列六個步驟：

❶進行七日淨化療程。

❷進行七週建構與汰舊換新療程。

❸重複七日淨化療程。

❹重複七週建構與汰舊換新療程。

❺持續淨化療程與建構療程的循環長達六至八個月。

❻回到規律又健康的飲食。

終極組織淨化療程可以依照需求重複進行，但在療程開始前，你應該先與個人的健康照護人員進行諮詢。

雖然現在有許多恢復並維持健康的療法，但存在身體裡的沉積毒素使得大多數療法功敗垂成。假如某種治療無法朝著完全解毒的目標前進，那組織也就無法成功地汰舊換新。

完整的重建過程包括將老舊、機能低落的組織淘汰，換成新生、乾淨又有效運作的組織。有許多種療程都能用以紓緩慢性或退化性症狀，但自然療法與正確的生活方式才是最佳選擇。聰明的醫師，會盡量選擇天然且無藥的方法，以消除症狀所帶來有害的抑制效果與傷害人體的副作用。

我所知道幫身體解毒最好也最快的方法，就是先從腸道開始。因為腸道是所有排毒系統之王，所以從淨化腸道並使腸道恢復良好機能開始著手的解毒療程，是比較聰明的作法。而且，許多人並不太保養自己的腸子，不恰當的飲食、承受壓力的生活型態，又不聽從大自然對於排泄需求發出的訊號，這些都會造成常見的腸道機能低落問題。

終極組織之淨化療程是種特別的腸道淨化方法，利用水分、天然的營養補充品，以及天然添加物，讓腸道得以維持正常的機能。當然，本療程並無法取代良好的飲食與生活型態的改變，這些都是為了維持健康的腸道，並享有大自然所賦予最佳的身體機能所不可或缺的。

做好心理準備

在為了終極組織淨化療程進行任何身體的準備前，必須先考量到心理是否已經做好準備。不是每個人都具有接受所有潛在益處所必需的心態。現在應該要下定決心，改變以往某些根深柢固的心態，如負面態度、不良飲食習慣以及錯誤的生活方式等。多年來，你的腸道可能並未受到妥善的滋養，因而機能低落，該是時候擺脫身體中所堆積的多餘雜物了。

當你研究終極組織淨化療程時，會發現一些令人難以接受的事物。你現在還不知道腸子裡頭會清出些什麼玩意兒，我曾在僅僅一次淨化療程後，看見一個人排出了近十四公升堅硬的有毒物質，實在令人無法置信。我曾見過一位患者，他宣稱自己已經九個月沒吃過葡萄了，但卻從他的腸子裡頭排出了葡萄籽，那麼，這些葡萄籽在裡頭多久了？我也曾見過，宣稱自己三年來都沒吃過爆玉米花的人，卻排出了爆玉米花，這爆玉米花又是從何而來？我們將這些東西累積在腸道內所沉積的黏膜上，而這些黏膜能將有毒物質保留在皺摺之中非常久的時間。我從不相信腸道中居然含有這麼多黏液，又黑又毒，但我在淨化療程中終於有機會親眼見證。

我們待會兒就會談到解放結腸內沉重黏膜的方法，但我們得先思考結腸是如何累積這麼厚重的阻塞物質。腸道分泌黏液是對刺激物的一項保護措施，當吃下肚的物質（食物）刺激了腸道，或是因為消化不良而留下了刺激性的殘餘，腸道的自然反應會分泌黏液，以保護腸道的細緻組織。結腸堆積這種黏液的原理，就像是牡蠣創造出珍珠，好保護細緻的組織不受尖銳的砂礫所傷害。於是，當腸道的內容物運送遲緩時，刺激就會加重。

唐納・曼特爾（Donald J. Mantell）醫學博士曾說：「我認為結腸是醫療機構最忽略的部位之一。」他還說：「看看正常的結腸治療中會排出什麼，其實挺有意思的，可能會看見黏液、寄生蟲，以及在患者結腸中可能已經積存多年的骯髒物質，看起來像是已經硬化的橡膠，質地也很相似。」這些骯髒物質與終極組織淨化療程的成果，將呈現在本書第244頁至第252頁。不過，必須提出警告：這些物質照片極為寫實，你或許不會想看。

許多人在七日淨化療程中都排出了寄生蟲，有名女性還排出了「一整桶的蟲」。另一名女性則是在排出寄生蟲後，感到胸部問題獲得了紓緩，又再次讓我們想起腸道與身體所有部位的反射關係。

現在已經有越來越多權威人士認同，乾淨的結腸是良好的健康所不可或缺。正如我們先前所看到的，如闌尾炎、肝臟及膽囊與扁桃腺感染、心臟與血管機能不良、鼻竇炎、關節炎，以及風濕等症狀，問題的根源都是來自運作遲緩的結腸。人們也開始對於結腸彎曲部分、直腸與肛門越來越多的疾病症狀進行了解。回頭想想現今對於痔瘡、瘻管（異常管道）、攝護腺問題與惡性腫瘤所進行的各種手術與不同療法，假如你都已經讀到這裡了，對於腸道症狀與全身健康狀況之間的關聯，你的心裡應該已經不會再抱持任何懷疑了。

腸道保健，大概是人們在打造健康的路上所能學到最重要的課題，因此，就讓我們開始進行終極組織淨化療程的準備作業吧。

在淨化療程的第一階段中，我們需要一些輔助品——包括消耗性與永久性的物品，以下提供了完整的「七日淨化療程必備工具與物品檢查表」，之後也將一併提供各種物品的敘述與用途說明。郵購來源請參照附錄B；七週建構與汰舊換新療程所需的物品請參照第六章。

體內環保小百科

七日淨化療程必備工具與物品檢查表

在七日淨化療程中，我們需要一些工具、輔助品、食物與營養補充品，在食物與營養補充品的列表中，也列出了各種物品在淨化療程中所需要的總數量。每個人對於各種物品的使用量可能有所差異，而且許多物品由不同製造商所販售的包裝數量也不盡相同。

當採購這些物品時，請閱讀產品說明標籤，以決定哪種數量的包裝最適合你。在七週建構與汰舊換新療程中，我們還需要其他幾種物品。

七日淨化療程所需要的基本物品清單如下：

工具

- 灌腸板與附加配件
- 塑膠直腸管肛管
- 堅固的椅子或凳子，以支撐灌腸板頭部（依個人需求）
- 約可容納十五至十九公升的塑膠桶
- 水龍頭，裝於桶子（依個人需求）
- 毛巾，躺在灌腸板上時墊在你的背後（依個人需求）
- 枕頭，躺在灌腸板上時枕在你的頭後（依個人需求）
- 嬰兒用直腸注射筒
- 長柄瓊蔴刷，用於乾刷皮膚
- 約可容納半公升的空罐，具有密封蓋，用於沖泡清腸飲料
- 網球，用來在灌腸板上按摩你的腹部（依個人需求）

輔助品

- 一公升Neolife Rugged Red殺菌溶液（或漂白水）
- 一百毫升K-Y潤滑液（或水性火山泥膏，#41、#43〔#為國外產品編號符號〕）

食物與營養補充品

- 蘋果醋三十五湯匙，用於調製清腸飲料
- 蘋果汁二公升，用於調製清腸飲料
- 鈣鎂液（#38）二十八湯匙，每三十毫升約三百二十毫克鈣與四十毫克鎂
- 綠藻四百八十錠，每錠約二百毫克，或二百二十四錠紫花苜蓿，每錠約五百五十毫克，或綠活Green Life #22，三百六十錠
- 液體葉綠素二十四茶匙，每三十毫升約一百四十毫克
- 用於灌腸板時之額外液體葉綠素（依個人需求）
- 黏土水（clay water）三十五湯匙，用於調製清腸飲料
- 用於灌腸板時之額外黏土水（依個人需求）
- 鱈魚肝油明膠膠囊（#15）十四顆，每顆膠囊約二千五百國際單位（IU）的維生素A，及約二百七十國際單位維生素D
- 消化酵素營養補充品一百五十二錠
- 紅藻二十八錠，每錠約五百五十毫克
- 亞麻籽十四湯匙
- 用於亞麻籽茶與用於灌腸板時之額外亞麻籽（依個人需求）
- 用於灌腸板時之大蒜瓣

- 草本通便劑二錠
- 香草茶
- 未加工處理過濾蜂蜜三十五湯匙，用於調製清腸飲料
- 纖維素（#19）三十五茶匙尖匙，用於調製清腸飲料
- 水果以及／或蔬菜汁
- 菸鹼酸九十二錠，每錠約五十毫克
- 橄欖油一杯
- 全天然維生素C（#57）一百七十六錠，每錠一百毫克
- 用於灌腸板時之水、飲品及高湯，以稀釋液體葉綠素
- 小麥胚芽油明膠膠囊（#53）二十八顆，每顆約五百毫克
- 完整甜菜汁濃縮錠（#48）五十六錠，每錠約三百毫克

關於上述物品之用途，請完整閱讀本章。

營養補充品

將下列營養補充品使用於七日淨化療程中，是基於特別的原因，所以你可以完全體會到這些補充品是多麼有用，我將這些補充品的簡單說明列於此處。至於相關的供應商資訊請參見附錄B。

紫花苜蓿

紫花苜蓿錠含有紫花苜蓿從枝幹到葉子的所有纖維素，這種纖維素可以發揮纖維的作用，讓脹大或虛弱的腸道能有施力的對象，以發展出較佳的調性。這種補充品可以加速腸道的運輸時間，我會讓所有需要整建腸道調性的患者都使用這種補充品。

雖然紫花苜蓿能提供適當的纖維，但有時會使運作遲緩的腸道受到翻攪而脹氣。因此，我有時會用幾顆消化酵素錠搭配紫花苜蓿，以協助排出脹氣。紫花苜蓿也是矽與葉綠素的天然來源。

蘋果醋

富含鉀的蘋果醋適合用於紓緩黏液與黏痰症狀，有助於使身體鹼性

化，可提供肌肉組織所需要的養分，並有助於預防電解質缺乏。我不建議使用蒸餾白醋，因為蒸餾白醋並不是天然產品。

蘋果汁

蘋果汁對於腸道相當有益，因為當中富含果膠，這是種能保留水分的物質。蘋果汁也是鉀與其他電解質的優質來源。

蘋果汁對於某些人可能會有輕微的通便效果。假如可以的話，未經過濾、未經加工的蘋果汁是最佳選擇。

鈣鎂補充品

鈣鎂綜合補充品具有多種型態，而我較推薦液體產品（#38）。鈣、鎂、磷與錳在去礦物質純水中會呈現膠狀懸浮。鈣與鎂對於肌肉收縮與舒張相當必要，對於良好的腸道運作與調性也很重要。

綠藻

綠藻是相當營養的單細胞藻類，當中含有的葉綠素單位是所有產品中的最高含量。因此，我認為這是目前已知最佳的解毒劑。市面上有幾種品牌的綠藻，其中一種是由獲得製程專利的日本公司所生產，可將綠藻的細胞壁進行離析，使產品更容易被身體吸收。我在幾年前曾到訪一家日本的綠藻研究機構，並曾著作過《綠藻：東方之寶》一書。

黏土水

黏土水（台灣另稱為白土奶，#16）是黏土在水中的純化膠狀懸浮，黏土粒子相當微細，無法經過分離。黏土水並不是吸收劑，而比較像是塊磁鐵，可以吸附許多有害化學物質。有些黏土粒子能夠吸附（黏附於表面）重達自己四十倍的有毒物質。我找到一種效用良好的黏土水品牌，膨土黏土水（Bentonite Clay Water，Vit-Ra-Tox #16），製造商為艾倫斯公司（V.E. Irons, Inc.）。膨土，又稱蒙脫土，是種在懷俄明州本頓堡首次發現的特定黏土種類。

鱈魚肝油

鱈魚肝油（#15）提供腸道潤滑效果，並刺激膽囊收縮與釋出膽汁。鱈魚肝油是絕佳的維生素A與維生素D來源，這兩者都是良好的排除作用所需要的，挪威鱈魚肝油是最佳選擇。

消化酵素補充品

消化酵素補充品（#54）是多種消化酵素所混合而成，有助於分解消化道中的黏液層。在七日淨化療程中所使用的消化酵素補充品，應該含有從動物來源濃縮製成的胰酵素。

消化酵素補充品相當強大，能使黏液層鬆動後，準備在七日淨化過程中排出。優良的產品是由艾昂斯公司所生產的酵素補充品（Enzymatic Supplement），也就是Vit-Ra-Tox #54產品。

紅藻

紅藻能加快甲狀腺的作用，並加速新陳代謝，使血液循環變得更好。紅藻是海草，含有天然的有機碘，別跟化學的無機碘搞混了，無機碘是有毒性的。**千萬別用醫療用的碘來取代紅藻**。

紅藻產品是以錠的習態呈現，取自北方較冷水域，新斯克舍（Nova Scotia）地區的紅藻是最佳選擇。

亞麻籽

亞麻籽是極佳的纖維製造機，在潰瘍性結腸癌或其他腸道刺激或發炎的嚴重案例身上，置於灌腸板過程中使用的水中作為添加劑，具有紓緩與療癒性的軟化效果，也是很好的腸道潤滑劑。你可以將一茶匙或以上的液體葉綠素加入亞麻籽茶中，於使用灌腸板時利用。

亞麻籽茶也可以口服（相關食譜請參見第143頁）。假如你使用口服方式，一次喝一杯加入一茶匙液體葉綠素的亞麻籽茶，每天喝三次。口服亞麻籽茶的方式可用於嚴重脹氣、痙攣、結腸炎等類似症狀。我尚未見過有任何人無法使用亞麻籽茶的，無論是當成健康飲品或用於灌腸都可以。

大蒜

大蒜中什麼壞東西都長不起來！因為腸道寄生蟲無法接受大蒜，所以可用於幫助腸道排出寄生蟲。我建議在終極組織淨化療程中使用大蒜，是為了有寄生蟲感染可能時以防萬一之用。

草本通便錠劑

沒有任何瀉藥適合我們規律使用，而組織淨化療程中所建議的草本通便劑（#19A）不只安全，更有益處。請確保你所購買的產品含有美鼠李皮（cascara sagrada）以及庫拉索蘆薈（aloe curacao）等藥草。所有刺激性瀉藥都會產生依賴性，不應該長期使用，請千萬不要習慣性使用瀉藥。

蜂蜜

蜂蜜是用於清腸飲料（參見第141頁）中，在七日淨化療程中每日服用清腸飲料。市面上有許多品牌的蜂蜜，請確定購買未加工處理過濾且未經加熱的蜂蜜——也就是未經過加熱至高溫或任何可能使其變質的加工過程。未經加熱的生蜂蜜，一定會將此特色標示於標籤資訊中。

腸道清潔素

最優質的腸道清潔素（#19）是取自近中東地區（指印度、巴基斯坦）的洋車前草籽所製成的產品。當與水或其他液體混合時，會形成能夠保留水分的黏液纖維。這種產品會附著在結腸的黏液層上，使黏液層軟化鬆動，並進一步將黏液自腸壁上分離。這是種富含水分的纖維，能幫助腸道達到更佳的蠕動作用。

優質的腸道清潔素對於組織淨化療程的成功非常重要，許多洋車前籽產品並未含有外莢，尤其是藥廠所生產的產品，而且許多產品還可能含有大量的糖（或代糖），所以請記得先行閱讀欲購買產品的標籤。

液體葉綠素

在抗生素的使用普及化之前，醫師們有時會將液體葉綠素與消毒過後的水稀釋後，用於清潔較深的手術傷口，亦可用於嚴重感染的傷口。將葉綠素用於受感染的傷口，能夠清除感染所引起的惡臭。與抗生素不同，葉綠素是種益生菌，是有益的菌種，能使腸道變得不利於害菌生長（對於益生菌的討論，參見第161頁）。市面上的液體葉綠素有添加薄荷風味以及無添加兩種，用於結腸淨化之中，我建議選擇無添加的產品。

菸鹼酸

菸鹼酸是維生素B群的一種，能產生溫暖的發紅現象，可用於將血液推入機能低落的組織，使其受到重要養分的滋養而變得強壯。發熱與發紅的症狀通常會侷限於頭部與上肢，時間約維持十至二十分鐘。調整你的菸鹼酸劑量至僅有輕微發紅現象，但不至於太過嚴重為佳。有些人對於菸鹼酸的反應比較強烈，過去未曾服用過菸鹼酸的人，第一次服用時應該謹慎斟酌劑量，先使用少量，約二十五毫克，再逐漸增加至輕微發紅現象。當你在斷食狀態或未搭配食物服用菸鹼酸時，反應通常會比較強烈。請務必使用菸鹼酸，而不是菸鹼醯胺，後者並不會產生相同的效果。

維生素C

當身體在七日淨化療程期間清除毒素與腐敗物質時，維生素C（#57）能保護身體不受新的汙染物所害。雖然使用各種品質的維生素C都可以，但請確定使用含有生物類黃酮以及／或芸香苷的產品，以促進維生素的吸收。

維生素C經化學測定為抗壞血酸，可以輕易且廉價地在實驗室中進行製造。但若不含生物類黃酮或芸香苷，那就不算是完整的產品，也無法發揮良好的功效。

小麥胚芽油

小麥胚芽油（#53）是冷壓油，其中不含人工色素、防腐劑或風味劑，也是絕佳的必需脂肪酸與維生素E來源。一般而言，小麥粒最內層的胚芽部分會在加工過程中去除，也由於麵粉與其他常見產品中都不含胚芽，所以我們必須透過營養補充品來攝取。

全甜菜汁濃縮錠

全甜菜汁濃縮錠（#48）含有取自整株植物並經濃縮乾燥的甜菜汁，具有輕微的通便效果，也可對於肝臟發揮淨化效果。基於這些原因，在結束終極組織淨化療程後，也必須使用生的碎切甜菜。

體內環保小百科

對於素食者

■ 嚴格的素食者常會排斥養生法中使用些許動物製品的必要性。就我個人而言，我覺得此方法所帶來的益處大過於使用動物製品的負面效果，尤其是我們只在短期內使用相對少量的動物製品，當腸道恢復健康後，通常也就不會再使用這些製品了。

對於過敏體質人士

■ 假如你對於七日淨化療程中所建議使用的任何產品發生過敏反應，則省略該項物品，並尋求諮詢以選用適當的替代物品。有時候對於某種產品的過敏反應，會在完成某種程度的淨化作用之後才出現。

灌腸板式灌腸法的用具

使用灌腸板是種特別的灌腸方式，可以更徹底地進行腸內淨化。這種方法需要的時間稍微長一些、水量稍微多一些，而且包括了特別的飲食程序，好讓淨化作業更加深入且更加有效，而且非常安全。使用灌腸板進行灌腸，需要幾種特別配備，但比普通的灌腸方式更為舒適。

下頁圖5-1所示的灌腸板，是終極組織淨化療程中的必要用品，這張板子的設計能讓使用者在淨化過程中舒適地平躺著。板子是由塑膠所製成，大約有三十八公分寬、一・二公尺長。必須注意的是，灌腸板兩端必須要有穩固的支撐，使其能承受一個人的重量。灌腸板的一端有一個洞，放置在馬桶上，另一端則用一張椅子支撐，椅子的高度只能比馬桶高約三十至六十公分，使板子稍微傾斜，好讓腸道廢棄物流進馬桶中。

圖5-1　灌腸板

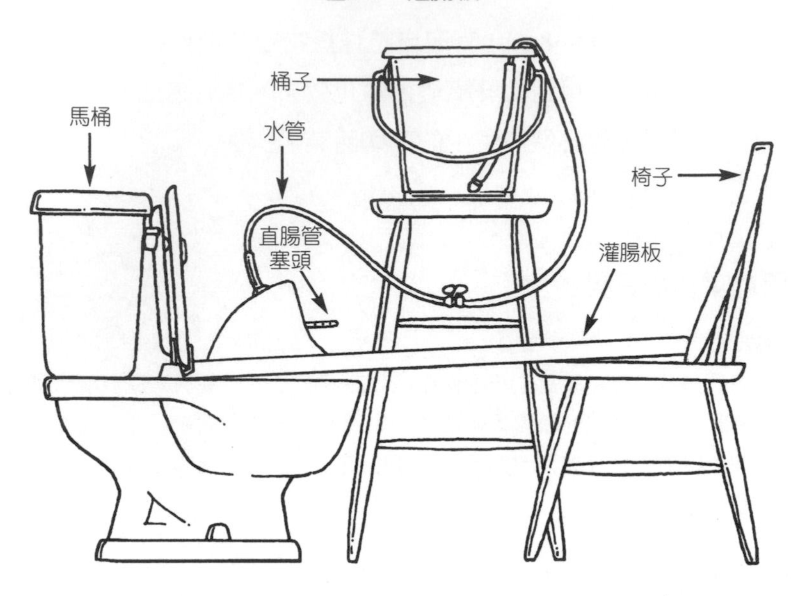

將容量約十五至十九公升的塑膠桶懸於板子上方，並以一根水管，利用重力將水從桶子中輸送至伸入直腸裡頭的小口徑塑膠肛管，大約鉛筆粗細的塑膠肛管保持在直腸中，使灌腸溶液與有毒廢棄物繞過管子流出，讓人不需要起身坐上馬桶就能進行排毒。

在整個灌腸板式灌腸法過程中，並不需要將水流關掉（還是可依照使用者的方便關閉），也不需將肛管拔出。肛管不需拔出，這是灌腸板式灌腸法與普通灌腸法最主要的差別之一，水能夠流進去，而排出來的有毒廢棄物直接流入馬桶。當約十九公升桶中的灌腸溶液用完時，大約經過半小時，於第140頁所解釋與說明的流程才算完成。在七日淨化療程中，每天早晚各進行一次灌腸板式灌腸法。

灌腸板與搭配的配件，如圖5-2所示，對於想發揮自身療癒作用的人而言是一大進展。這些配備的重量很輕、很便宜，又容易儲存，而且很有效，不僅在家就能進行結腸治療，也讓你能計畫自己的時間表，節省時間與金錢。其中最好的優點，應該就是能完全讓你自行控制吧。你就是灌腸板式灌腸法唯一的操作人員，不需要其他人幫忙，讓你擁有方便操作、簡單作業與完美的隱私權。

圖5-2　灌腸板與配件

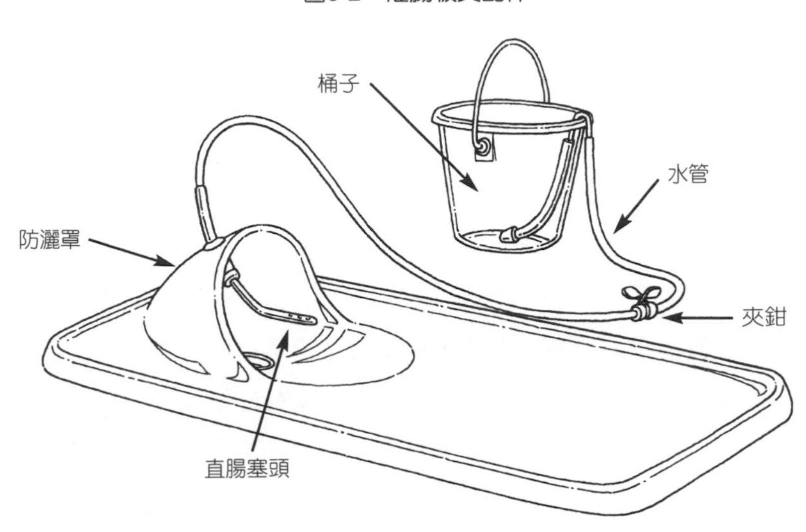

現在有不少用於組織淨化的灌腸板製造商，我試過了幾種不同的產品，最合我意的是加州灌腸板公司（Colema Boards of California, Inc.）的產品，有一件式與摺疊式的型號。雖然摺疊式灌腸板的價格較高，但具有可隨身攜帶的優點，可以裝在旅行箱裡頭（註：目前已無生產）。其他廠牌的灌腸板設計有些差異，材質也各不相同，當然也各有優缺點。有些人會自製灌腸板，可以節省成本或者依照自己的特定需求來設計。

注意與考量事項

雖然我覺得灌腸板是讓水流入腸道進行排毒的最佳方法，還不會產生任何嚴重的膨脹現象或不良問題，但你需要確保自己沒有可能引起心理或身體風險的症狀，其中包括腸阻塞、嚴重發炎、潰瘍與憩室症。假如你的腸道有壓力過高或出血現象，那就不該進行灌腸板式灌腸。另外，如果你有在水進入後難以排出的問題，也不該進行這種治療。我不建議患有嚴重心臟問題的人進行此療程，除非有能夠處理心臟病緊急狀況的合格專業人士在一旁監督。患有糖尿病、結核病、癌症、氣喘與其他嚴重退化性疾病的人，也應該經由專業健康人士提供引導、批准與相關協助。胰島素依賴型糖尿病患者需要有人特別照護，因為對胰島素的需求可能會在這種快速的淨化過程中劇烈變化。

在開始淨化療程前，你應該較為謹慎地先進行完整的身體健康檢查，包括血液與尿液檢驗。你的健康檢查中應該包含完整的血球計數（CBC）、蛋白質結合碘（PBI）檢驗、血清多重分析（SMA-24）、檢查排泄物中嗜酸菌的排泄物酸鹼檢驗、X光片檢查（依需要而定），以及可用以表現因本療程而引起化學、組織與機能變化的其他檢查。假如你有任何器官或身體部位較為虛弱或機能不良，你就應該時常進行檢查。你也可以進行鋇劑X光診斷（針對上腸胃道與下腸胃道），看看是否有任何不適合進行淨化療程的症狀。鋇劑診斷需要醫師處方簽，假如必要的話，等到你確定能安全進行時再開始淨化療程。

倘若你受到任何嚴重的腸道症狀所苦，或懷疑你的健康狀況是否足以進行灌腸，請諮詢醫師，讓醫師確定這種腸道淨化作業不會對你的現況產生負面影響。

許多醫師並不了解腸道淨化作業與其重要性，可能會對於你想採行灌腸的意圖回以冷淡甚至輕蔑的反應。假如可以的話，找位能贊同你想掌握自身健康照護意圖的醫師吧。如果你患有嚴重的腸道毒素症，醫師的協助可說是非常珍貴的。

在組織淨化的過程中，你不應該中斷對於特定症狀所開的處方藥物，然而必須注意的是，斷食與淨化作業常會導致藥物的反應更加強烈。而且，當淨化作業完成後，你的藥物劑量可能需要經過調整（通常是降低劑量），有時可以完全停用某種藥物。假如你正在服藥，請諮詢開立處方的醫師是否有任何特別指示。

如果你有關節炎，那在上下灌腸板時可能會有些困難。而且，你體內的風濕性酸類（rheumatic acids）可能會在排出身體前以及身體獲得有機礦物質營養品補充前受到翻攪，假如你的風濕痛急性發作，就先從灌腸開始進行當天的療程，好紓解症狀，並服用建議的補充品。

假如你在灌腸過程中感到噁心，請藉由關閉水管上的夾鉗來中止水流。利用幾個枕頭將自己稍微撐起來，這通常會有些幫助，直到噁心感消失為止。隨著你將某些水與廢棄物排出結腸，你應該會覺得噁心感有所紓解，接著就能繼續進行灌腸。

由於此療程對結腸進行頻繁的沖洗，可能會對結腸的電解質平衡產生負面影響。電解質流失是不利的，避免流失的最好方法就是補充電解質、礦物質以及乳酸菌，終極組織淨化療程會確保這些物質的補充。因此，請勿偏離療程的指示，除非你的醫師建議改變做法。我尚未聽見有任何人遵循本書的預防事項與指示後提出抱怨，請不要偏離書對於此方法的指示。

確保灌腸用具的衛生

我在本書中一貫地強調腸道清潔的重要性，這是讓我們重拾健康並維持健康的方法。每個人結腸中所含有的害菌、寄生蟲與其他微生物及物質都有很大的差異，某個人能夠承受且不會引起明顯負面影響的腸道內容物，對另一個人可能會有害。所以，在努力進行組織淨化時，你必須先實行特定的預防事項，以預防任何害菌與寄生蟲的交叉感染，不同個體之間相互汙染的情形也一定要極力避免，而透過確保每個人都使用自己的灌腸板與肛管，絕對可以預防上述情況的發生。

絕對不要讓其他人使用你的灌腸板，除非相關配件都經過完全消毒才行。使用不乾淨的肛管，非常容易讓微生物轉移至結腸。所以，在每次灌腸過後，必須將塑膠肛管在溫的肥皂水中洗淨，並置於活水下充分沖洗，再泡在殺菌溶液裡頭，如Neolife的Rugged Red產品。別將塑膠肛管進行煮沸或置於酒精溶液中。不使用時，應該將肛管存放在裝有殺菌溶液的瓶子中。

為了預防感染，請在每次使用前，先將連接用的管子連接肛管的那一段進行消毒。此用具的製造商讓用具維持了簡單的結構，並讓用具容易保持清潔。所以，灌腸板在每次使用後都必須徹底清洗，以預防汙染。對於你的健康與福祉而言，遵循此處的指示非常重要，此原則千萬不能鬆懈，有句亙古格言，「純潔近乎神性」，正好適用於此。

灌腸板設計的諸多優點之一，在於結腸廢棄物不會透過灌腸管逆流，這是灌腸板用具與市面上幾乎所有灌腸設備的不同之處，也因此使得汙染的風險大幅降低。即便如此，偶爾透過桶子與管子用殺菌溶液清潔灌腸水管還是不錯的。而且，灌腸用的桶子一定要加蓋，避免毛髮、灰塵、髒汙或其他物料積存在桶子裡，在使用前後也要將桶子徹底沖洗乾淨。

關於你用的水

並非所有家用水源都適合用來灌腸，可別以為你家的水都可以拿來用（或拿來喝）除非你曾經檢驗過，或用其他方式確保能夠飲用。大部分的地方性健康機構都會提供水質檢驗服務，以測定水質是否可供安全飲用。然而，我認為並不是所有能夠飲用的水都適合用來灌腸。

能夠飲用與否，並不是我們對於水中化學物質的唯一考量。政府在供水系統中通常會加入某些化學物質來減少細菌量，所以水中可能會含有不適合用於淨化潔腸的化學物質。

假如你家的水中含有像氯或者氟化物等化學物質，就要用適當的過濾流程來濾掉這些物質，請尋求水質調整公司的協助。最後還有一種方法，你可以購買罐裝水來用於灌腸。

七日淨化療程的流程

除了下列流程之外，你也可以在七日淨化療程中間加入按摩、足部按摩或瀉鹽（Epsom salt）浴。

開始淨化

在開始淨化療程的前一天晚上，服用二顆草本通便劑。為了確保排毒作用更加徹底，使用嬰兒用注射筒將一杯的橄欖油注入直腸，並盡可能將橄欖油在直腸內保留至隔天早上。

乾刷皮膚

每日養生療程的第一步，就從乾刷皮膚三至五分鐘開始，我認為乾刷皮膚是所有「洗澡」方法中最好的一種，不管是哪一種肥皂，都沒辦法把皮膚洗得像老舊膚質下方的新生膚質那麼乾淨，你每二十四小時就可刷出一層新的皮膚，乾刷皮膚能夠清除老舊的上層，並使下方的乾淨層浮上表面。

皮膚是身體五大排毒管道之一，每天能以汗水的形式排掉大約一公斤的有毒物質，也因為能讓身體排除有毒廢棄物質，所以皮膚又被稱為人體的「第三顆腎臟」。別用油脂、乳霜或其他有害的黏糊液體阻礙皮膚的排毒，這些東西只會打著美麗的噱頭來阻塞皮膚。

就期待規律地乾刷皮膚能為你帶來什麼驚喜吧！

可以使用具有長柄與天然瓊蔴刷子來乾刷皮膚，這樣才刷得到難刷的部位。在起床後至晨間泡澡或淋浴前，應該將全身上下（除了臉以外）乾刷半小時，晚上睡覺前也可以再刷一次。注意在乾刷時從皮膚上所落下的粉末，這些是尿酸與其他跟著汗水所排出廢棄物的乾燥結晶。

記得要在皮膚乾燥時進行乾刷，而且刷子別碰到水。只是剛開始可能會覺得刷毛太硬，這是因為刷子還是新的，而且你的皮膚也尚未習慣乾刷，假如你覺得刷毛太硬了，可以將刷子泡在熱水中，但時間不能超過一分鐘，深度也不能超過四公分，而且只能泡一次，這能讓刷毛稍微軟化。不過，你很快就會想要用硬一點的刷子了！你的皮膚會愛上這種規律的乾刷行為，而且你也會愛上皮膚的感受與外貌。

飲用清腸飲料

每天要飲用五次清腸飲料，第一次是在早上七點時飲用，並且每過三小時整再飲用一次，每天最後一次飲用時間應該是在晚上七點。

清腸飲料中包含兩部分，兩部分必須分別調製，並接著飲用，調製的食譜如下：

第一部分

水，二百四十毫升

蘋果汁，六十毫升

黏土水，一湯匙

腸道清潔素，一茶匙尖匙

第二部分

水，三百毫升

蘋果醋，一湯匙

生蜂蜜，一茶匙

❶將第一部分食材放在約〇．五公升的罐子裡，並加蓋密封。

❷將第二部分食材放在大玻璃杯裡。

❸將第一部分食材用力搖晃後，立刻將飲品喝下，不然很快就會變成膠狀的濃厚質地。

❹緊接著將第二部分食材攪拌後喝下。（但第二部分食材並不會像第一部分變得濃稠，所以不需要太過急促）

在喝下清腸飲料後，等待至少十五至二十分鐘再躺上灌腸板，在灌腸完成後也要等待十五至二十分鐘後再喝清腸飲料。

服用補充品

每天要服用四次補充品，每次間隔三小時，從早上八點三十分開始，最後一次服用是下午五點三十分（確切時程請參見第151頁，「七日淨化的每日排程」）。

每天一早就把整天的補充品分配好，這是最簡單的作法，將補充品分配在四個容器中（小紙杯就很方便），每個容器中放一次服用的分量。第一天到第三天的每日劑量並不一樣，而第三天到第七天的劑量都相同。除了藥錠型的補充品，你也需要服用鱈魚肝油與鈣鎂液。

除了特定的補充品與飲品之外，這七日間都不能吃其他食物，假如你真的覺得太餓了，你可以喝水、花草茶、稀釋的新鮮蔬菜汁、蔬菜高湯清湯，或馬鈴薯皮湯（參見下頁食譜）。

大量的液體對於淨化療程的成功相當必要，在服用補充品之後，等待至少十五至二十分鐘再躺上灌腸板，灌腸結束後也要等待十五至二十分鐘再服用補充品。

飲用亞麻籽茶

亞麻籽茶應該在早上八點三十分以及晚上五點三十分的時候搭配補充品飲用。

準備時，每一杯的亞麻籽茶中，將一茶匙尖匙的亞麻籽加入一杯至一又四分之一杯的水中，並且煮滾，接著關火放涼，濾除籽後再放入冰箱。

大部分的健康食品店都買得到亞麻籽，泡出來的茶有點滑滑黏黏的口感，可以依照個人需求先將茶過濾後將亞麻籽丟掉。

體內環保小百科

馬鈴薯皮湯

馬鈴薯皮湯是有機鉀的絕佳來源，而且很好喝。

材料：

中等大小馬鈴薯二至三顆、水三杯、芹菜梗一根（切細，依個人需求）。

作法：

1. 將馬鈴薯削皮，馬鈴薯皮的厚度約為〇・三至〇・六公分。
2. 將馬鈴薯皮與水置於中型湯鍋中，可依喜好加入芹菜增添風味。以中火慢慢煮至沸騰，再將火關小煨煮至馬鈴薯皮軟化，大約十五分鐘。
3. 利用有孔的湯匙將馬鈴薯皮與芹菜撈起丟棄，將高湯稍微放涼。
4. 將高湯舀入大杯子中趁溫熱喝。

此食譜為兩人份，將喝剩的湯放入冰箱，下次要喝時再加熱。

實行灌腸板式灌腸

接下來要詳細說明灌腸板式灌腸法的流程與操作方式（若要直接閱讀指引，請參見下頁內容，「逐步實行灌腸板式灌腸法」）。我一直以來都採行最徹底、有效且自然的方式，來達到組織解毒與淨化的目標。灌腸板的設計提供了安全又簡單的高位結腸淨化（high-colon cleanse）方法。當你就正確位置後，你就能放輕鬆，好好享受接下來的過程。

你的雙手可以自由活動，好讓你可以按摩腹部的區域，這是達成最佳效果的關鍵。

體內環保小百科

逐步實行灌腸板式灌腸法

請依循下列步驟，確保你的灌腸板式灌腸法既安全又舒服：

1. 將馬桶座墊掀起，並放上灌腸板的一端，使灌腸板的位置可以讓上方的防灑罩圍繞馬桶口。用桶子、椅子或浴缸支撐灌腸板的另一端，使你頭部所在的一端大約高出五至十公分。
2. 將容量為十五至十九公升的桶子置於板子上方大約〇・六至一公尺的高度，假如能夠安全支撐裝滿水的桶子重量，可以將桶子懸掛著，但請確保支撐物的承載強度。
3. 確定管子的夾鉗確實密閉，讓水流無法通過管子。接著，將管子末端置於水龍頭下方，使管子充滿水，藉此開始虹吸作用。當管子裝滿水後，以手指堵住管子末端，避免水流失，再將塑膠管呈現U型掛在桶子邊緣。小心地將你用手堵住的管子末端放進桶中，桶子裡頭應該幾乎裝滿著事前準備的灌腸液，當你鬆開夾鉗時，就會開始虹吸作用。
   假如你在桶子上加裝了水龍頭，可以省略U型管的部分，只要裝好夾鉗，並直接將管子較長區段接在水龍頭上，當夾鉗鬆開時，水就會因為重力作用而注入管中。
4. 將肛管以K-Y潤滑液加以潤滑，並將肛管置入橡膠連接管中。
5. 坐在灌腸板上，面向馬桶，縮起雙腿使膝蓋彎曲，並輕輕地將將過潤滑的肛管深入直腸內最多約八公分。**警告：在任何環境下，都別將直腸塞頭深入直腸內超過八公分。**
6. 讓自己擺出舒服的姿勢，膝蓋彎曲，腳底板放置在灌腸板上方支撐處的任一邊，臀部應該要接觸支撐處。
7. 當你挪好舒服的姿勢，而且肛管已經放置妥當，就伸手將夾鉗鬆開，讓溶液得以流下，並持續到桶子內的液體流光，時間大約半小時左右。

關於如何進行灌腸板式灌腸的說明，參見第143頁，「實行灌腸板式灌腸」。

將板子準備好

首先，將馬桶座掀起，並將灌腸板的使用端放在馬桶上，以穩固的椅子或凳子支撐灌腸板的另一端，最好比馬桶高出五至十公分，好讓板子朝馬桶傾斜，可以參照圖5-3。假如沒有馬桶可用，你也能將空的桶子放在板子的使用端下方，在此情況下，你需要使用能夠承受體重的堅固容器。倘若桶子無法同時支撐灌腸板，要盡可能縮小桶子上方與灌腸板下方的空間，避免噴灑出來。利用桶子設置灌腸板的方式可以參照下頁圖5-4。如果你想，而且空間足夠的話，你也可以將整組設備放在浴缸裡，避免噴濺。

接著，你也可以依照需求將毛巾摺疊起來，放在灌腸板上墊在你的背後。你也可以拿個舒服的枕頭，放在板子上端把頭枕著。我喜歡用專為在床上閱讀所設計的特製枕頭。

圖5-3　利用馬桶設置灌腸板

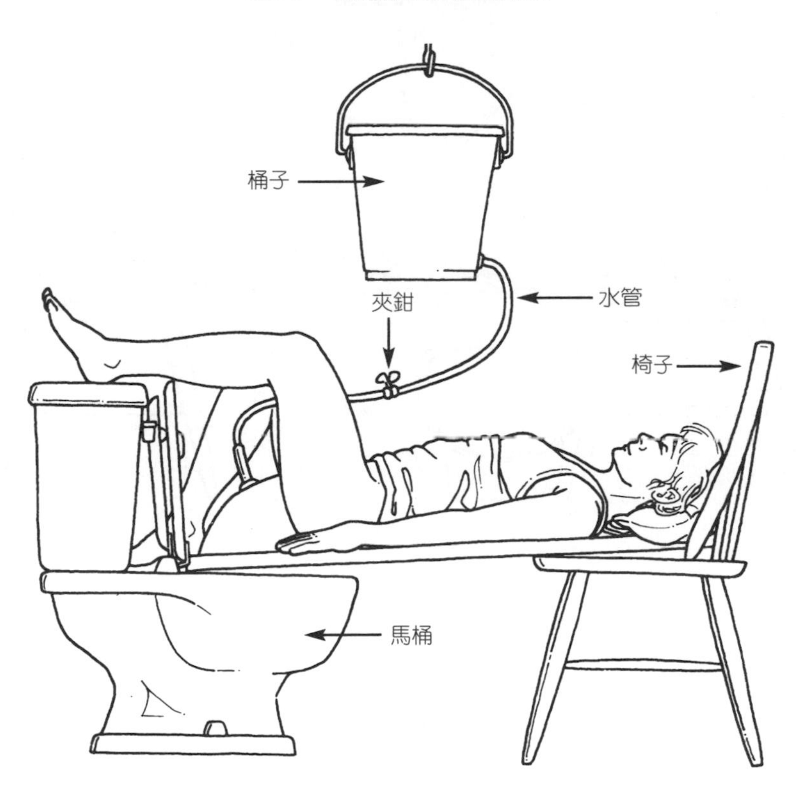

準備水桶

該是準備水桶的時間了。將水桶透過二腳或四腳的支撐物放在灌腸板上方，記得，十九公升的水可是重達十八公斤喔！因此，除非桶子跟手把夠堅固，能夠支撐這個重量，否則不建議將桶子掛著。將桶子幾乎裝滿跟體溫差不多溫度的水，記得要預留將其他建議添加物加入桶中的空間（參見下頁，「灌腸水添加物」），你可以在此時將添加物加入水中。

圖5-4 利用桶子設置灌腸板

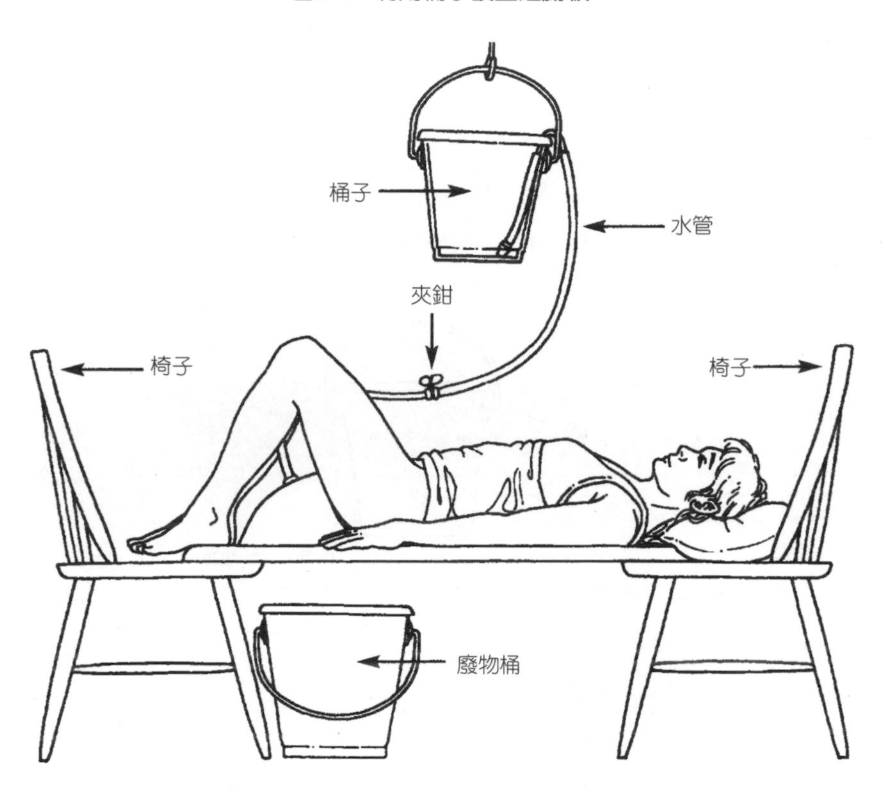

連接灌腸用具

準備好灌腸水之後，將灌腸板產品所附的水管一端連接在桶子的水龍頭上，或使用虹吸管（參見第148頁，「以虹吸方式使用灌腸水」）。記得將關起來的夾鉗設置好，並將水管的另一端連接在穿過防濺罩的塑膠彎管上。假如橡皮水管很難接在水桶或板子上，可以使用極少量的K-Y潤滑液稍微潤滑，千萬不要使用凡士林或石化潤滑液，因為這類產品會導致橡膠管損壞。

將灌腸管肛管插入橡膠管中有足夠長度，橡膠管再從防濺罩延伸，讓塑膠肛管穿過灌腸板上方支撐部位後伸出不超過六至八公分。這點相當重要，以便事前防止肛管深入你的直腸超過八公分以上。

體內環保小百科

灌腸水添加物

灌腸水中可以加入不同素材，以達到不同目的，最常見也最建議添加的是黏土水、大蒜、亞麻籽茶以及液體葉綠素。

黏土水

黏土水可以使灌腸更有效地淨化結腸，因為能夠吸附許多有害的化學物質並排出體外。不過，只能在晚上灌腸時使用黏土水。

將四分之一至二分之一杯的黏土水加入十九公升的灌腸水中，並攪拌混合。

大蒜

如果你覺得可能有蠕蟲或者其他腸道寄生蟲，那大蒜就是絕佳的灌腸添加物。即使你的腸道內沒有寄生蟲，或是不確定到底有沒有蟲，大蒜也是很好的腸道清道夫，但大蒜不能與黏土水一起使用。

要準備大蒜添加物時，將四瓣乾淨且未剝皮的大蒜放入果汁機，並加入一杯水後打成汁，再將大蒜水過濾後加入灌腸水中。

亞麻籽茶

亞麻籽（flaxseed）也可稱為linseed，因為這種小顆、褐色、扁平又像橄欖球形狀的種子當中富含亞麻油酸（linolenic acid），這是所有必需脂肪酸中最重要的一員。

將亞麻籽放在水中，將水煮滾後繼續浸泡，亞麻籽會釋出水溶性的黏滑膠質，其中具有極佳的潤滑效果，而且紓緩消化道的效果非常好。

要準備亞麻籽茶時，參見第143頁。十九公升的灌腸水要搭配大約一杯的過濾後亞麻籽茶。

液體葉綠素

液體葉綠素對於腸道非常有益，具有紓緩效果，也能緩解腫脹、發炎與疼痛，還具有清潔、消毒與除臭效果。事實上，液體葉綠素是目前已知最佳的天然清道夫與解毒劑。

基於這些效果以及其他原因，所以我們在淨化人體並恢復健康的灌腸作業中加入液體葉綠素。

要在灌腸水中使用液體葉綠素時，可在每二公升的水中加入一茶匙液體葉綠素。將液體葉綠素與亞麻籽茶結合的話特別有效。

體內環保小百科

以虹吸方式使用灌腸水

假如你的桶子底部附近沒有水龍頭或栓頭，你就要把灌腸用的水管跨在桶子邊緣上，你必須以虹吸方式使用灌腸水，才能讓水流下灌腸板。不過，一旦水開始流動，就會持續流到桶子空了或是捏緊夾鉗關閉水流為止。

虹吸作用，是將水管要置入桶子中的那一端放在水龍頭下，將水灌入水管中，通過塑膠的U型管，再高高舉起，讓水透過長長的水管流下。當水流下之後，將夾鉗關閉，並將管子比較重的部分放回桶中，再將塑膠U型管掛在桶子邊緣。接著你就能鬆開夾鉗，讓水開始流動。此處的原理是當水流下長長的水管時，會自然而然將桶子內的水一併抽下來並流過U型管部分。

為了維持虹吸作用的運作，記得在桶子流空之前將夾鉗關閉。將夾鉗關閉後，重力所產生的拉力能省去重複進行開頭流程的麻煩。假如水管流乾了，你就必須重複進行上面所述的虹吸作用開頭流程。

另一種讓桶子流水的方式，是在桶子底部裝設小水龍頭。將水管接設在水龍頭上，另一端則裝上灌腸板使用端上的塑膠管。改用這種方式，就不需要再使用虹吸作用了，而五金行一般都買得到尺寸適用的水龍頭。

圖5-5　肛管置入直腸的部分不超過八公分

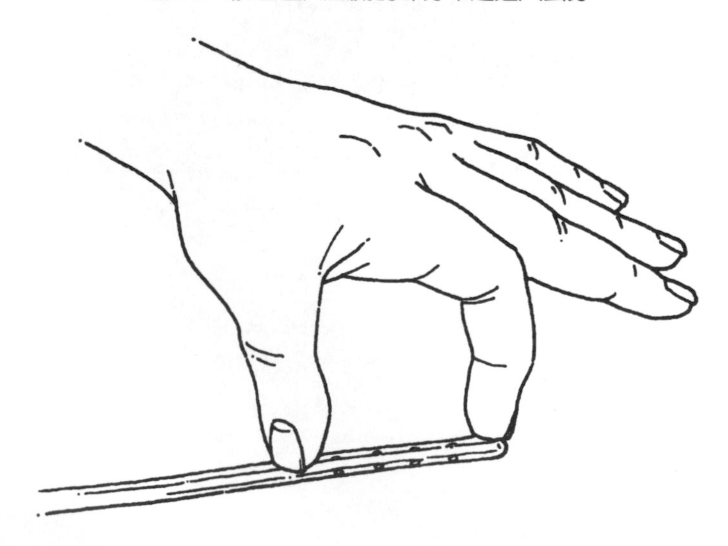

假如你發現肛管太長，那就要切短。市面上大部分的肛管都比真正需要的長度還要長。目前市面上找得到兩種肛管——其中一種是軟的，形狀是彎曲的，另一種是硬的，形狀是直的，這兩種都是塑膠製成，較軟的塞頭可以用銳利的刀子或剪刀來切短，較硬的塞頭就需要先用銳利的刀子刻痕之後再折成兩段。

警告：如果你把肛管切短或折斷，記得要用沒切割過的那一端伸入直腸內。

置入肛管

最後，以少量的K-Y潤滑液塗在肛管末端，並小心地將肛管置入直腸內，最多八公分（參見圖5-5），並緩慢且小心地滑下板子，直到臀部接觸到灌腸板上方支撐部位為止，支撐部位的形狀具有曲線，能或多或少提供親密性的封閉。

肛管應該在沒有不適的情況下輕鬆地進入直腸，倘若你在朝臀部支撐部位滑下板子時，感覺到直腸有任何不舒服，就要立刻停止，小心地抽出肛管並再次確定，當臀部接觸到支撐部位時，肛管伸入直腸內最多不超過八公分，這點是最重要的（對於這點的進一步討論，參見下頁「置入肛管」）。

開始淨化

當你在灌腸板上都調整舒適了，就可以打開夾鉗，讓灌腸水流入你的結腸中。灌腸板式灌腸法跟一般灌腸法主要的差異在於，肛管一直到清潔結束前都不用移出直腸，排泄物會直接流過肛管旁，維持正常的腸道運作，灌腸過程能促進正常的排泄作用，而且不會使腸道脹大。

按摩你的腹部

在你採取灌腸的同時，記得按摩你的腹部，網球是最好用的按摩工具。從你的左邊開始按摩，透過手掌用網球按壓腹部的同時，一邊滾動，但不用按摩到不舒服的程度。如果你沒有網球，可以將雙手手指交叉，以平坦的部分按摩腹部。

體內環保小百科

置入肛管

當你採行灌腸時，不該將肛管置入肛門超過八公分。

腸道的乙狀結腸部分是彎曲的，就一般人而言，距離肛門約十公分，但可能會因人而異。如果將肛管置入超過八公分，可能會對彎曲的部分帶來額外壓力，造成刺激、疼痛，也可能引起物理性問題，所以絕對不能讓肛管對腸壁施加任何壓力。

為了確保對你有益，我建議你從肛管的末端測量八公分，並做個擦不掉記號在上頭。接著，用橡皮筋在八公分記號的位置繞個幾圈。請注意，我建議使用軟質的塑膠肛管，比較有彈性，而且即使患有痔瘡也能夠滑入肛門。無論你使用軟質或是硬質肛管，置入時都不該超過八公分。雖然我用硬質肛管也沒什麼問題，但利用軟質肛管算是額外的安全手段。

你也必須確保是由自己來置入肛管，絕對不要讓其他人來置入肛管。

如果你發現有些部位一按就痛或太過敏感，就持續按摩到痛覺紓緩。繼續往左邊的肋骨部分按摩，並跨越腹部按到右邊，這能幫助水流跨越並流入升結腸。如果有痙攣或想要排泄的感覺，只要像平常一樣讓自己放鬆，流入體內的水流會暫時因為要往外排的廢水壓力而暫停，並在你再次放鬆腹部肌肉時自動繼續流入。

請繼續以這種方式進行到你想停止，或是桶子流空為止，桶子通常要經過約三十分鐘才會流乾。如果你尚未完成排泄，但是水已經流光了，可以在桶子裡補充足夠的水來完成，如果一旁有人隨時準備補充桶子的水，那將會更有幫助。

完成灌腸作業

灌腸完成後，要小心地從板子上起身，因為水可能讓板子或地板變得濕滑。在你從板子下來以後，將管子卸下，並將板子從馬桶上取下（你可以將板子一端立起來放在浴缸中）。在斜躺位置時，你無法完全排出結腸上部區域的水。所以當你站起來時，重力會讓所有的水跟廢棄物流到直腸，可能會引起自然但快速的排便反應。此時，你需要馬上使用的馬桶，可不能還被灌腸板蓋著。

現在灌腸作業已經完成，你必須以優質的殺菌溶液來清潔板子與管子，就如第139頁的說明一樣。卸下肛管清潔時，建議將管子浸泡在例如Rugged Red的殺菌溶液中，直到下次灌腸再使用。

此時，有毒物質都排掉了，感覺不錯吧！

七日淨化的每日排程

七日淨化療程能讓你體驗到，身體潔淨又高效率運作所帶來的益處。許多人表示，內心感到前所未有的澄淨與愉悅。讓自己放輕鬆，享受一下這七日淨化的排程吧！

第一日

早上七點：先乾刷皮膚，迎接全新的一天，接著飲用清腸飲料，並進行淋浴。

早上八點三十分：服用下列營養補充品、亞麻籽茶以及二湯匙（或瓶上建議劑量）鈣鎂液：

- 綠藻十二錠或紫花苜蓿八錠（或綠活六錠）
- 菸鹼酸一錠（或你想服用的劑量）
- 小麥胚芽油膠囊一顆
- 維生素C錠二錠
- 消化酵素補充品四錠
- 完整甜菜汁濃縮錠二錠
- 紅藻一錠

早上十點：飲用清腸飲料。

早上十一點三十分：服用與早上八點三十分相同的營養補充品，但這次搭配高湯服用。

下午一點：飲用清腸飲料。

下午二點三十分：服用與早上八點三十分相同的營養補充品，但這次搭配花草茶或高湯服用。

下午四點：飲用清腸飲料。

下午五點三十分：服用與早上八點三十分相同的營養補充品，但這次搭配亞麻籽茶服用。

晚上七點三十分：飲用清腸飲料。

晚上九點三十分：服用二湯匙鈣鎂液以及二顆鱈魚肝油膠囊，並且就寢（就寢時間不該晚於九點半）。

第二日

早上七點：乾刷皮膚，迎接全新的一天，接著飲用清腸飲料。

早上七點三十分：進行灌腸板式灌腸（可依需求添加大蒜、亞麻籽茶或液體葉綠素），灌腸後休息半個小時，接著進行淋浴。

早上八點三十分：服用下列營養補充品、亞麻籽茶及二湯匙鈣鎂液：

- 綠藻十八錠或紫花苜蓿八錠（或綠活六錠）
- 液體葉綠素一茶匙，加入一杯水中
- 菸鹼酸二錠（或你想服用的劑量）
- 小麥胚芽油膠囊一顆
- 維生素C錠二錠
- 消化酵素補充品四錠
- 完整甜菜汁濃縮錠二錠
- 紅藻一錠

早上十點：飲用清腸飲料。

早上十一點三十分：服用與早上八點三十分相同的營養補充品，但這次搭配花草茶或稀釋果汁服用。

下午一點：飲用清腸飲料。

下午二點三十分：服用與早上八點三十分相同的營養補充品，但這次搭配花草茶服用。

下午四點：飲用清腸飲料。

下午五點三十分：服用與早上八點三十分相同的營養補充品，但這次搭配亞麻籽茶服用。

晚上七點：飲用清腸飲料。

晚上七點三十分：採行灌腸板式灌腸法（可依需求添加黏土水），灌腸後休息半個小時。

晚上九點三十分：服用二湯匙鈣鎂液以及二顆鱈魚肝油膠囊，接著就寢（就寢時間不該晚於九點半）。

第三日至第七日

早上七點：乾刷皮膚，迎接全新的一天，接著飲用清腸飲料。

早上七點三十分：進行灌腸板式灌腸（可依需求添加大蒜、亞麻籽茶或液體葉綠素），灌腸後休息半個小時，接著進行淋浴。

早上八點三十分：服用下列營養補充品、亞麻籽茶及二湯匙鈣鎂液：

- 綠藻十八錠或紫花苜蓿八錠（或綠活六錠）
- 液體葉綠素一茶匙，加入一杯水中
- 菸鹼酸三至四錠（或你想服用的劑量）
- 小麥胚芽油膠囊一顆
- 維生素C錠八錠
- 消化酵素補充品六錠
- 完整甜菜汁濃縮錠二錠
- 紅藻一錠

早上十點：飲用清腸飲料。

早上十一點三十分：服用與早上八點三十分相同的營養補充品，但這次搭配花草茶或稀釋果汁服用。

下午一點：飲用清腸飲料。

下午二點三十分：服用與早上八點三十分相同的營養補充品，但這次搭配花草茶服用。

下午四點：飲用清腸飲料。

下午五點三十分：服用與早上八點三十分相同的營養補充品，但這次搭配亞麻籽茶服用。

晚上七點：飲用清腸飲料。

晚上七點三十分：採行灌腸板式灌腸法（可依需求添加黏土水），灌腸後休息半個小時。

晚上九點三十分：服用二湯匙鈣鎂液以及二顆鱈魚肝油膠囊，接著就寢（就寢時間不該晚於九點半）。

七日淨化結束

在某些情況下，你可能會想在灌腸結束後使用直腸植入劑。雖然現在有許多種直腸植入劑，例如栓劑等，但我們所使用的是裝在嬰兒用直腸注射筒裡頭，再打進直腸中。

假如你有結腸炎或直腸出血現象，就使用以一杯亞麻籽茶以及一至二湯匙液體葉綠素結合而成的直腸植入劑。或者，你也可以用三至五錠碾碎後的綠藻錠加上一杯水組合而成。為了幫助排泄，用一湯匙綠藻粉與半杯黏土水，再加上足量的蒸餾水使調劑變稀，以利在注射筒中的流動。

灌腸板式灌腸法並不會養成依賴性，事實上，我發現灌腸板式灌腸法能促進恢復天然規律。完成淨化療程的人們，大部分很快就能恢復天然的腸道蠕動。恢復排便規律性的最佳方法是透過運動、良好的飲食與規律的用餐時程，並在飲食中增加額外的纖維（從燕麥到麥麩）。

記得要充分休息，並不要讓自己過度勞累。若你在淨化後還是無法恢復正常的腸道機能，可服用紫花苜蓿錠，當中富含纖維，而且含有葉綠素。纖維能讓腸道肌肉組織「有事做」，也提供腸道天然的刺激作用。葉綠素是絕佳的腸道清道夫，每餐服用三至四錠，確保充分咀嚼或咬碎後再吞下。

如果你發現有大量的脹氣、腸道不蠕動，或是肛門緊繃，那你可能產生了神經緊張的問題。這種情況下，使用肝油栓劑應該會有幫助。通常，以嬰兒注射筒將一杯溫水注入直腸，能幫助身體充分放鬆，促進良好的腸道蠕動。有時候，喝下一杯溫水也能有所助益。不加鹽的德國酸菜是很好的天然通便劑，你在剛出現便祕徵兆時就能食用。在恢復正常的腸道蠕動之前持續使用這些方法，並不會對你造成傷害，千萬不要尋求非天然的化學瀉藥，因為可能會養成使腸道衰弱的瀉藥依賴性。

身體解毒與淨化的必要

於此所提供的七日淨化療程，通常對於紓緩疼痛相當有幫助。來自身體任何部位的各種疼痛——包括關節炎引起的關節痛，以及偏頭痛、緊張、毒素與其他因素所引起的頭痛——大多數人都能獲得緩解。我們應該了解，這項療法並不是萬靈丹，應該將其視為引導身體解毒與淨化的重要步驟，假如有嚴重的醫療問題，還是應該尋求醫師的協助。

你應該依照自己的步調來依循淨化療程的進行，並且觀察任何反應。有些人——尤其是體內毒素極高、年長與特別虛弱的人——可能立刻就會產生負面反應。假如你的體力急劇衰退，或是發生其他嚴重的反應，那維持淨化療程超過一天就可能不太安全。

這是我所知道最強而有力的解毒療程，我們應該心存敬意，假如你沒有專門知識或經驗，你所發揮出來的潛在療癒力量可能會超乎你所能負荷。

雖然七日淨化療程是強力的排毒過程，但我發現大部分患有慢性健康問題的人，並沒辦法在一次的淨化療程後就擺脫所有的有毒物質，可能需要多進行幾次淨化，才能徹底地解毒。你可能需要將七日淨化療程重複個幾次，才會發展出必需的能量，好讓你更自然且完全地排毒。

你必須記得，疲累與衰弱的身體無法發揮原本該有的排毒能力。為了恢復良好排毒作用所必需的能量以及良好的感受，必須多花點時間。除了淨化階段之外，本療程的另一個階段是要進行建構與恢復作用。淨化與建構相輔相成，所以在進行整套終極組織淨化療程時一定要有耐心。

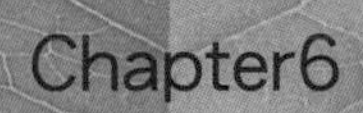

Chapter6

尋求身體的健康循環——
七週建構與汰舊換新療程

POINT

- 雖然進行淨化又好又有益處，但我們也需要時間來對身體組織重新建構。淨化之後，我們必須開始讓身體汰舊換新。在汰舊換新一段時間過後，就必須再次進行淨化。
- 將淨化與建構療程的比例維持在一比七（一週的淨化加上七週的建構），是使整個身體真正達到「潔淨」與再次復甦的最佳方法。
- 當斷食的時間越長而且越徹底時，就要花更長的時間來慢慢恢復正常飲食。
- 益生菌雖然不是萬靈丹，但不只疾病侵襲時應該服用，更應該持續使用益生菌來預防疾病。
- 斜板運動是使腸子恢復原本位置的好方法，在斜板上進行運動，更是對於腸子最有幫助的作法，而且對於恢復並維持良好健康也是絕對必要的。
- 睡覺時在臀部下方墊個枕頭，抬高臀部，對恢復器官正常位置也有幫助。
- 持續坐浴長達三個月，不僅對腸道問題有益，也能對許多膀胱與攝護腺問題帶來幫助。
- 康復轉機之所以稱為轉折，是因為會讓你覺得先前的急性症狀都復發了，你會經歷與健康狀況差到谷底時所發生的相同症狀。康復轉機通常會持續大約三天，剛開始時會產生些微不適，並且很快地加重，直到危機完全排除為止。
- 便祕、疝氣、靜脈曲張、痔瘡以及闌尾炎都與現代馬桶的使用脫不了關係。

世界上的生命是由建構與崩毀，或者說是正力與負力的永恆循環所構成。月亮有盈有虧、潮水有漲有退，太陽有起有落，生命中的一切都需要規律地汰舊換新。

假如你擁有自己的房屋，你一定知道損毀與耗盡的東西都需要規律地汰舊換新。就像所有生理結構一樣，身體需要充分的照料與保養，才能維持身體良好的機能與亮麗的外貌。

保養的一部分，就是提供物質以建構細胞的滋養，而細胞最終會崩毀凋亡，需要新的細胞來汰舊換新。

我們剛剛完成的淨化療程，排除了身體的廢物——耗損的細胞、厚重的黏液以及其他有害廢棄物。雖然七日淨化療程是進行「大掃除」的好方法，但如果以為我們已經完成身體淨化，不需要再繼續保養的話，那可是會有不良後果，而且也是很愚蠢的想法。

雖然進行淨化又好又有益處，但我們也需要時間來對身體組織重新建構。淨化之後，我們必須開始讓身體汰舊換新。在汰舊換新一段時間過後，就必須再次進行淨化。

許多人認為只要持續淨化就好，不需要花時間重新建構與汰舊換新。有時候人們太過醉心於淨化的精神，總覺得他們需要淨化再淨化。但除非能夠在淨化與重建之間取得平衡，否則我們就是在冒著成為極端分子的風險。

首先，我們可以將七日淨化療程視為某種程度上有些極端的解毒方式。有時候我們確實必須訴諸極端手段，來達到有限且明確的目標，然而，若是固守此道的話，可能有點危險，所以我們必須暫時停止淨化，才能夠取得平衡。遵從本章節中所說的建構與汰舊換新療程，可以為整體療程帶來身體所需的平衡。

七週建構與汰舊換新療程的設計，是在七日淨化療程完成之後所進行，你應該維持這項汰舊換新養生法長達七週的時間，接著再重複淨化療程。我發現，將淨化與建構療程的比例維持在一比七（一週的淨化加上七週的建構），是使整個身體真正達到「潔淨」與再次復甦的最佳方法。這個循環可以完全並徹底從腸道排除有毒物質，並幫助創造乾淨又健康的組織，而這個淨化與建構的循環，應該要持續進行六至八個月。

過渡時期的飲食

在斷食後立刻恢復平常的飲食是最不明智的，雖然七日淨化療程中攝取了某些養分，但剛開始時最好還是慢慢來。

一般來說，當斷食的時間越長而且越徹底時，就要花更長的時間來慢慢恢復正常飲食，若在斷食之後就吃下大量的食物，尤其是吃下錯誤的食物種類時，可能會帶來負面影響。

為了謹慎地讓你的腸道重新接受平常的用餐內容，我建議你在斷食後先採取下列的過渡飲食，這些飲食內容能使你的消化器官準備恢復正常運作，好從七日淨化療程順利地轉換回平常飲食。

採行過渡飲食的時間不需太久——只不過兩天而已，建議的用餐內容如下：

第一日

早餐：胡蘿蔔絲，稍微蒸過。

午餐：大份沙拉；優格、鄉村乳酪（cottage cheese）或堅果乳。

晚餐：大份沙拉；一種清蒸蔬菜。

第二日

早餐：新鮮水果或脫水果乾；穀類或半熟水煮蛋。

午餐：大份沙拉；一種清蒸蔬菜；優格、鄉村乳酪或堅果乳。

晚餐：大份沙拉；一種清蒸蔬菜；一種蛋白質，如炙燒魚、或烤魚、或豆腐。

進食時要細嚼慢嚥，假如你在餐與餐之間覺得口渴，可以喝花草茶或果汁。過渡飲食的第二天，可以吃新鮮水果當早餐，假如沒有新鮮水果，可以參見附錄A的指示食用脫水果乾。在淨化結束後的第三天，即可恢復平常飲食。

益生菌補充品

益生菌是在腸胃道內生長的有益細菌。益生菌不該與抗生素搞混，如盤尼西林等，抗生素是種藥物，用來消滅會導致疾病的傳染性微生物，當經過服用或注射後，抗生素會破壞患者體內的害菌，藉以幫助患者恢復。然而，抗生素也會破壞好的細菌，不只會摧毀益菌對身體所帶來的好處，也會大開方便之門，讓其他可能具有害處的微生物大肆增殖。

益生菌並不會破壞任何東西，而是會使腸道內的環境非常不利於害菌生長，以阻礙害菌成長，並替更多益菌留下生長空間。根據娜塔莎・崔納弗（Natasha Trenev）在《益生菌》一書中所寫的內容表示，益生菌能夠「**監督並控制體內可能有害微生物的成長**」，而且益生菌「**也有助於消除不可避免的毒素與環境汙染物所造成的影響**」。

規律使用益生菌補充品的優點應該相當明顯，所以我們可以說，益生菌雖然不是萬靈丹，但不只疾病侵襲時應該服用，更應該持續使用益生菌來預防疾病。益生菌有三大種類：

- 嗜酸乳桿菌（*Lactobacillus acidophilus*），能夠保護大腸。
- 雙叉乳桿菌（*Lactobacillus bifidus*），也就是所謂的比菲德氏菌，能夠保護小腸。
- 保加利亞乳桿菌（*Lactobacillus bulgaricus*），能通過整個消化系統並助其他兩種益生菌一臂之力。

嗜酸乳桿菌是最為知名的益生菌，不過，若要發揮效果，每立方公分中必須含有至少二億的微生物數量才行。雖然臨床醫師的經驗指出，嗜酸乳桿菌必須高劑量服用才能發揮作用，但有些案例仍然顯示，每日約一百二十毫升的低劑量，並與相同劑量的乳糖酵素補充品混合服用，也能夠具有令人滿意的效果。在大約百分之七十五至八十的非複雜性便祕案例中，嗜酸乳桿菌療法都能達到一致地良好成果。

雙叉乳桿菌療法也是已知相當有效的療法，俄羅斯醫藥科學營養研究院（Institute of Nutrition Academy of Medical Sciences）的保羅・捷爾吉（Paul Gyorgy）博士認為，人類腸道菌叢中的主要元素就是比菲德氏菌。

比菲德氏菌經證實能在以母乳餵養的新生兒腸道中立刻建立自身生態，並取得主導地位。在俄羅斯與德國所進行的研究顯示，雙叉乳桿菌在結腸中建立生態後確實能夠促進健康。

市面上都能取得以營養補充品型態所販售的嗜酸乳桿菌、雙叉乳桿菌以及保加利亞乳桿菌產品，而在活菌培養的優格當中也能夠取得保加利亞乳桿菌。

嗜酸乳桿菌與保加利亞乳桿菌具有膠囊、藥錠、液體與粉末型態的產品，而保加利亞乳桿菌則是以粉末型態呈現，許多製造商都會販售這些產品，而且在大部分的健康食品店面都能買到。

所有產品都應該在容器標籤上所標示的過期日之前使用完畢，開封後的產品必須保持密封並保存於冰箱中，也要避免光線照射。液體型態的產品必須保持冷藏，即使是尚未開封也一樣。

每日排程

七週建構與汰舊換新療程的目標，是在最理想的狀況下建構與更新組織，為了確保能夠達成目標，你每天都應該遵循下列原則：

- 乾刷皮膚三至五分鐘。
- 早晚各飲用一杯清腸飲料（清腸飲料食譜請參見第141頁）。
- 服用乳桿菌營養補充品長達一個月，以幫助結腸恢復天然菌叢生態，請依照你所購買的特定產品標籤指示服用。
- 每天服用三次下列營養補充品，搭配三餐服用：
  - 完整甜菜汁濃縮錠一錠。
  - 紅藻一錠。
  - 消化酵素補充品二錠。
  - 小麥胚芽油膠囊一顆。
- 每天服用兩次下列營養補充品，早晚各一次：
  - 維生素C錠二錠。
  - 菸鹼酸二錠（或你想服用的劑量）。

- 每天晚上服用鱈魚肝油二錠。
- 飲用復甦高湯或活力高湯（食譜請參見下方，「高湯」），每天各餐之間、午前或午後皆可飲用。
- 每日白天時間都需要休息，而最佳休息時段大約是在午間，介於正中午至下午三點之間，晚上就寢的最佳時間不該晚於九點三十分。

體內環保小百科

高湯

在進行建構與汰舊換新療程時，下列高湯適合早上或下午於各餐之間飲用。

復甦高湯

材料：

水〇・五公升、蔬菜三杯，切細（使用五至六種不會產生脹氣的蔬菜，如甜菜、胡蘿蔔、馬鈴薯皮、芹菜、荷蘭芹、秋葵、佛手瓜或任何種類的南瓜）。

作法：

1. 將水與蔬菜放入果汁機後加蓋，以高速攪打。
2. 將打好的汁液加入大湯鍋中，以中火煮滾，再將火關小悶煮三至五分鐘，之後將高湯稍微放涼。
3. 將高湯舀入大杯子中趁溫熱喝。

活力高湯

材料：

蒸餾水約二公升、蔬菜高湯粉二分之一茶匙、芹菜梗三杯（切碎）、芹菜葉二杯（切碎）、胡蘿蔔葉二杯（切碎）、甜菜葉二杯（切碎）、馬鈴薯皮二杯（切碎，約〇・六公分粗）、大蒜一瓣（切碎）、胡蘿蔔一根（切細，依個人需求）、洋蔥一顆（切細）。

作法：

1. 將水、蔬菜高湯粉、芹菜梗與芹菜葉、胡蘿蔔葉、甜菜葉、馬鈴薯皮與大蒜置於大湯鍋中，可依照個人需求加入胡蘿蔔與洋蔥增添風味，以大火慢慢煮滾，再將火關小悶煮至蔬菜軟嫩，約二十分鐘。

2. 將高湯過濾後稍微放涼。
3. 將高湯舀入大杯子中趁溫熱喝。

除了上述的每日事項之外，有需要時都可以採取灌腸板式灌腸，以確保腸道每天都能蠕動排便至少一次，最理想的情況下，一天應該排便兩次至三次，可以在灌腸水中依照需求輪流添加亞麻籽茶或黏土水（相關指示請參見第147頁，「灌腸水添加物」）。

我無法一致性地規定七日淨化療程後該多久採取一次灌腸，對某些人而言，一星期進行一次灌腸滿合適的，但其他人的理想灌腸頻率可能或增或減有所不同，重點是要記住，你的目的是努力恢復規律且輕鬆的排便。假如你的健康問題比較嚴重，或者已經罹患慢性問題長達多年，那就可能需要更頻繁地進行灌腸。

如果對於個人的淨化排程有疑問，我建議你諮詢對於自然保健有所理解的營養師或整體醫療師。千萬要確定你的作法能夠建立起更健康的身體，並避免落入單純針對疾病進行治療的窠臼。

斜板運動

在你持續保養腸道與所有主要排毒系統時，你也不該忽略運動。當肌肉缺乏良好調性時，腹部器官很能發生脫垂；當心臟缺乏良好調性時，就無法順利地將血液循環至全身上下。同樣地，動脈與靜脈血管也無法充分收縮，沒辦法幫助血液抵抗重力抵達腦部組織。大腦發送訊息給心臟，而這些訊息讓心臟持續打動，所有的器官都必須仰賴大腦的運作。

有些人可能使盡了渾身解數來重拾健康，但仍然覺得自己的器官運作不良。許多人並不了解，全身所有器官的能量都是來自大腦。對從事需要久坐或久站工作的人們而言，血液比較難以運達腦部組織，因為疲勞過度的器官無法讓血液抵抗重力而向上爬升。假如我們無法提供腦部充足的血液，最後將使全身所有器官都受到連累。

我們能透過改善血液循環，使血液能到達大腦，並克服重力對於內臟的影響，包括腸道在內，而改善方法之一就是規律使用斜板。當重力施於腸子之上，會將腸道向下拉，進而對於腸子下方的腹部內容物施加壓力。斜板運動是使腸子恢復原本位置的好方法，在斜板上進行運動，更是對於腸子最有幫助的作法，而且對於恢復並維持良好健康也是絕對必要的。

除了對腸子有幫助之外，斜板運動對於肩膀以上的發炎與充血問題特別有益，如鼻竇問題、眼疾、落髮、頭部濕疹、耳朵問題與類似的毛病。在心臟問題、疲勞、暈眩、記憶力不良與麻痺的許多案例中，斜板運動比其他療法更能帶來助益。

斜板運動基本上就是所有仰臥式的運動，如果你有能夠調整高度的斜板，應該調整到斜板腳部離地約半公尺左右。如果躺上斜板時覺得頭暈，可以將高度稍微降低。有些斜板產品的高度無法調整，如果在初次使用無法調整的斜板時覺得暈眩，就要立刻離開斜板並平躺在地板上，直到暈眩消退為止。接著，再次嘗試躺上斜板，在試過一兩次之後，應該就不會再有暈眩的問題了。

首先，每天僅僅在斜板上進行五分鐘的運動，等你習慣斜板之後，就可以逐漸增加運動時間。一般人應該在下午三點時躺上斜板十分鐘，晚上睡覺前再躺一次，而在你躺上床要睡覺時，在臀部下方墊個枕頭將臀部抬起，可進一步協助器官恢復正常位置。

高血壓、心臟問題或癌症問題未受到良好控制的患者不應該使用斜板，孕婦或子宮出血的女性也不該使用斜板。

後面的圖6-1至圖6-8所示的運動，對於結腸脫垂問題特別有益，也有助於大腦重要神經中樞的再生，你可以在每次躺斜板期間進行其中一種、兩種或多種運動，而且可以按照自己喜歡的順序來進行。

要進行圖6-1至圖6-4所示的運動時，你的腳板應該以腳踝繫帶來固定；要進行圖6-5至圖6-8所示的運動時，要抓住斜板的手把，並解下腳踝繫帶，如果你的斜板不具有手把，那就抓住斜板的側邊。對於腸子有益的優良斜板運動，是躺下時雙腿合併，並用一顆網球在腹部滾動，同時用手掌在網球上施加壓力，網球的圓形表面會直接按入腸子使腸子運動。

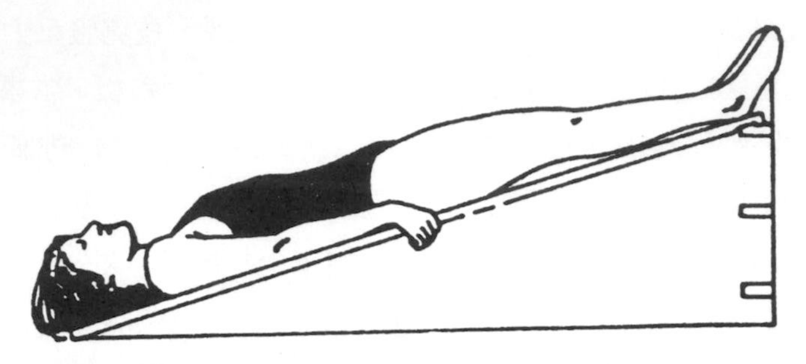

圖6-1　躺在斜板上，腳板以腳踝繫帶固定，雙臂置於身體兩側並放鬆，讓重力幫助你的腹部器官回復原本的位置。為了達到最佳效果，在斜板上至少躺十分鐘

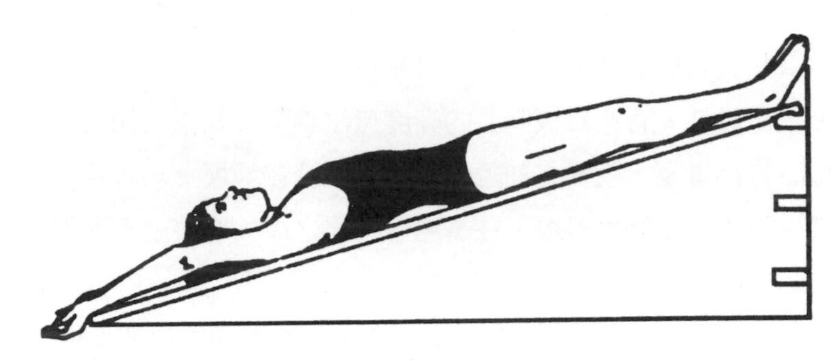

圖6-2　躺在斜板上，腳板以腳踝繫帶固定，雙臂伸過頭部幾秒鐘，接著放鬆並將雙臂放回身體兩側，重複十至十五次。這項運動能伸展腹部肌肉，並將腹部器官朝肩膀方向拉動

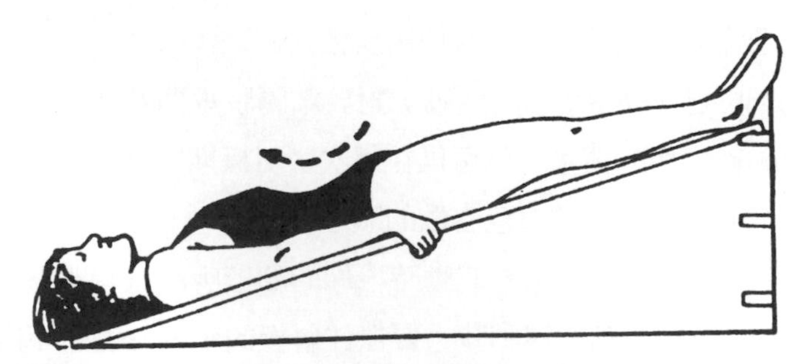

圖6-3　躺在斜板上，腳板以腳踝繫帶固定，雙臂置於身體兩側，吸氣後閉氣，閉氣時縮起腹部肌肉，使腹部器官朝向肩膀移動，再吐氣放鬆，重複十至十五次

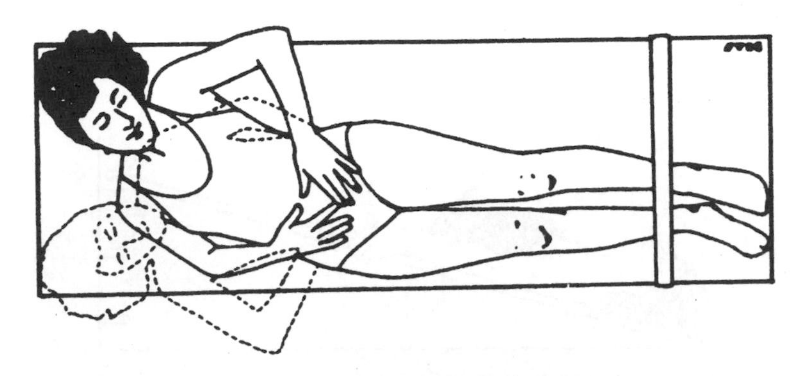

圖6-4　躺在斜板上，腳板以腳踝繫帶固定，將身體朝右邊伸展，同時以雙手連續拍打腹部左側十至十五分鐘。接著，將身體朝左邊伸展，同時以雙手連續拍打腹部右側十至十五分鐘。最後，利用腹部肌肉撐起身體至坐姿，再次躺下。重複整套運動三至四次

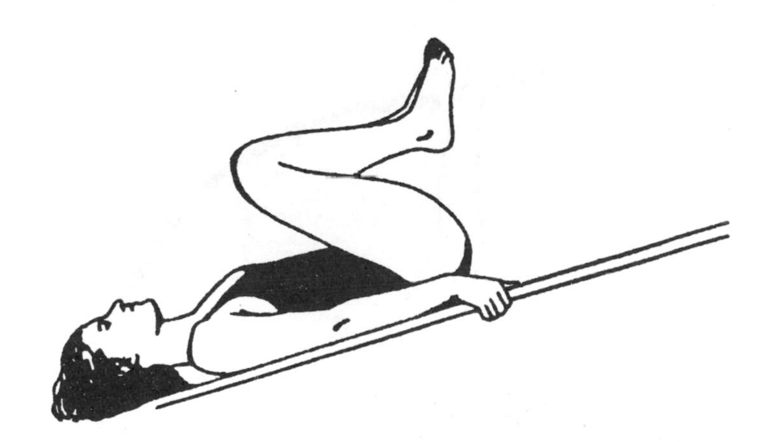

圖6-5　躺在斜板上，利用雙手抓住斜板的手把或側邊，將膝蓋曲起並盡可能朝胸部貼近，保持此位置，使頭部輪流轉向兩旁五至六次。接著，將頭部稍稍抬起，並使頭部與頸部進行畫圓三至四次，再將頭部與腿部放回斜板上放鬆

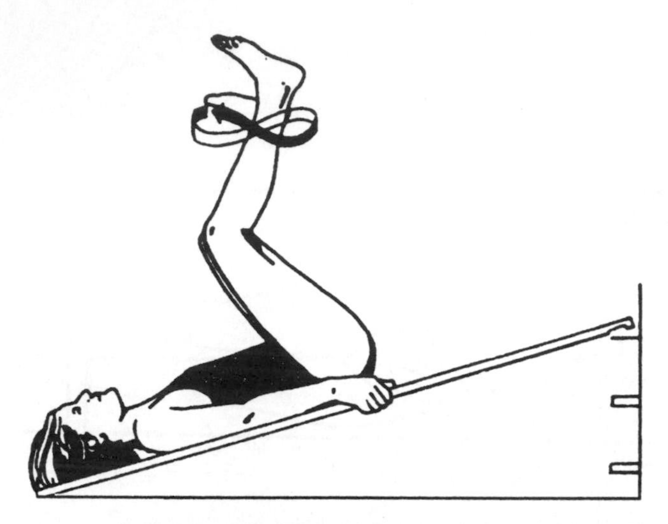

圖6-6　躺在斜板上，利用雙手抓住斜板的手把或側邊，腿部與膝蓋稍彎起，將腿部抬高至空中，並順時鐘繞圈八至十次，再換邊重複一次繞圈運動後，將腿部放回斜板上放鬆。在兩週的時間內，逐漸增加腿部往兩邊繞圈運動的次數至二十五次

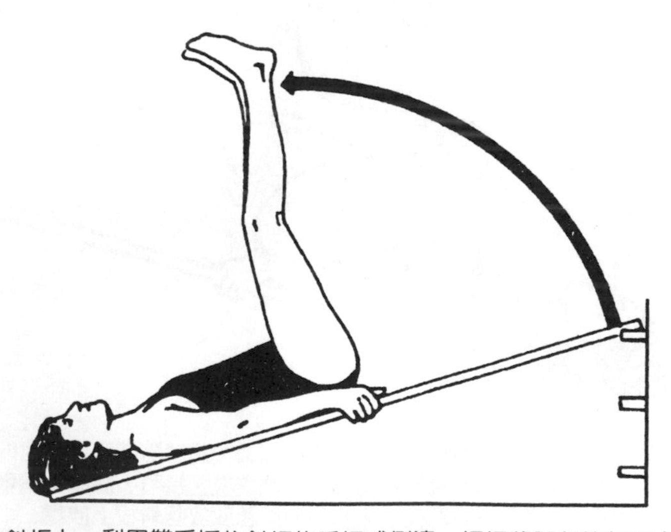

圖6-7　躺在斜板上，利用雙手抓住斜板的手把或側邊，慢慢將腿部抬起至空中，再慢慢將腿部放回斜板上，重複三至四次

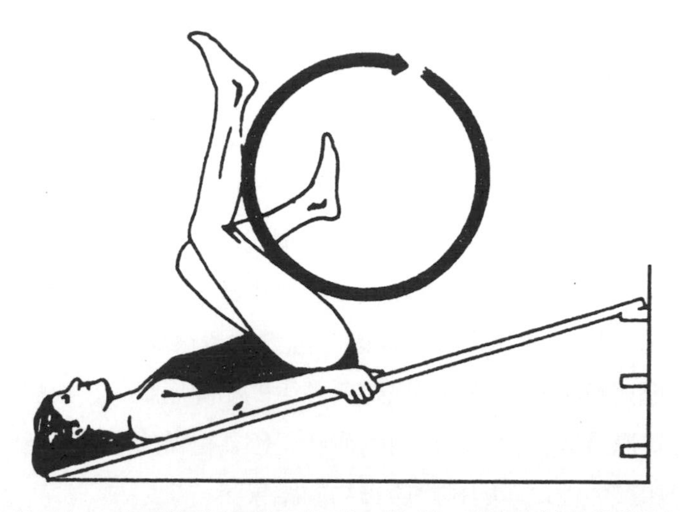

圖6-8　躺在斜板上，利用雙手抓住斜板的手把或側邊，腿部與膝蓋稍稍彎起，將腿部抬高至空中，並做踩腳踏車運動十五至二十五次，再將腿部放回斜板上放鬆

坐浴

坐浴，特別是使用冷水以及冷熱水交替的坐浴法，對於運作遲緩的腸子是有效的療法，因為可以刺激骨盆部位的循環並促進神經活動。要進行坐浴時，坐在水面只泡到身體約十三公分高的浴缸裡。由於只有骨盆部位應該泡在水中，坐下時將雙腳掛在浴缸的湧緣，或是將物品墊在浴缸中，並將雙腳放在物品上，以避免與水接觸。

最好是在晚上就寢前進行坐浴，但早上一起床就進行坐浴也行。雖然坐浴時可以使用熱水或冷水，但最有效的方式還是冷熱水交替使用，先坐在冷水中一分鐘，再立刻轉成溫水泡幾分鐘。

持續坐浴長達三個月，坐浴不僅對腸道問題有益，也能對許多膀胱與攝護腺問題帶來幫助。

康復轉機

如果你勤奮地遵照本書先前所提及的組織淨化療程、依循健康飲食，並持續著健康的生活習慣，你在某個時刻就會經歷所謂的康復轉機。康復轉機並不可怕，恰恰相反地，這種轉機現象正是你所努力的目標，你應該張開雙手迎接康復轉機。

康復轉機是外貌不討喜的恩典，是身體內所有器官奮力排除廢棄物的成果，也替虛弱的組織架起了再生的舞台。康復轉機符合赫林的療癒法則，也是此法則的自然結果。透過建構性的健康流程，包括淨化、良好的營養與改善的生活型態，新生組織就此取代了老舊組織。

康復轉機之所以稱為轉機，是因為會讓你覺得先前的急性症狀都復發了，你會經歷與健康狀況差到谷底時所發生的相同症狀。在疾病爆發的危機中，你也會經歷這些症狀，但此時的症狀是因為組織的崩潰與機能失常所導致，並不是組織活性更新與排除廢棄物的結果。

排除作用是康復轉機與疾病危機之間最重要的差異。排除作用是康復轉機準備階段的一部分，身體會排除包括任何化學物質與藥物在內的有毒廢棄物。藥物所發揮的是壓抑作用，可能會導致醫原病（由照護者的診斷流程或治療所引起的症狀），而這只是問題源頭的併發症。最常見的情形是，藥物會使患者受到惱人的新症狀所苦，也就是所謂的副作用，所以，醫師們通常也會針對副作用開立額外的藥物處方。

康復轉機的另一種跡象，在轉機前與轉機期間，腸道的排便都相當良好，腸道自然地蠕動而且相當順暢，所有排毒器官都恰如其分地運作。但在疾病危機中，發病時期前的排毒作用就已經不太好了，而且在發病期間的排毒作用會更糟糕或甚至完全停止。

在康復轉機中，原本身體內所累積的黏痰與廢棄物都會被排除，如此的轉折是淨化的最終過程，也就是將體內最後的廢棄物液化後排出。但在疾病危機中，並不會擺脫黏痰，而且黏液相當陳舊、厚重、長期不消，甚至持續充血。

康復轉機與疾病危機可能會無預警地發生，一般而言，假如你在康復轉機之前覺得身體狀況相當良好，那康復轉機發生時，你會知道自己是在經歷康復轉機的過程。當康復轉機發生時，可以用爆發來形容，就在你覺得健康狀況臻於巔峰時突然來臨，你會覺得納悶，怎麼會在你已經將健康問題拋在腦後時找上門來。

康復轉機會在新生組織完全淘汰掉老舊組織後發生，只有當老舊、衰弱組織被新生組織取代，讓身體具有充足能量與活動力時才會來臨。老舊組織消耗殆盡，而新生組織是由具有生命力的食物以及構築健康的作用所形成，相當強壯而且朝氣蓬勃。當身體重拾元氣後，就會來個年終大掃除，劇烈地將老舊廢棄物給丟出門外，這就是康復轉機。

要達成組織的再生，身體必須經過三個階段。這三個階段分別是排毒、過渡以及構築階段。康復轉機通常會發生在過渡階段的尾聲，此時新生組織已經成熟到足以接掌完美身體所需要的機能。

康復轉機通常會持續大約三天，剛開始時會產生些微不適，並且很快地加重，直到危機完全排除為止。

在康復轉機之中，我們可能會感受到比以往更加嚴重的老症狀，我們必須持續走在構築健康的道路上，「等」到危機結束。假如在這段急性症狀期間屈服在症狀的腳下，並訴諸於藥物，那只會將症狀壓抑下來，之後還是得再次經歷過康復轉機，才能重拾健康。

在康復轉機的急性階段經過之後，不適感就會減低。如果我們的能量低落，康復轉機可能會持續一週以上。

康復轉機對於生命力較強韌且具有較豐沛能量的人，影響會更為深切，而體內能量太低的人不會經歷康復轉機，這些人必須努力重建自身的健康與能量，直到身體能夠承受康復轉機才行。

記得，要等到身體已經充分準備好時，才會發生康復轉機。

持續進行腸道保養的祕訣

七週構築與汰舊換新療程已經結束，你必須審慎地思量，該怎麼做才能維持良好的腸道機能。能夠長久維持的養生法應該包括：

- 每天早上吃早餐前先喝至少三杯液體。為了維持腸道的規律性，在你每天的第一餐前先喝幾杯水或飲品通常會有所幫助。切記，冷水會在胃裡留存比較久，而溫水會直接流往腸道。
- 持續服用益生菌補充品。甚少人會攝取有助於維持結腸菌叢天然平衡的飲食，我在本章節稍早曾經提過，在七日淨化療程過後，應該持續服用乳桿菌補充品一個月。然而，有些人需要持續不停地服用益菌補充品，這通常是因為相當長久的慢性腸道症狀，或是飲食內容不當所導致。由於科技的運用，現代美國人吃下肚的食物過於變質，不再有利於益菌的生長，反而促進了害菌的生態。倘若我們要繼續過著不自然的生活，最好學習如何克服生活型態所引起的疾病。

- 持續服用紫花苜蓿錠以及消化酵素補充品。我相信這兩種補充品非常珍貴，值得我們在改良腸道與消化健康的路上繼續服用。你在七日淨化療程中已經使用過這兩種補充品，正如我在第五章所提過，紫花苜蓿錠會引起腸道脹氣，所以我也鼓勵你服用消化酵素補充品，然而，如果你在淨化療程中確實因為紫花苜蓿錠而產生腸道脹氣問題，脹氣問題現在應該開始減輕或甚至完全解決了。儘管如此，我還是強烈建議你繼續服用消化酵素補充品。
- 假如有意願的話，你可以每天持續使用腸道清潔素與黏土水。腸道清潔素與黏土水有助於腸道的排除作用與規律性。就腸道清潔素而言，我建議將一茶匙尖匙的洋車前籽粉加入二百四十毫升的水中，搖勻後使用。至於黏土水，將一湯匙的黏土水加入一百二十毫升的水中或洋車前籽茶中，如果你願意，可以每天使用黏土水兩次。

除了上述事項以外，還有件事你千萬不能做：不要阻止任何型態的排毒作用。

切記，來自腸道所累積的老舊廢棄物，在身體強壯得足以排出這些物質時，會轉為以黏痰的方式來排廢，當你的身體內在變得更加淨化時，這些排廢現象就會減輕並且停止。假如你使用藥物來壓抑這些排廢作用，你就等於讓自己走上了腫瘤之路。

因此，不要壓抑排廢作用，就讓廢物流出去吧，並且持續進行構築健康的養生法，直到排廢作用自然而然地停止。

良好的菌叢平衡

我們在如此現代化社會中的生活模式，常與我們為了獲得或維持良好腸道菌叢的意願背道而馳，偏偏良好的腸道菌叢是健康的腸道所不可或缺。正如本章節稍早所探討過的，腸道菌叢就是在腸道中所生存的微生物，這些細微生命的型態相當多樣化，而且對於健康與疾病兩方面，都扮演著非常重要的角色。

在普遍的認知中，人類與某些動物不同，無法消化纖維素（纖維），即使人類消化道中的某些細菌能夠消化極少量的纖維素，卻也幫助不大。腸道中的其他細菌種類對於維生素B_1（硫胺素）、B_2（核黃素）、B_{12}以及K的合成作用舉足輕重。由細菌合成維生素K的作用特別重要，因為食物通常無法提供足夠的維生素K，來維持良好的凝血功能。其他細菌的益處在於能夠保持菌叢生態平衡，藉以預防各種大腸菌株在結腸中肆虐，進而引起發酵作用以及形成有害的腸道氣體。

有健康與活力存在的地方，就存在著友善與有益的微生物；同理，腐朽與失能所主宰的地方，伴隨的就是引來疾病的微生物。對世界上所有的生命而言，細菌都扮演著極其重要的角色，細菌無所不在，我們就生活在由細菌構成的汪洋之中，地球上的一切生命都受細菌所左右。無論是引起疾病的細菌，又或是造福健康的細菌，都不斷地透過複雜的化學反應帶來改變，永不停歇。

對人類有益的細菌，只有當數量充足時，才能夠抑制帶來疾病的微生物。單單在人類的結腸之中，就有大約四百五十至五百種的細菌、真菌、酵母與病毒。在結腸中央所發現的菌種與在黏液層中、在腸道右側以及在腸道左側所生存的菌種都有所不同。

研究人員發現的證據指出，由腸子所分泌的黏液會決定在該處所生長的細菌；此外，研究人員也發現，光靠不同的飲食內容，平均必須花一年以上才能夠對於菌叢生態產生任何顯著的改變。所以，只靠飲食作為恢復必要益菌的手段，實在太慢了。

當身體受到有毒物質汙染時，維持健康與活力的力量會依照身體受汙染的程度而衰減。隨著這股力量的衰減，引起疾病的物質就會更加繁盛，菌叢生態也是如此。在所有能夠改變結腸菌叢的手段中，藥物是最強而有力的，而各式各樣的抗生素則是最糟糕的介入手段。

「抗生素」（antibiotic）一詞來自希臘字*anti*，意思就是「抗拒」，以及*bios*，意思就是「生命」，抗生素的作用就是「抗拒生命」。抗生素可以是天然物質或合成物質，可以抑制微生物的生長或摧毀微生物。以抗生素殺死益菌，可能導致腸壁發炎以及酵母微生物的過度生長。抗生素通常會對腸道生態帶來浩劫，應該盡可能避免使用抗生素。

此外，還有一個問題，過度濫用抗生素必定會催生出高度抗藥性的菌株，只有用更大劑量的抗生素才能對抗。事實上，有些微生物已經出現全面的抗藥性了。

除了抗生素以外的許多藥物也會破壞益菌，濫用非處方成藥，如制酸劑、止痛藥與其他抑制症狀藥物，都會對腸道中的乳桿菌造成有害影響。當腸道中的菌叢平衡失調，就很難讓人再次恢復良好的健康，但只有讓腸道運輸時間回歸正常，腸道感染問題才會減輕。

我曾在第三章提過，就健康腸道中的正確腸道平衡而言，有益的乳桿菌比例應該占約百分之八十五，而如大腸桿菌等害菌的比例，應該只占約百分之十五。

為了維持這個平衡，我們不該做出任何會破壞益菌的事。當然，我們可以透過良好的營養來妥善建立益菌生態，但這需要時間。有些食物特別會抑制結腸中的益菌，經過烹調的食物、加工食物（如含防腐劑、人工添加物等）、咖啡與酒精都會摧毀益菌，而造成的腸道失衡現象將使得腸道難以維持清潔。長期的菌叢失衡，正是許多人都需要進行腸道解毒的主因。

就理想而言，我們永遠不應該讓腸道菌叢生態失衡到需要進行解毒療程的程度，父母應該在孩子年輕時，就教育孩子認識腸道保健。應該將保養排毒系統的方法當作常識，並且該包含在學校的健康或衛生教育裡。導致身體惡化的習慣與作為都應該避免，而鼓吹這種虐待行為的人們，其實都應該接受再教育。然而，在我們的社會體認到這點之前，我們還是必須依循著我們個人的認知，想盡辦法面對這些問題。

現代馬桶併發症

說到持續進行腸道保健的各種資訊，就不得不提到我們所該斤斤計較的設備——現代馬桶。

我個人由衷地覺得，腸道在文明社會中最大的敵人就是這項人體工學的惡夢，我們稱之為馬桶。

在「非文明」社會中，人們會蹲著排便，藉此可避免由我們的「現代」管路設備所引起的併發症。在自然的下蹲姿勢中，如圖6-9所示，藉助大腿接觸腹壁，腸道可以獲得支撐並呈現一直線，因而帶來許多重要的健康益處。如圖6-10所示，下蹲姿勢可以使腸道受到支撐。

我們發現美洲印第安人從未罹患任何直腸問題或痔瘡，為什麼呢？因為他們習慣蹲著排便。假如你來到法國、義大利、南美洲或中國，你會發現馬桶通常是在地上挖出的洞，而你必須蹲著才能上廁所。這一切都顯示，蹲著才是自然的排泄姿勢，藉此使所有內臟維持在適當的位置。當養成蹲著排便的習慣後，就不會有靜脈血管自直腸突出（即痔瘡）。

圖6-9　自然下蹲姿勢

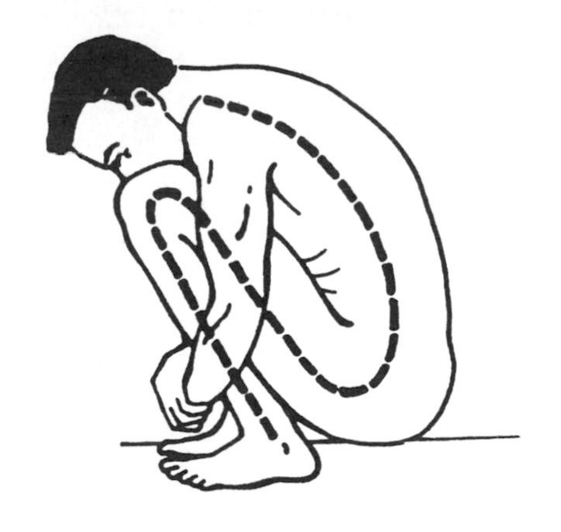

圖6-10　當人蹲下時，腸道區段受到大腿所支撐

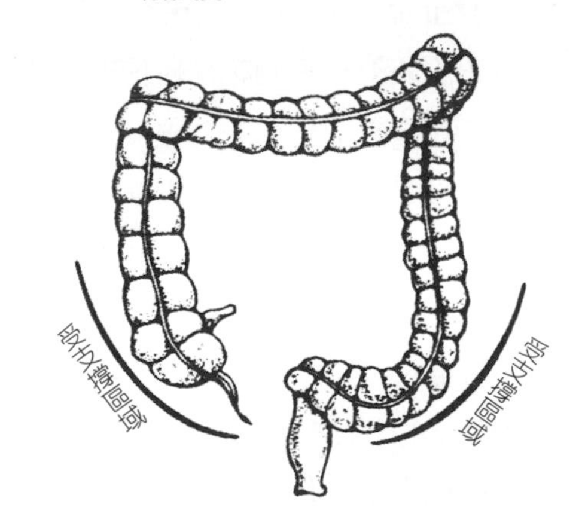

馬桶最初大約是在一八五〇年從英國開始流行起來，因而普及到整個文明世界，而且速度相當快，因為配管系統大約也在此時開始普及，讓原本

都儲存在夜壺或排放到街邊的排泄物有了更乾淨的處理方式。馬桶最初的設計者是鐘錶匠亞歷山大・卡明（Alexander Cumming），後來再經過家具工約瑟夫・布拉瑪（Joseph Bramah）所改良。這些人原先並非從事醫療，也並非生物力學的從業人員，所以他們並不了解下蹲能帶給人體何種物理優點。同樣地，普羅大眾也並不了解下蹲的優點何在，所以「又新又經改良」的馬桶很快就流行了起來。

一直到了一九〇〇年代初期，醫師們所面對的細菌性疾病案例急遽增加，才開始對於當時的生活習慣有所質疑，其中嫌疑最大的舊式馬桶。在一九二四年的《腹部文化》中，作者引述了當時頂尖醫療權威的說法，這些言論批判馬桶的不良設計，以及因而對健康產生的後果。

作者說：「這種新奇玩意兒早該在發明人裝在人類屁股下方以前，就把發明人給害死才對。」

有趣的是，透過研究證實了膳食纖維重要性（參見第74頁）的丹尼斯・布基特醫師，在研究為何傳統非洲人甚少或幾乎未曾罹患腸癌的同時，對於下蹲姿勢也有了相同的觀察結果。或許也是因為他花了幾十年推廣膳食纖維的重要性，所以他對於排泄姿勢的研究從未正式公開過。

便祕、疝氣、靜脈曲張、痔瘡以及闌尾炎都與馬桶的使用脫不了關係。這種問題的解決方法在數年前問世，那就是當你坐在馬桶上時，利用腳凳將腳部提高，藉此模仿出下蹲的姿勢。

使用馬桶所造成的各種有害結果，來自單純地坐著同時，身體往前壓的姿勢，使我們的腹壁與結腸失去了蹲姿時的支撐。如圖6-11所示，是我們一般坐在馬桶上的姿勢，而圖6-12所示，是腸子因為這種姿勢所受到影響的部分。

主要的腸道問題都是發生在腸子的兩個部位——位於右下方的盲腸，以及位於左下方的乙狀結腸。結腸的這兩個部分正是平常蹲姿時與大腿接觸的部位，當我們使用馬桶時，我們並不會對這些部位施加物理壓力，因而使排泄物積存在這些地方。

正如我們所見，腸道淤積問題導致排泄不良，進而對血液造成額外的毒素負擔，也對解剖學上的相對應部位帶來負面的反射作用。

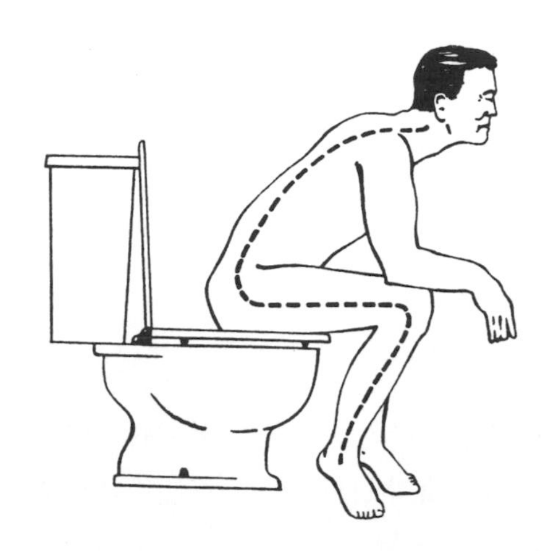

圖6-11 坐在現代馬桶上的普遍姿勢

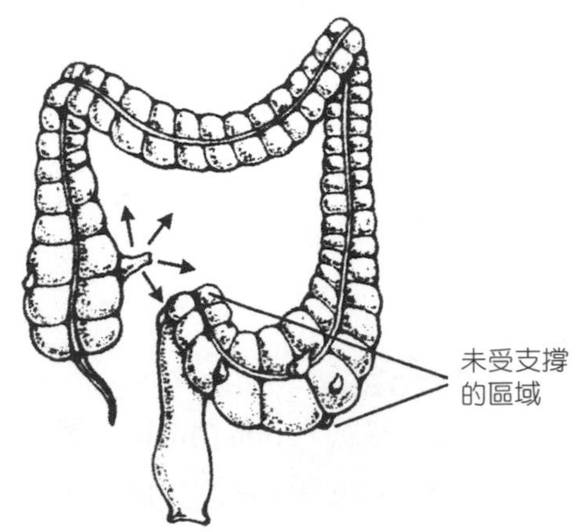

圖6-12 使用現代馬桶的姿勢使腸道缺乏支撐的部位

與現代馬桶相關的症狀

有幾種特定症狀是因為使用現代馬桶所引起，其中包括迴盲瓣機能不良、排泄不完全以及乙狀結腸狹窄。

迴盲瓣機能不良

當我們向前壓，不以大腿支撐迴盲瓣時，我們就犧牲了迴盲瓣的物理動力作用。瓣狀結構被「撐開」了，所以無法發揮防止排泄物回流入小腸的功能，結果，排泄物中的細菌大肆增殖，並往上進入小腸，而排泄物中的毒素就被吸收到血流之中。這些毒素會大幅增加血液的負擔，進而對所有其他器官造成負面影響。

雪上加霜的是，還可能形成氣體與硬質糞便，並對直腸造成壓力。這個問題會因為疲勞與重力對於腸子的拉引作用而惡化，疲勞導至腸壁肌肉失去調性，而重力則促使橫結腸脫垂。

當坐在馬桶上向前壓時，你會對直腸組織施加壓力，為了避免此情形，可以在向前壓的同時將雙手放在頭上。在我的療養院廁所中，我在每座馬桶的上方側邊都裝了條小繩子。排便時抓住繩子，可以使雙手都保持在頭部上方。

排泄物中的細菌與其他排泄物質再次流回小腸的現象太過普遍，在某些醫療教科書中都將迴盲瓣描述成先天無用的結構。然而，這項觀點直接槓上了過去解剖學家與醫師們的認知。

迴盲瓣機能不良的主要症狀是下背部與臀部問題，起因於腹部右下方的肌肉虛弱。糞便的質地改變，有腹瀉的傾向，以及雙眼下方產生黑眼圈，也都是迴盲瓣機能不良的症狀。

排泄不完全

約翰・契恩（John Chiene）醫師在臨床上確認了人們使用馬桶時所發生的排泄不完全問題，他開始確信馬桶的設計不良，而且還實際將使用馬桶與蹲姿所排泄出來的糞便量秤重比較。

根據他的發現，他使用馬桶時的排便量都比較少，所以他推論使用馬桶排便的人們都有排泄不完全的問題。

乙狀結腸狹窄

阿布斯諾・連恩爵士在《預防文明病》一書中表示，許多讓我們最急迫的憂慮，如癌症與心臟病，都是血液中的毒素負荷過高所造成，而毒素負荷過高的起因則是機能不良的腸道。連恩爵士最後發現，腸子末端的狹窄部位就像是排水孔的塞子，堆積了因為迴盲瓣機能不良所帶來的排泄物。

他表示，這種狹窄部位是由於蔬菜水果攝取量不足，以及正常的排泄作用受到抑制所造成。

他建議多喝水、多吃新鮮的蔬菜水果，並進行腹部運動，以促使身體能在每餐飯後讓腸道蠕動排便，「藉此獲得健康、幸福並遠離疾病」。這番腸道機能標準是由醫學之父希波克拉底所確立。

脊骨神經醫師威廉・威爾斯是我的同僚與朋友，對於本書也有所貢獻，他指出這種狹窄部位可能是來自迴盲瓣機能不良所引起的脆弱，進而導致的緊縮現象。連恩醫師對於排泄姿勢感到憂慮，並且想要重新設計馬桶，威爾斯醫師得知此事後相當振奮。

威爾斯與我都認為，教育我們的孩子與未來世代關於馬桶所帶來的健康危機相當重要，該是打破使用馬桶這種短暫風行且無知的傳統行為，回歸蹲姿排便的時候了。藉由以蹲姿排便取代坐姿，我們就能讓腸道得以恢復大自然所賦予的機能。

追求長久又持續的健康

醫療界花了大把的時間與金錢，來彌補毒素過高又對健康有害的環境所導致的影響。大多數的現代醫師都在治療人們因為「文明」生活所直接造成的病痛，這些醫師並非著重於消除毛病的根源，而僅僅是針對症狀進行治療，並讓患者們繼續無知且近乎上癮似地自我毀滅。

長久又持續的健康，是保持身、心、靈潔淨的教育與紀律所帶來的成果，其他行為說到底，都是在危害健康。

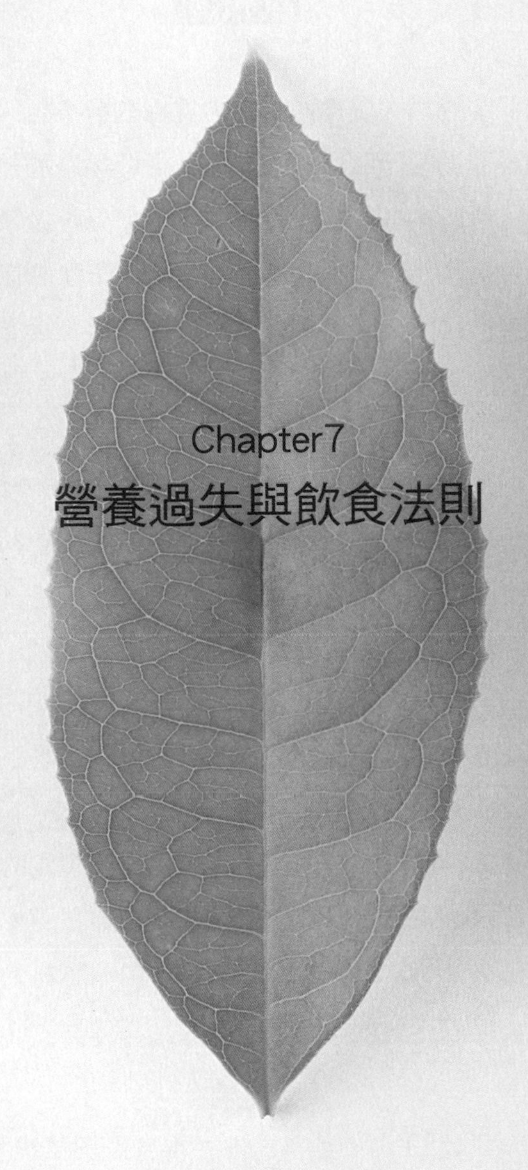

Chapter 7
營養過失與飲食法則

POINT

- 現代文明中的六大營養過失：纖維攝取量不足、攝取過多脂肪及錯誤種類的脂肪與油脂、過量攝取經過加熱或均質化的乳製品、過量攝取無機鹽、過量攝取糖分、過量攝取小麥。
- 許多慢性病都是因為未透過攝取生的、未烹調以及未加工的食物來提供適當養分所導致，而許多含有經過煮熟、加工的食物對於健康均有害。
- 從天然食物中所分離出來的氯化鈉，說是食物，更像是一種藥物。因為無藥醫療的執業者普遍都使用天然食物中所含有的有機生化鈉，來逆轉過量攝取無機鈉所引起的症狀。
- 九大飲食法則：天然純淨與完全法則、比例法則、酸鹼平衡法則、多樣化法則、生食法則、自然治療法則、中庸法則、缺乏法則，及食物組合法則。
- 我們無法靠著變質或營養耗盡的食物維生，吃下這種食物最後會導致缺乏營養的問題。
- 雖然生的食物很好，但我並不建議你採行極端的全生飲食，從頭到都只吃生食，我寧願要你走上中庸之道。
- 別忘了保險公司常說的，腰圍越小、生命越長。

違背宇宙主宰我們生命的基本法則，等於是加速我們的凋亡。不可否認，現代社會中確實很少人的生活能完全遵照飲食法則，即使有意願也不容易。天然、純淨且完全的食物並非隨手可得。我們在二十一世紀初期的生活，通常不允許我們過著有利於心靈與身體健康的簡單生活習慣；然而，我們還是能尋求合理的方式來改善以往的陋習。只要簡單地改掉幾種習慣，再加上少許幾種行為，長期下來就能確保我們獲得更乾淨、機能更加良好的身體。假如我們忽略這幾項作為，我們就像是固守著營養學上的「過失」不放，進而導致疾病與健康不良。

營養與淨化，在正常的身體機能中彼此持續互動與互補，我們曾探討過，淨化的另一面就是建構與恢復。我們是以養分來進行身體的恢復與建構作用，養分就是我們提供給身體進行構築與維持細胞結構及機能的必要元素。結構與機能環環相扣，病理學上有句話是這麼說的：「疾病是機能不良的結果。」

文明社會中的六大營養過失

人類本能上就是不斷進化的物種，也是探求者，總會想知道籬笆的另一邊有些什麼。人類會想讓容貌變得更美，也會想要吃、想要鞭策，也想要擁有最好的一切。人類也了解只要在身、心、靈方面付出一定的努力，就能夠獲得想要的事物。不過，我在七〇年的執業生涯中發現，人類會因為犯下六大營養過失而摧毀自身的健康，更進而喪失成功達成目標的可能性。

我的母親總會說：「健康不是生命的一切，但若沒有健康，一切都是空談。」假如丟了健康，我們就無法達成自己的目標，也無法過著幸福的生活。六大營養過失是健康崩毀的原因，而且影響的程度超乎人們所能想像。無論一個人的職業或者每天的行程是什麼，只要他／她的纖維攝取量不足、攝取過多脂肪以及錯誤種類的脂肪與油脂、過量攝取經過加熱或均質化的乳製品、無機鹽、糖分以及小麥等，都會造成各個器官與身體機能的問題。

纖維攝取量不足

過去幾年來，美國出現了一陣「粗麩熱潮」。在飲食中額外添加粗麩是必要的作法，因為我們的營養攝取習慣無法讓我們保持腸道的良好運作。而且，有些人會選擇添加燕麥麩，當作降低過多膽固醇的方法。

其實，食用粗麩並不會直接影響膽固醇濃度，而是利用像粗麩這類的纖維縮短廢棄物質通過腸道的運輸時間，進而減少有毒物質在身體裡的堆積量。研究人員認為，纖維能幫助膳食性的膽固醇更快速通過腸道，所以降低了被身體吸收的機會。有趣的是，食品藥物管理局近年來已經允許食品製造商在兜售高纖早餐穀麥片的健康價值時，引述高纖飲食的研究成果。

雖然高纖飲食是理想的選擇，但其實有更加有效的方法可以降低膽固醇。粗麩並不會顯著增加飲食中的營養成分，而是透過其作為纖維物質的粗糙物質包覆效果，自然地刺激腸道，使其更快速地運送食料，這是粗麩的主要功能。不過，具有豐富礦物質的食物也能夠提供纖維，如水果、蔬菜以及全穀類。

人類的祖先並不需要在飲食中額外添加粗麩。美國人的飲食習慣從一九〇〇年開始已經大幅改變，我們的新鮮水果、蔬菜與穀類攝取量，根本不到我們祖父母那輩的三分之二。同時，我們的飲食中含有更多精緻與人工食品，如麵粉與糖類製品，還有市面上販售的包裝保存食品。就在高纖食物已經比二十世紀減少的同時，這些食物的品質也已經大幅降低。也難怪我們患有早期病徵如憩室症、便祕與結腸癌的比例越來越高了。

一般西方飲食中包括了十一公克的纖維，相較之下，班圖（Bantu）部落人的飲食中提供了二十四・八公克的纖維。在非洲東部農村地區以及其他原始聚落中，幾乎沒有憩室症或結腸癌病例，除非原住民也採取了現代的「文明」飲食習慣，在他們搬遷到都市地區時確實有此改變。

在英國外科醫師，丹尼斯・布基特（參見第74頁）所進行的研究中，將非洲東部農村地區原住民以及東非地區英國居民的飲食、腸道習性與腸道相關疾病相互做了比較，結果顯示，農村原住民食物中的高纖維含量，正是腸道疾病極為少見的主要原因。非洲原住民與飲食中纖維含量較少的英國人相比，主要差異在於英國人的腸道運輸速度較慢，而且腸道疾病的病例比非洲原住民還要高得多。

現在，國家癌症研究中心（National Cancer Institute）建議飲食中的每日纖維為二十至三十公克，就連美國癌症協會都開始關心飲食問題。

攝取過多脂肪以及錯誤種類的脂肪與油脂

令人訝異地，脂肪是最有用的食物之一，但也是大家最常亂吃的食物。好的脂肪與油脂是有效的能量來源，可以將脂溶性維生素運送到細胞中，不僅是製造特定荷爾蒙的必需成分，也能構成在身體與大腦中包覆並保護許多神經細胞的髓鞘。問題是，脂肪的攝取量太多，而且也吃錯了脂肪與油脂的種類。一般美國飲食中含有約百分之五十的脂肪，大多是飽和脂肪，也就是在室溫下會硬化的動物脂肪，這種脂肪被視為是心臟病與其他健康問題高發生率的原因。

飲食中脂肪過多，會導致肝臟與膽囊硬化，而這兩者的主要作用之一，便是消化脂肪。

經過加熱的脂肪與油脂是體內形成過多膽固醇的因素，我們必須停止再以經過加熱殺菌的牛油、酥烤堅果、過度油炸食品與其他經過熱處理的油脂來傷害身體。油膩的食物，如培根、香腸、漢堡和油炸類的食品等，都會在體內形成過多的膽固醇。經過加熱的油脂，如牛油、乳瑪琳及蔬菜油等，都存在於乳酪以及烘焙類食物中。在廣告裡頭，孩童點心的製造商都會強調優質食材——如「真正」的水果、燕麥捲（由燕麥片、堅果、蜂蜜等組合製成的早餐食物）、燕麥、優格、維生素以及脫脂牛乳——但卻沒提到經過氫化或部分飽和的蔬菜油、豬油、糖與鹽。在布丁類點心以及「健康」營養棒裡頭的飽和脂肪中，椰子油與棕櫚油占了大部分。這些油脂是飽和脂肪，適量食用不會造成傷害——只要別加熱到太高溫就好。

最劣質的脂肪就是所謂的部分氫化油，經過人工製造而成。油脂——就是在室溫下呈現液態的脂肪——經過氫化加工後成為奶油狀的質地，乳瑪琳就是個例子。這種脂肪與油脂相當危險，因為氫化過程產生了天然食物中所不存在的化學化合物，這些化學化合物對於身體的長期影響尚不明瞭。在購買任何食品前都要記得閱讀產品標籤，因為我們可不希望裡頭加了經過部分氫化的食材。含有這些食材的食品，就是我所稱的「人造食品」，只為了方便與利潤所製造，卻忽略了我們的健康。能夠提供優質脂肪與油脂的食物，包括酪梨、生堅果、魚類、山羊乳以及種子類，如亞麻籽。

過量攝取經過加熱或均質化的乳製品

酪農業持續宣傳經過加熱與均質化的乳品是「優質食物」，尤其是對孩童而言。乳製品包括乳酪、白脫乳、冰淇淋、乳清製品、優格、酸乳、奶油產品以及鄉村乳酪——全都經過加熱殺菌，某些也經過均質化——這些約占了美國飲食的百分之二十五。但飲食中含有百分之六的乳製品就夠了。

平均的每日飲食比例約有百分之五十四是乳類與小麥，我們這不是忽略了飲食多樣化嗎？上帝的花園賦予我們健康的多樣化食物！蘆筍、甜菜、蕪菁、胡蘿蔔、水果、莓果、堅果，以及所有能讓人類攝取均衡飲食的其他食物。然而，飲食中包含如此大量的乳類與小麥，絕非自然的飲食方式。

牛乳與小麥是最容易產生黏痰的兩大食物，是常見的過敏原，而且時常刺激免疫系統反應，造成黏痰。在適量食用時，我們通常還能承受經過加熱的乳品與小麥，但在美式飲食中，卻含有太大量的小麥與乳製品，這也是為什麼常常大量食用這些食品的人，都會受黏痰所苦的原因之一。

牛乳不只會製造黏痰，現代乳製品的品質也不如從前。乳牛吃的不是營養均衡的飲食，因為能讓農夫賺錢的是牛乳的量，而不是牛乳的品質。土壤與飼料通常都灑滿了化學物質，化學物質殘留在牛乳中，最後使許多攝取乳製品的人產生過敏。

透過乳品所傳染的疾病，如牛結核病，會從受感染的乳牛身上傳遞出去，並造成牛乳的衛生不良，對人類健康是種威脅，所以加熱殺菌被視為正當作法。但是，加熱過程也會殺死重要的酵素，並降低乳品的營養價值。生乳中含有磷酸酶，這是種促進鈣質吸收的必要酵素，雖然加熱過程不會去除鈣質，但卻會因為破壞磷酸酶酵素而阻礙了鈣質的吸收。

就目前對於酪農場的清潔與健康標準而言，加熱殺菌的作法已經不再如此必要。食品藥物管理局允許符合嚴格清潔調驗的酪農場得以販售生乳，代表食品藥物管理局也認同這點。換句話說，加熱殺菌是讓清潔條件欠佳的農場矇混過關的作法。這種遊戲規則的關鍵在於錢，而不是對健康的益處，假如對酪農場施加更為嚴格的清潔條件，因為成本比較高，所以也提升了乳品的價格。

科學研究指出，均質化乳品可能是動脈硬化症的原因。根據尼可拉斯・珊普西迪（Nicholas Sampsidis）在《均質化！》一書中所說的，乳脂肪中含有一種稱為黃嘌呤氧化酶（xanthine oxidase）的酵素。在乳品未經過均質化時，乳脂肪與黃嘌呤氧化酶會在胃部與小腸中消化；當乳品經過均質化後，黃嘌呤氧化酶會無法分解，而是進入體內循環，對動脈壁以及心臟肌肉造成損傷。動脈壁上所累積的疤痕組織以及鈣化斑塊，是這種組織受傷害的正常反應，體內積存的膽固醇以及脂肪隨後附著在疤痕以及斑塊粗糙不平的表面上，使血管通道變得狹窄並阻礙血流。

在天竺鼠身上的實驗結果顯示，乳品與其他乳製品的加熱過程會引起如關節僵硬等症狀。受到餵食經加熱脫脂乳的天竺鼠發生了關節僵硬、動脈硬化以及軟組織鈣化的現象，而在這些天竺鼠的飲食中加入生奶油之後，這些症狀就逆轉消失了。生乳的奶油中含有一種因子，稱為烏任因子（Wulzen factor），被認為是這種逆轉作用的原因。

指出生乳與經加熱乳品之間有何差異的最著名實驗，應該是由法蘭西斯・布登傑二世（Francis M. Pottenger, Jr.）醫學博士所進行的實驗，並且寫在他所著的《布登傑的貓》一書中（參見下頁，法蘭西斯・馬瑞安・布登傑二世醫學博士），本實驗限制一組貓的飲食內容只有生乳與生肉，第二組貓則只能攝取經過加熱的乳品與熟肉。

到了貓的第二代，餵食經加熱乳品與熟肉的貓變得無法繁殖，而另一組貓的第二代依然健康而且正常。這項經典實驗指出了生食所能提供的益處，而經過加熱或煮熟的食物恰恰相反。

正如我先前所提過，加熱與均質化的作法都是基於經濟因素。加熱殺菌能延長乳品的保存壽命，近年來，我們已經能看見所謂的超高溫殺菌產品（將產品加熱到比平常更高的溫度），產品壽命又更長了。均質化作業迫使人們分別購買奶油與乳品，而不是像以前一樣，買一瓶乳品後再將頂層的奶油倒出來。加熱殺菌及均質化只不過是為了提升酪農業利潤的方便法門。

我建議以山羊乳、豆漿以及堅果乳飲品來取代牛乳，這些乳品不會在體內過度引起黏痰。我的建議與許多過敏學專家的意見相仿，這些專家們對於氣喘患者的首要建議，通常是要患者從飲食中去除小麥與牛乳。如此簡單的改變，常常都能緩解患者的過敏問題。黏痰使身體的五大排毒管道負擔過重，當排毒系統負擔過重時，所造成的結果就是有毒物質的累積，而這正是現在許多人健康問題的根源。

體內環保小百科

法蘭西斯・馬瑞安・布登傑二世醫學博士

法蘭西斯・馬瑞安・布登傑二世，是法蘭西斯・馬瑞安・布登傑一世（Francis M. Pottenger, Sr.）與愛德蕾・葛楚（凱蒂）・巴比特（Adelaide Gertrude (Kitty) Babbit）的長子。法蘭西斯一世是加州蒙洛維亞地區國際知名的布登傑療養院及胸部疾病診所（Pottenger Sanitarium and Clinic for Diseases of the Chest）的創辦人兼營運人，這間療養院自一九〇三年營運至一九五六年，專攻結核病治療。療養院內的食物都是由院區的農場所種植，年輕的法蘭西斯接觸到天然食物的益處，並思考自己能夠為健康不良的患者做些什麼。

法蘭西斯二世對於機械很有興趣，又頗具發明天分，而且偏好工程領域。然而，他的父親卻對於兒子抱持另一份理想，堅持他一定要當醫師。因此，法蘭西斯在一九二一年進入父親的母校，位於俄亥俄州韋斯特維爾地區的奧特本大學（Otterbein College）。他是相當優秀的學生，也在一九三〇年獲得醫學院學位，並開始在洛杉磯州立醫院（Los Angeles County Hospital）實習。

在就讀醫學院時，法蘭西斯二世開始對於當代文明人類的自我對待方式感到輕蔑，他致力於理解人類到底該如何獲得更佳的健康並消除慢性病。他的探索之路帶領他回到父親的療養院，並在一九三二至一九四二年間進行了餵食實驗，以判斷經過加熱的食物對於貓會有什麼影響。

這項實驗後來成為布登傑醫師最著名的研究，研究結果顯示許多慢性病都是因為並未透過攝取生的、未烹調以及未加工的食物來提供適當養分所導致，他發現經過煮熟、加工的食物對於健康有害。關於他這段完整又動人的故事，請參見他所著作的《布登傑的貓》一書。

過量攝取無機鹽

當多數人一談到鹽，我們都會想到餐桌上的普通食鹽。普通食鹽，或稱為氯化鈉，通常是經由開採、取自海水蒸散或是凱爾特鹽（Celtic salt）。我們的身體需要鹽所提供的化學元素，當鹽溶解時，當中的元素——鈉以及氯——會經過離子化，成為我們組織中兩種更重要的電解質。由於電解質的正電荷與負電荷，電解質能夠在身體內傳輸電子能量，也會排斥相同電荷並吸引相異電荷以形成化學鍵結。基於這些作用，電解質可以運輸特定化學物質穿過細胞膜，以進行對於身體健康所必要的其他電化學機能。

我們從吃下肚的食物與喝下肚的飲料來補充電解質，而來自植物與動物的食物都有豐富的電解質，尤其是水果。與取自非生命來源的普通食鹽不一樣，具有生命力的（有機的、生化的）生物含有不同性質的鹽分，有機食物——與實驗室中以化學物質所調製的人造「食品」或無機來源的「食物」相反——在體內的運作方式不同，而蘊含無窮智慧的身體或多或少也了解有機物質與無機物質之間的差異。

一般人對於「有機」與「無機」這兩個字詞普遍多有誤解，「有機」物指的是與活體生物有關或是取自活體生物的物質，「無機」物則不包含生命的進程或是取自生命進程的物質。因此，普通食鹽並不屬於有機物質。

但是切記，別把前述關於「有機」與「無機」的定義，跟栽種食物的「有機」與「無機」栽種方式搞混了。以「有機栽種」的食物，是指食物所生長的植物與土壤不曾使用化學肥料、噴劑與殺蟲劑。換句話說，有機食物可能是也可能不是以有機方式栽種的。當然囉，無機食物一定不是有機栽種的，因為並不是經過栽種得來。

許多加工與包裝食品含有以添加物型態呈現的無機鈉，如防腐劑與增味劑。這種鈉，如食鹽，在體內並不會產生與具有生命力的食物中所含有的生化鈉相同的反應。有些科學家並不接受這番見解，他們主張無論是取自有機或無機來源的元素都一樣，所以在體內的作用也沒有差異。然而，臨床結果並非如此，其實鹽就是最佳的例子。有太多的無機鈉，像是普通食鹽中所含的鈉，會增加動脈硬化的風險，會促使血壓上升、提高中風機率，以及對特定人群引起其他併發症。因此，醫療營養學家近年來建議避免使用太多普通食鹽。事實上，許多患者的飲食現在都受到嚴格的鹽分控制，以避免已經受傷的心血管系統進一步惡化。

可是其實控制鹽分並非最佳選擇，縱使能夠降低無機鈉的攝取量，卻無法提供身體來自有機來源的必要鈉元素，而無鹽飲食也同樣缺乏了有機來源的鈉。不過，本身富含有機鈉的食物並不會對健康造成威脅，這是因為有機食物中的鈉，伴隨著能夠緩緩進入循環系統的其他礦物質與養分，因此使得體液得以調節並提供細胞身體機能所需的適量鉀、鎂與鈣元素。大量攝取的精製氯化鈉會使自食物中分離的高度反應化學離子氾濫至腸胃道、血液、淋巴以及組織中，對身體會引起創傷性的反應。從天然食物中所分離出來的氯化鈉，說是種食物，更像是種藥物。無藥醫療的執業者普遍都使用天然食物中所含有的有機生化鈉，來逆轉過量攝取無機鈉所引起的症狀。

許多組織都需要鈉，尤其是關節滑液膜、軟骨、韌帶、肝臟、脾臟、肌肉、胃壁、大腦、血球以及腸液。當人缺乏來自有機來源的足量鈉，又吸收太多無機來源的鈉時，就很容易產生關節炎症狀——也就是關節發炎。過量的鈉會改變關節液的化學性質、刺激膜組織，並使溶液中的鈣沉澱，導致沉積與骨刺。這些症狀通常能透過提高富含有機鈉的食物攝取量來成功治療。由於鈉是如此重要且是大量的體內電解質，也由於鈉很容易經由費力的勞動、體育運動、蒸氣浴等活動所造成的排汗作用流失，所以大家都需要補充有機鈉。

我有位患者是傑出的籃球員，他動過四次手術來修復腳踝中受傷的軟骨。當這名一百八十六公分高的大傢伙來找我時，我說：「其實呢，你根本沒把腳踝餵飽。」

「你說我沒把腳踝餵飽是什麼意思？」他問道。

「關節組織需要鈉，而且是食物中所含有的鈉，才能夠讓關節修復與再生。」

當我問他打一場比賽大概會減輕多少體重時，他回答：「大概七公斤這麼多。」（註：作者原書即寫十五磅〈近七公斤〉，此處特予保留）

你認為他所減少的體重當中有什麼成分呢？水跟鹽，而有一半的鹽分是鈉，透過汗水所流失最大宗的礦物質就是鈉，他需要額外補充有機鈉，好補充流汗所損失的鈉，並幫助修復他的受傷組織。又熱又悶的天氣、過多的水分攝取量以及流汗等，都會快速地消耗鈉鹽。勞累的體力工作以及活躍的體育運動，都需要大量的有機鹽飲食，還有發燒、蒸氣浴、極度興奮的心理狀態及激動的情緒等也一樣。

我們所補充的鹽應該是來自蔬菜水果的有機鹽分，而不是鹽錠或其他無機來源。天然富含鈉的食物具有符合有機、生物化學型態且容易吸收的鈉型態，常見的普通食鹽、食品添加物與防腐劑，以及實驗中所製造並在一般商店內銷售的化學製「食品」，所含的都是無法與身體相容的無機鈉。

我們必須了解化學的無機食鹽與天然食物中所含有的生化有機鈉之間有何差異，有太多人都忽視了無機鹽與有機食物中所含的生化鈉有什麼不同。有機鈉能夠中和乙酸、丁酸、乳酸與脂肪酸，這些都是過量攝取脂肪、澱粉類食物、肉類、豬油、奶油、馬鈴薯、多油堅果與許多其他食物後的副產品。在這種過程中，來自有機食物的鈉會溫和且持續地作用，而且不會產生有害的副作用。

市面上有許多由綜合藥草混合而成的鹽類替代品，這些產品自然含有能產生鹹味的植物鹽。植物鹽可以與天然香料搭配使用，以增添食物的風味，而且這些植物鹽屬於生化鹽類，不會傷害身體。

過量攝取糖分

在六十年前，美國人一年平均攝取約七・二公斤的精製糖，這項數據年年都持續增加，到目前的平均攝取量已經高達五十七公斤，前後增加了將近百分之八百！

對於有機食物，如蔬菜、水果、蜂蜜與穀類等，身體都能夠輕鬆地進行新陳代謝。但是，像白糖這種精緻食物並無法滿足身體的營養需求，而且僅能提供甜美的滋味與沒有營養的空熱量，除了產生能夠快速燃燒的能量之外，精緻糖對於身體只會帶來有害影響，其中包括了導致蛀牙並使身體缺鈣，以及破壞鈣與磷之間的平衡等。

攝取過多白糖也會造成低血糖（血糖濃度過低），這種症狀主要是由飲食中的精製碳水化合物過高所引起。攝取精製糖也會使胰臟釋出胰島素，胰島素發出訊號使肝臟將血糖轉換為肝醣並儲存起來。

身體很快就會用光精製糖所提供的葡萄糖，而肝臟分解肝醣的速度並不足以恢復正常的血糖濃度。低血糖會引起神經質、疲勞、頭痛、氣喘、酗酒與癲癇發作。攝取白糖也會間接引起所有因蛋白質、礦物質或維生素不足而導致的疾病。許多人會把自己的肚子塞滿糖，接著就把能夠提供必要養分的食物拒於門外。

有趣的是，酒精與精製糖有許多共通之處。酒精與精製糖都會使人成癮，都會在體內導致相似的代謝作用，都會消耗體內所儲存的維生素與礦物質，都會使心情擺盪不定並造成無法控制的人格改變，也都會導致退化性疾病。對於酒精與精製糖成癮時，會降低對於營養食物的慾望，但營養的食物偏偏又能有助於控制成癮現象。

精製糖的健康替代品包括粗製的椰棗糖、果糖、糖蜜、純楓糖漿，以及生的、未經加熱的蜂蜜。然而，愛吃甜食的人還是必須小心，任何糖類都不能過量攝取，而且也要記得，你所吃下肚的許多食物都已經提供你大量的糖分了。

過量攝取小麥

電視與其他大眾媒體多年來都將小麥推廣為最佳的早餐選擇，小麥也是麵包、鬆餅、派與麵點的主要材料，已經成為早、中、晚餐時在餐桌上占有一席之地的角色，素來也以蛋糕、脆餅與餅乾的型態作為孩童的點心。在美式飲食中，小麥占了每天百分之二十九的食物攝取量，這般小麥攝取量實在太超過了！小麥應該只占飲食內容的百分之六，而不是百分之二十九。

當過量攝取時，這種主食就導致了許多嚴重的健康問題。小麥含有麩質，這種黏性物質是麵糰中的彈性來源。不幸的是，麩質也會以相同的黏性方式附著在腸道上。

有些人對於麩質非常敏感，敏感到使迴腸變得衰弱，當迴腸衰弱到某個程度，就會導致吸收問題，也就是所謂的乳糜瀉（celiac disease）。

乳糜瀉的特徵包括腹瀉、營養不良、腸道出血與低血鈣症。對於麩質敏感的人，必須完全避免攝取含有麩質的食物，才能夠恢復並維持健康。即使是先天未對麩質敏感的人，也應該避免過量攝取含有麩質的食物。痙攣症狀與其他腸道問題，與飲食中過量攝取的麩質有關，而過量攝取小麥也被認為是憩室形成的因素之一。在所有案例中，葉菜類與其他蔬菜都有助於使迴腸恢復正常機能。

碾磨、脫糠、加工與漂白等現代精製技術，破壞了小麥重要的生化元素，同時只完整保留了澱粉。有助於正常心臟機能的維生素E存在於小麥胚芽中，小麥胚芽是麥粒外層所覆蓋的一部分，在精製過程中會加以脫除。

除了食用小麥以外，也可以試試其他穀物，絕佳的小麥替代品包括裸麥（黑麥）、小米、玉米與稻米，這些都不含麩質，而且營養價值極高，市面上可以買到上述的全穀粒以及粉狀產品，以及麵包、穀片與其他商品。

九大飲食法則

為了避免六大營養過失，應該要遵循九大飲食法則。與營養過失一樣，這些飲食法則也是關乎於你所吃下的食物。適量攝取以正確方式所準備的正確食物，將能幫助你重拾良好的健康狀況，還能夠維持健康。

體內環保小百科

飲食法則概述

這裡列出所有人邁向健康並維持健康時都該注意的九大飲食法則：

- **第一飲食法則：天然、純淨及完全法則。**我們的食物應該是天然、完全且純淨的食物，完全的食物才能建構出健全的身體。
- **第二飲食法則：比例法則。**我們應該以適當比例來攝取食物，每天應該攝取六份蔬菜、二份水果、一份澱粉以及一份蛋白質。
- **第三飲食法則：酸鹼平衡法則。**我們飲食中的酸鹼比例應該是二十比八十，蔬菜水果屬於鹼性食物，而澱粉與蛋白質屬於酸性食物。
- **第四飲食法則：多樣化法則。**我們的飲食內容應該要多樣化，我們每天應該攝取不同的蔬菜、不同的水果、不同的澱粉與不同的蛋白質。
- **第五飲食法則：生食法則。**我們的飲食中應該有百分之六十是生食，自然的生食提供了最高的營養價值，也能提供最佳的維生素、礦物質與活性酵素。
- **第六飲食法則：自然治療法則。**大自然能夠治病，但也必須要有機會才行，只有當我們吃得正確時，身體才能獲得進行組織修復與汰舊換新所需要的養分。
- **第七飲食法則：中庸法則。**我們過量食用一種或少數幾種食物時，會因為飲食缺乏多樣化而導致營養缺乏。
- **第八飲食法則：缺乏法則。**假如我們所攝取的正確食物不足，我們就會產生營養缺乏的問題，而每一種疾病都與某種營養缺乏有關。
- **第九飲食法則：食物組合法則。**某些澱粉與蛋白質——如肉類與馬鈴薯、蛋類與油炸馬鈴薯餅——不應該一起食用，但將乳類加入煮熟的燕麥片或小米中就沒關係，而香瓜類必須與其他食物分開食用。

九大飲食法則包括了天然、純淨及完全法則、比例法則、酸鹼平衡法則、多樣化法則、生食法則、自然治療法則、中庸法則、缺乏法則，以及食物組合法則。

第一飲食法則：天然、純淨及完全法則

「健康」（health）一詞來自古老的條頓文字，意思是「救贖」（salvation）。倘若健康是救贖的一部分，那我們所吃的食物就應該是天然、純淨且完全的食物。

上帝所賜予我們的是天然之物，你沒辦法透過醃小黃瓜，把小黃瓜變得比上帝原先所創造的更健康，你也無法將全麥粉漂白之後，把全麥粉變得比上帝原先所創造的更健康。如果上帝創造出人類的食物，我不認為有任何人能讓這些食物變得比原本更好。

非天然的可怕

只要人類改變了某種食物，幾乎都會透過某種方式降低食物原本的價值。透過加工、以鹽醃漬、漂白、加熱與防腐等方式，我們所創造出來的食物本質都經過改變，而我們絕對有充分的理由，對於變質食物在身體上產生的影響應該感到害怕。

非天然食物的例子之一是甜精（cyclamate），這是多年前所誕生的一種代糖，甜精經過動物實驗證明會致癌，因此被食品藥物管理局禁用。糖精（saccharin）是另外一種代糖，糖精同樣被發現與癌症有關，但是在糖尿病族群與糖精製造商的抗議之下，國會否決了食品藥物管理局想要禁用糖精的決定。另外一種化學甘味劑是阿斯巴甜（aspartame），而時間將會告訴我們阿斯巴甜的副作用是什麼。目前已經有證據顯示，有些人在使用阿斯巴甜後會產生頭痛問題。即便是白糖也不算是天然食物，因為白糖經過了精製過程，而去除了原本含有的維生素與礦物質。其他常見的天然甘味劑包括蜂蜜、花粉、楓糖漿、未精製甘蔗汁、米糖漿、糖蜜以及水果。

我的營養療程是以純食物為基礎。經過噴灑藥劑的食物並非純淨食物，只有以有機方式種植在土壤中，而且並未使用人造肥料產生化學化

（chemicalized）的食物，才能稱為純淨食物。假如是經過醃漬、鹽漬、加工或製成罐頭的食物，也不能稱為純淨食物，許多罐裝與包裝食物上都貼著標籤，上面標明裡頭所添加的化學物質，而這些全都算不上純淨食物，你該盡可能遠離這些食物。也要避免在烹調時使用添加物，有些餐廳會在食物中添加味精（MSG），而有些人會對味精產生過敏反應。

水果與蔬菜都算是我們所能獲取最純淨的食物，但我們還是要仔細地徹底清洗，蔬果上頭不僅可能有先前噴灑的殺蟲劑殘餘，常常也噴灑了化學物質，如亞硫酸鹽，以保持外表新鮮、翠綠與鮮嫩，尤其是在沙拉吧。很多人都對亞硫酸鹽過敏，有些人甚至在吃下經過亞硫酸鹽噴灑的食物後死亡。

我們無法靠著變質或營養耗盡的食物維生，吃下這種食物最後會導致營養缺乏的問題。我是在研究約翰霍普金斯大學（Johns Hopkins University）麥卡倫（E.V. McCollum）教授的著作時學到這一點。麥卡倫博士將去除鈣質後的食物餵給研究動物，發現動物都無法發展出健全的骨骼；他也發現，假如去除了食物中的鉀，動物就無法長出良好的肌肉。人們所吃下的許多加工食物都缺乏了必要養分，食物在加工前可能都具有這些養分，卻在許多加工方法中受到物理方式或加熱方式所破壞。乳品就是很好的例子，正如本章節稍早所提，生乳中含有磷酸酶這種酵素，對於鈣質的吸收相當必要，但乳品在加熱殺菌的過程中去除了磷酸酶，所以經過加熱殺菌的乳品中所含有的許多鈣質都無法被人體吸收。

經過加熱將磷酸酶破壞的乳品，以及由這類乳品所製成的產品，被視為年長人士罹患骨質疏鬆症與臀部骨折案例增加的主要原因。儘管如此，經過加熱殺菌的乳製品仍然受到大肆推廣，推崇其中的高鈣質含量。長期攝取缺乏養分食品的人，都會發展出營養缺乏的問題，除非能夠以其他方式來彌補缺乏的營養。

過度精緻的危害

荷蘭於一八九〇年代在爪哇所進行的研究，發現了營養缺乏的問題。只以白米餵食數月的雞，發生了翅膀下垂的問題，雞隻無法持續將翅膀抬起，如果繼續只吃白米的話，雞隻就會死亡，但是當翅膀下垂的雞改吃全穀粒糙米之後，就恢復正常了。在類似的實驗中，僅僅餵食白米的鴿子，腿部會失去力量而無法站立，而在改餵食米麩之後，鴿子只在幾個小時之內就恢復力量，能夠正常行走。

即使已經來到鬼門關前的鴿子，也在餵食米麩之後恢復了生機。研究發現，導致雞隻翅膀下垂以及讓鴿子腿部失去力量的疾病是腳氣病，這是種缺乏維生素B_1的疾病，也是首次被發現的營養缺乏疾病。

白糖、白麵粉與白米都是精製食物的例子，這些食物缺乏了一部分或全部的維生素、礦物質與纖維。我稱這些食物為「被剝削的無食物物質」，因為這些物質已經不夠資格被稱為「食物」了，攝取這種食物導致體內的營養缺乏，營養缺乏又進而導致了疾病的問題。

根據報告指出，全麥粉的精製過程會將二十七種元素減到最低。換句話說，我們身體所需要的許多養分都被精製過程給去除了。甲狀腺會因為缺碘而衰弱，骨骼與牙齒會因為缺鈣而動搖，肌肉組織會因為缺鉀而弱化。透過攝取完全的食物，我們能建構出健全的身體。你現在應該了解，為什麼你的身體有些部位營養不良，而有其他部位又營養過剩了嗎？這就是許多不同疾病的原理，因為特定的器官缺乏所需要的化學元素而變得衰弱。

當我談到所謂的全食物，其中就包括全穀粒、水果、蔬菜、全乳品、堅果與種子等。然而，對於我所說的乳品必須格外謹慎，因為乳品通常會經過加熱殺菌。我們應該得以在衛生良好的條件下，從乳牛身上取得生乳，而整個取乳過程都必須受到持續的健康與清潔監督，也就是說，我們應該多付些錢來購買合格的、生的全乳品，因為這對我們的健康比較有益，畢竟我們不能光靠缺乏營養與變質的食物來維生。

我曾經收到由柏斯氏病（Perthes' disease）患者所寄來的信。罹患柏斯氏病時，會在股骨（大腿的大股）的髖部產生孔洞。柏斯氏病好發於四至十歲的年輕男孩身上，但這位男士的年齡已經高達五十六歲，他的醫師告訴他說，在這把年紀要治療柏斯氏病太困難了——幾乎不可能。可是這位男士在實行我的飲食養生法一年半之後，他的股骨問題改善了，這有可能嗎？當然可能，我常發現食物能夠補足身體的化學需求。而良好的健康就是從我的第一飲食法則開始——食物應該是天然、純淨又完全的。

不求經濟，只要天然

我們現在大部分的食物，都被我稱為「賺錢食物」。為我們生產食物的人們，大多數對於健康都不怎麼了解，他們只是為了賺錢而工作，但我們可是靠他們的食物來過活。我只能從一般家庭著手，讓大家知道這一切必須有所改變。現在的父母們都在幫醫師養鈔票，現在的孩子就是未來醫師們的鈔票，這些健康問題根本就沒理由發生在孩童身上，而我們能夠透過學習提供正確的食物給孩子們，以省下未來要看醫生的花費。

一般的醫師並不會教你如何進行腸道保健、營養、運動或正確的生活方式，醫師能夠提供以前受過訓練的治療方式，醫師能夠幫你——透過打針或開處方——處理你的症狀，卻將你的壞習慣、營養不良與耗損活力的生活型態置之不理。醫師與藥師依賴你的無知來維持生計，但我們不能只將矛頭指向醫師，許多患者自己也要負起責任，因為他們希望醫師所提供的治療，能讓他們繼續過著以往的生活，患者們並不了解，疾病都是由自己的壞習慣所導致。我們永遠都該記得，當我們用一根手指頭指向別人時，另外三根手指頭都是指著自己！

醫師們是靠著你的生活——你的生活方式——來過活、仰賴你的無知維生，我認為該是人們清醒的時候了，並且要讓大家了解，只要開始選擇天然、純粹又完全的食物，就能夠達到最大也最佳的改變。

第二飲食法則：比例法則

第二飲食法則，我們必須食用各種食物——蔬菜、水果、澱粉以及蛋白質——而且比例要恰當。適當比例法則太美好了！畢竟，人體是由正確比例的鈣、矽、碘及其他礦物質所構成。如果對各種礦物質都等量攝取，並無法維持我們的生命，我們必須提供身體正確的比例才行。

我們每天應該攝取六份蔬菜、二份水果、一份優質澱粉以及一份優質蛋白質。有些人喜歡極端的飲食方式，但我比較偏好中庸之道，因為我相信要變得健康並維持健康，必須靠患者與醫師共同努力。假如你選擇不吃任何蛋白質的極端飲食方式，那我可能無法與你共事；如果你對於優質澱粉也拒於門外，那我也必須拒你於門外，這些都太過極端了。如果你堅持不在飲食中加入任何水果或蔬菜，那我無法與你合作；還有，如果你不同意攝取正確比例的食物，我也沒辦法拉你一把。

天曉得，我相信的是良好的排毒作用啊！但你不能用極端的方式，將這麼多種食物排除在你的飲食之外，這樣等於是空有健康的妄想，卻把健康所必須的平衡比例拋在腦後。

你知道，我不想要讓努力付諸流水，我是靠著成功而壯大的人，當我看見我的患者變得健康，我就會感到成功，而如果你忽略了比例法則，你就無法成功地健康起來。

在我所建議的飲食計畫，也就是我所稱的健康和諧飲食養生法中，各種食物之間存在著和諧的平衡，能夠替百分之九十五的人們進行保養（健康和諧飲食養生法的完整介紹，參見第220頁）。幾乎所有向我諮詢的人，都能夠遵循我所提供的飲食計畫並滿足自身的營養需求。我知道生命中大部分的事物並無法完美地適用於每一個人，所以我只說「百分之九十五」，而不是「百分之百」。

利用正確比例的正確食物，你的身體會一天一天地改善，雖然是慢慢地進步，但肯定會進步，所以在六個月後，你的身體會更上一層樓，也不需要再改變成另一種飲食方式。

然而，你不需要擔心這種比例原則是否完善，假如你將建議的澱粉攝取量分成兩餐，而不是在一餐吃完，那也沒關係；如果你將建議的蛋白質攝取量分成兩餐，而不是在一餐吃完，我想應該也沒問題。

但是，你不該因為想在一餐內吃完所有蛋白質攝取量，就硬是一次吃下近七百公克的牛排。我是用誇張的方式來表達一個重點，人們攝取太多澱粉或蛋白質時，常常會發生問題。然而，人們如果吃下大量的蔬菜水果，似乎不會有什麼壞毛病。

第三飲食法則：酸鹼平衡法則

你必須了解這個重點，你所吃下肚的食物中，酸鹼比例應該是二十比八十。重要的是你應該吃比較多的鹼性食物，因為必須中和體內所產生的酸性廢棄物。血液的酸鹼平衡（血中pH值），主要是由呼吸系統與腎臟來控制，並搭配複雜的化學作用來緩衝，以避免突然發生偏差。然而，我們是透過食物來持續補充主要的礦物質——鈣、鉀、鈉與鎂——這些礦物質構成了中和酸性的鹼基基礎。產生酸的食物則是蛋白質、澱粉與糖類。

在實行健康和諧飲食養生法時，你每天都會攝取六份蔬菜、二份水果、一份澱粉與一份蛋白質（我排除了糖類，因為你根本就不該吃糖）。在你所吃下的食物之中，蔬菜與水果應該占十分之八，正好使飲食中具有百分之八十的鹼性比例，你所吃下肚的另外百分之二十就由澱粉與蛋白質來補足，使飲食中具有另外百分之二十的酸性比例。你必須攝取正確的份量，才能夠構成近乎正確的酸鹼比例。

問題在於：美國政府的數據顯示，美國人的飲食平均只包含了百分之二十的蔬菜水果，美國國家科學院（National Academy of Sciences）也告訴我們，平均飲食比例中含有高達理想比例兩倍的脂肪量。

因此，在我保守估計之下，美國飲食平均大約含有百分之五十至六十的酸性食物，這是我們必須考量的現象，尤其是現在有這麼多重大健康問題，更應該多加思量。

第四飲食法則：多樣化法則

我們需要攝取足夠多樣化的食物，但怎樣才叫作夠多呢？我的阿姨一定會攝取蔬菜，但是只吃胡蘿蔔與豌豆，她從來不吃其他蔬菜；有些人堅持每天早餐都要吃梅乾，每天早上都吃一大堆梅乾；酪梨是很棒的食物，但不該早中晚餐天天都吃；你也不能每天都只吃馬鈴薯。採取這種飲食方式的人，太過限制食物的種類，以至於身體失去平衡。你的身體如何運作，都依賴你所給予的食物，多樣化的食物能確保你的身體獲得所有需要的元素。

食物多樣化的重要性有很多原因。同樣的食物在全國不同地區都各自不同，舉例來說，來自華盛頓州的蘋果與加州的蘋果顯然不同，猶他州的芹菜與紐約的芹菜也不一樣，這是因為這些食物種植在不同的土壤中。不同的土壤具有不同的礦物質，這就影響了農產品的礦物質含量，所以，在紐約所種植的芹菜，鈉含量比猶他州鹽湖谷所種植的芹菜少了百分之二十五。當植物種植在含鹽土壤中，就會具有較高的鈉含量，種植在密西根州戰溪地區土壞中的芹菜，鈉含量比全國其他地區的芹菜都還要高。因此，除了不同的食物種類外，多樣化法則也同樣適用於食物所種植的土壤種類。

美國飲食中平均含有百分之五十四的小麥與乳製品，還有百分之九的糖，這就違反了多樣化法則。我們的飲食中需要水果、蔬菜、全穀類、堅果、種子與豆類，而且我們也需要不同種類的蛋白質、澱粉與脂肪——比我們現在所攝取的還要多更多。

當你尋求多樣化飲食時，你必須以每天與每週為單位，你今天所吃過的，明天就不該再吃，每天都應該吃不同的食物。為什麼你的沙拉醬中一定要有油、蜂蜜與檸檬呢？為什麼你不能搭配堅果乳醬汁呢？為什麼不用乳酪醬或酪梨醬呢？你不需要每一天或每週四天都吃一樣的東西啊，如果你是這樣吃，你就是按照習慣來進食，而我們有許多飲食問題正是來自於我們的飲食習慣。英國人隨時都在喝茶，而英國人比世界上的其他文化更常有風濕問題，因為英國人總在茶裡頭添加許多糖分，這又加重了風濕症狀，糖會耗損身體裡的鈉，而鈉可以中和引起風濕的酸類，我將這些酸稱為「風濕酸」，因為這些酸會刺激關節。

我曾經造訪過南美洲一座名叫海里康尼亞（Heliconia）的小鎮，當地的平均死亡年齡是二十九歲，而當地的飲食中大多都是甘蔗與玉米。由美國大藥廠亞普強公司（Upjohn Company）所進行的實驗中，在當地居民的飲食之中加入了黃豆粉，結果平均壽命很快就延長到三十九歲。只不過在飲食中加入了一點蛋白質，就讓平均壽命延長了十年，這顯然說明了飲食中嚴重缺乏多樣化的後果。

第五飲食法則：生食法則

我認為我們每天所吃的食物當中，有百分之六十應該是生食。以往我是說百分之五十，但我發現大家有點摸魚，並沒有吃下應該吃的生食份量，所以我將建議攝取量提高到百分之六十。

除了維生素與礦物質之外，生食也能提供人體所需要的天然酵素，而烹調與加工流程中的高溫則會破壞這些酵素。當你所吃的食物中，生食占了百分之六十時，你也能獲得水分上的平衡。

生食也能夠補充良好健康所需要的纖維。生的蔬菜是最佳的纖維來源，你不能光喝湯、吃軟質食物、奶油醬這類的食物，然後還期待腸道能夠正常運作。在本章節的稍早，我曾探討過纖維在每日飲食當中的重要性，但你知道取得所需纖維的最佳方式，是攝取生的水果、蔬菜、全穀類、堅果與種子嗎？如果你吃了這些食物，其實就已經足夠了。

正如我先前所提，政府的數據顯示美國飲食中平均含有約百分之二十的蔬菜水果，而且數據中並不包含生堅果與種子，因為這兩者的數量大概低於百分之〇・一，很多人根本不吃這兩種食物。我們應該攝取更多生堅果與種子，以及種子與堅果醬，而且我們應該飲用種子乳與堅果乳，而不是乳製品。我們應該飲用生的蔬菜水果汁，或由多種食材混合製成的健康雞尾酒，一天至少喝兩次。大部分的家庭所吃的熟蔬菜比生菜還多，但我們每一天至少需要吃下兩大份的沙拉，而每份沙拉中都要含有五至八種生的食材。

雖然有時候需要利用極端的方式來達成特定目標，但一直維持極端方式通常並不安全或可能有害。極端方式不該成為生活方式，有些人攝取生食的程度趨於極端，正如倫敦人所說的「瀕臨邊緣」。有些人只吃生的食物，有些人則是水果主義者，完全只吃水果維生。雖然生的食物很好，但我並不建議你採行極端的全生飲食，從頭到尾都只吃生食，我寧願你走上中庸之道。縱使如我所偏好的，生食只占你百分之六十的食物攝取量，但還是需要花一段時間才能習慣，我建議慢慢來，花幾個月的時間，來將生食比例提升到百分之六十。

當我替以往吃了二十年精製與過度烹調食物的人進行治療時，我必須補足這種飲食所造成的營養缺乏，我想要盡快導正這些問題，而健康和諧飲食養生法的效果相當好。在多數案例當中，總要花上一年才能夠看見身體的改變。

你覺得很慢嗎？正好相反，已經算相當快了！縱使吃了一個星期的錯誤食物，也還不足以破壞你的身體；同樣地，你也沒辦法光吃一個星期的正確食物，就期待能重建你的身體。曾有位女士告訴我：「上個星期我吃過一次沙拉，但是我沒看到有什麼不同啊。」我還真不知道她期望看見什麼呢？但假如你能持續遵循這項飲食法，你一定會看見美好的改變。

第六飲食法則：自然治療法則

大自然能夠治病，但我們必須提供機會給大自然，只要我們別妨礙大自然，她就能夠治病。我們或許能做些什麼事來幫她，但在大部分的時間，我們只需要學會如何停止妨礙她的療癒過程。假如你的睡眠不足，你就健康不起來；如果你的婚姻不美滿，你就健康不起來；假如你因為工作而困擾、發怒，你就健康不起來。可是，無論你的生活條件如何，獲取充足的養分都是極為重要的。我們基本上可以解決生活中的任何問題，但假如不處理好我們的營養，我們就無法擁有良好的健康。有了良好的健康，我們才更有辦法應付生活中的壓力。

藥物治療、手術與放射線療法有時候能夠阻止疾病，但大多時候，這些療法單純只是讓疾病更深入組織中，或導致疾病轉移到身體的其他器官或其他部位。只有依循大自然的路，我們才能帶來持久的療癒效果，並建構出健康的組織。只有當組織汰舊換新之後，療癒才算完成。真正的療癒是自然的療癒作用，也是唯一能使身體組織完全復原的療癒作用，你必須學會如何與大自然合作，才能變得健康。

第七飲食法則：中庸法則

當我們過量攝取一種或多種食物時，我們就使體內產生失衡，而由過量飲食所導致的失衡，一般而言就會造成肥胖。有位違反了中庸法則的人，叫作奧森．威爾斯（Orson Welles），是位著名的好萊塢天才影星，由於過度飲食，他在一九八五年十月十日過世前的體重高達一百八十一公斤。眾人皆知，威爾斯晚餐時特別愛吃大份的肉汁醬佐烤牛肉，搭配許多捲餅與奶油，最後再以大份的甜點畫下句點。威爾斯知道自己的糖尿病、心臟症狀與循環問題，會讓過度飲食的行為變得更加危險，但他曾告訴朋友說：「唯一能讓我感到開心的事就是吃。」

根據調查，超過百分之六十的美國人體重過重，還有百分之四十算是肥胖，這是由於普遍的過量、過度飲食，以及過量攝取少數幾種食物所造成的失衡飲食所造成。過量攝取三大食物種類——蛋白質、碳水化合物或脂肪的任何一種，就會導致體內失衡，最後造成肥胖。

過量就會有危險

我們幾乎不可能過量攝取全穀物與新鮮的蔬菜水果，而多數素食主義者都警告大家不要過量飲食，因為無論任何食物，只要過量攝取就會導致肥胖與產生毒素。違反中庸法則也會使身體產生毒素，因為排泄系統的負擔過重了。飲食中的過量蛋白質會使胃部過度負荷，胃部可能沒有足夠的胃酸來分解蛋白質，所以無法在小腸內完全地消化與吸收。未經完全消化的蛋白質，促使腸道內的腐敗性細菌過度成長，導致產生有毒副產品，如吲哚、糞臭素與酸性胺類（acidic amines），這些有毒物質進入血液當中，導致組織損傷，並積存在先天脆弱的器官與組織中。一旦經過消化與吸收的蛋白質過多時，就會轉化成脂肪並儲存在組織裡頭。

精製碳水化合物，如小麥製品與白糖等，平均占了美國飲食的百分之三十八，這種過量比例不健康的原因有兩個。

首先，就消化方面而言，將精製碳水化合物分解成能夠吸收的葡萄糖，只需要單一且快速的化學步驟。如果體內的單純糖類含量超過身體所需，多餘的糖分就會對產生胰島素的特別胰腺細胞——蘭氏小島（islands of Langerhans）造成壓力，身體需要胰島素，才能將葡萄糖運輸穿越細胞膜進入細胞，並經過氧化作用產生能量。我認為隨著時間所過量攝取的糖分，會減弱身體產生胰島素的能力，在此情形發生時，糖尿病就上門了。另外，還有易於發生糖尿病的遺傳特質，可能會受到肥胖、壓力、懷孕、更年期或其他因素所觸發。未經妥善控制的糖尿病會產生酸性症狀，稱為糖尿病酸血症，可能導致昏迷。

第二個原因在於，過多的糖分會以肝醣的型態儲存在肝臟與肌肉組織中，在需要使用體內儲存糖分時派上用場，而當所有的肝醣儲存部位都塞滿了，剩下的糖分就會轉化成脂肪。

因為白糖、白麵粉製品與其他經過加工的碳水化合物會在新陳代謝時產生酸性產物，所以會進而改變身體的酸鹼平衡。這些食物消耗掉身體中的鹼性元素存量——主要包括鈣、鈉與鉀——這些都是能中和非天然酸性物質的元素。假如身體中的鈣、鈉與鉀消耗掉了，那骨骼、牙齒、關節與身體其他組織都會受到負面影響。有些研究人員指出，白麵包與白麵粉所製成的許多食品，也可能引起腸道運作遲緩與便祕，因而使有害物質透過腸壁而吸收到人體內。

如我先前所提，美國人飲食中的平均脂肪含量是國家科學院建議攝取量的兩倍，過多的脂肪會造成肝臟與膽囊的壓力、引起肥胖，並導致糖尿病、心血管疾病（動脈硬化與動脈粥樣硬化）以及癌症。無論任何食物，只要過量攝取都會加重腎臟的負荷，因為腎臟需要更努力地從血液中排除過量飲食所產生的酸性與有毒廢棄物。

再者，假如過量攝取某些食物，代表可能沒吃到我們所需要的其他食物，因此可能造成營養缺乏。

過量飲食的另一項後果就是組織過敏與黏痰。過敏、感冒與黏痰問題，常發生在過量攝取某種特定食物的人身上。我們發現，在美國人的飲食中，乳品、小麥與糖平均占了百分之六十三的比例，實在超量太多了，應該只能占百分之十二左右。

飲食中普遍過量攝取的還有肉類與馬鈴薯。政府研究指出高蛋白質、高脂肪飲食與癌症及心臟病有所關聯，當我們吃得太多時，尤其是蛋白質與澱粉，胃部就需要大量的胃酸來消化食物。倘若胃酸量不足，腸道內就可能產生腐敗作用、脹氣與毒素症狀。

視自己的情況吃該吃的食物

過量飲食等於是自我虐待，過度節食也一樣，會導致飢餓。我們必須記得，疾病會找上滋養不足的身體，我們一旦破壞了身體的化學平衡，最後就逃不過嚴重的後果。所以，我們需要了解到底該吃多少，假如你採取均衡飲食卻體重過重，那就把餐盤上頭的各種食物都吃三分之一（左右）就好，剩下的都推到盤子的一邊去。

當你減少進食量時，別只減少澱粉，也別只減少蛋白質，應該將原本的澱粉、蛋白質、蔬菜與水果攝取量各減少一部分。如果你將各種食物都減少一點，依然能夠保持飲食均衡。要幫助食物減量，可以只吃兒童餐，別點全餐。如果你的職業是農夫，早上可以吃頓豐盛的農夫早餐沒關係，因為你的勞動能夠消耗熱量；然而，這麼大份的早餐可不適合整天坐在辦公桌前的人，否則會讓你體重上升，除非你的新陳代謝異常地快。別忘了保險公司常說，腰圍越小、生命越長。

第八飲食法則：缺乏法則

缺乏法則違反了中庸法則，這一項是有害的，你所忽略的食物就跟你所吃下肚的食物一樣，也會影響你的健康。違反缺乏法則的情況包括：

- 營養不良或餓肚子。
- 攝取缺乏維生素與礦物質的精製食物。
- 食用貧瘠土壤所種植的食物。
- 並未依照工作需求或每日壓力程度適當飲食。
- 飲食不均衡或偏食。
- 缺乏某種或多種養分、維生素或礦物質。

切記，各種疾病都與營養缺乏有關。營養不良所引起的疾病中，最廣為人知的就是腳氣病，是因為缺乏維生素B_1所導致，時常發生在攝取精製白米的人身上。

骨質疏鬆症是使骨骼脆弱的疾病，在六十歲以上的美國女性身上相當普遍，原因是缺乏礦物質。夸休克爾症（Kwashiorkor）常見於第三世界國家中，是由缺乏蛋白質所造成的疾病。營養不良不只會引起疾病，其他各種疾病也會透過對於內分泌腺、新陳代謝以及血液化學作用的影響，引起進一步的營養不良。

第九飲食法則：食物組合法則

有些人認為食物的搭配極其重要，我覺得沒那麼嚴重。但是當你生病而且長期疲勞時，如何搭配食物就顯得重要多了。在你生病或者勞累時，你的身體並沒有充足的能量可用來充分消化食物，所以任何額外的消化需求都成了身體的負擔。即便在健康良好時，你也應該優先選擇天然的食物，攝取任意搭配天然的食物，都好過於錙銖必較地吃下垃圾食物。

極端的澱粉不該與極端的蛋白質一起食用，最好的例子就是肉類與馬鈴薯，還有蛋類與油炸馬鈴薯餅，這兩種是最常見也最糟糕的組合。早餐時最好完全別吃馬鈴薯，但我並不反對將蛋白質與全穀片一起搭配。大自然沒辦法幫你選擇最佳的食物搭配。

攝取同時含有澱粉與蛋白質的天然食物沒什麼問題，不過，大自然雖然塑造出同時含有蛋白質與澱粉的食物，但不代表我們應該在一餐中同時大量攝取蛋白質以及主要由澱粉所構成的食物。

除此之外，就消化觀點而言，瓜類食物與大部分其他食物都無法和睦相處，應該獨立食用，而且瓜類很適合當作餐與餐之間的點心。理想來說，甜的水果乾不應該與柑橘類水果一同食用。在我發現有人整理出搭配食物的學問，並提出詳細的搭配表格時，我認為，上面所提到的幾點最為重要。我的看法是，消化機能相當良好的人並不需要太在意食物搭配的問題。

化學平衡的必要性

如果你遵守適當飲食的法則，你的身體就能達到化學平衡。據我了解，身體最微妙的失衡現象就是化學失衡，或者說營養失衡。這種失衡現象是緩慢地浮現，我們根本察覺不到，而且可能在尚未出現任何症狀前就已經存在了。化學失衡最後必然會帶來影響，化學作用的缺乏或失衡幾乎是所有疾病的根源。

健康、機能良好的腸子含有鈉、鉀與鎂，而現代食物中卻嚴重缺乏以生化型態呈現的這三種化學元素。鈉能夠中和酸，也是柔軟、活動與可動組織——也就是關節、韌帶與肌腱——所需要的元素。淋巴系統中具有鈉，能夠幫助重新建構腸壁，還能幫助腸道恢復韌帶支持結構的柔軟度。鈉也能消除腐敗作用產生的氣體，並在腸道中作為甘味劑，就像是用小蘇打（碳酸氫鈉）刷牙時會讓嘴巴覺得「甜甜的」一樣。

鉀是肌肉結構的必要元素，也是加快腸道運送速度的肌肉彈性所不可或缺的元素。鉀跟鈉一樣，可以中和體內的酸。鉀應該與鈉以一定的比例同時補充，根據理察・帕華特（Richard Passwater）博士，鉀與鈉的最佳比例應該是九比四。

鎂與鈣一同作用時，能夠放鬆身體的肌肉，並有助於將鉀保留在細胞內。鎂能幫助消除腸道的痙攣、狹窄、緊張、情緒緊繃所引起的不適、失去調性以及腫脹症狀。鎂在腸道中有通便的作用，因此是良好腸道蠕動的必需元素。氧化鎂乳是最熱賣的成藥之一，也是很好的蠕動刺激物，然而，其中含有無機型態的鎂，僅僅能夠紓緩症狀，並不能帶來自然且持久的矯正效果。與食物中的無機物質一樣，藥物中的無機物質也無法有利於重建身體組織。食物中所天然含有的生化、有機鎂，才能夠帶來最大的好處。

當飲食中缺乏這三種重要的礦物質——鈉、鉀與鎂，就必須從儲存這些元素的腸壁組織中提取。我認為腸壁是身體中最受虐待的結構之一，一直處於半飢餓狀態，缺乏維持每日正常機能所需要的生化元素。我們必須持續補充腸壁中最重要的元素，否則會使身體受到不良後果所折磨。只有在主要的化學元素——鈉、鉀與鎂——都充沛可用時，才能夠重建健康腸道。

富含鈉的食物

有機鈉的最佳來源是乳清，也就是在製作乳酪時從凝乳中所分離出乳品的水分部分。乳清有助於恢復腸道中的乳桿菌叢以及其他腸道菌叢。

小牛骨關節高湯以及由牛乳或山羊乳所製成的乳清粉中，含有濃縮的鈉成分。山羊乳、乳清與黑無花果（black mission figs）都是極佳的鈉來源（也是絕佳的關節炎特效藥）。其他富含鈉的食物包括：

- 蘋果
- 蘆筍
- 甜菜葉
- 黑橄欖
- 芹菜
- 乾燥鷹嘴豆
- 芥藍菜
- 椰棗
- 蛋黃
- 魚類
- 辣根
- 杏桃乾
- 大麥
- 甜菜
- 胡蘿蔔
- 乳酪
- 乾燥椰仁
- 蒲公英葉
- 紅藻
- 無花果
- 山羊乳
- 角叉菜（irish moss）

- 羽衣甘藍
- 扁豆
- 芥菜
- 荷蘭芹
- 梅李
- 紫高麗菜
- 芝麻籽
- 草莓
- 瑞士甜菜（牛皮菜）
- 昆布
- 生乳
- 秋葵
- 乾燥豌豆
- 葡萄乾
- 紅甜椒
- 菠菜
- 葵花籽
- 蕪菁

具有中等鈉含量的食物來源包括除了紫高麗菜以外的高麗菜、荸薺、大蒜、桃子乾、櫻桃蘿蔔、青花椰菜、球芽甘藍以及腰果。

富含鉀的食物

日曬黑橄欖乾與馬鈴薯皮高湯（參見第143頁）是鉀的兩大最佳來源。要注意準備馬鈴薯皮高湯時別以太高溫烹調，因為鉀會被高溫所破壞。加工食物中通常都缺乏鉀，原因在於食品加工流程中通常都會經過高溫，因此破壞了鉀。鉀的最佳來源是有機食物，下面列出部分富含鉀的食物：

- 杏仁
- 大茴香籽
- 蘋果醋
- 蘋果皮
- 蘋果
- 杏桃乾
- 香蕉
- 黑櫻桃
- 甜菜（紅甜菜、黃甜菜）
- 甜菜葉
- 乾燥豆類（紅豆、斑豆、白豆、綠豆、四季豆）
- 青花椰菜
- 褐色乾酪
- 球芽甘藍
- 胡蘿蔔
- 腰果
- 小黃瓜
- 醋栗
- 椰棗
- 紅藻
- 打發蛋白
- 闊葉苦苣（escarole）
- 羽衣甘藍

- 菊芋（jerusalem artichoke）
- 散葉萵苣
- 乾燥皇帝豆
- 荷蘭芹
- 苦桃
- 胡桃
- 葡萄乾
- 細米麩（rice polishings）
- 乾燥黃豆
- 菠菜
- 瑞士甜菜（牛皮菜）
- 蕪菁
- 魚類
- 葡萄
- 水田芥
- 小麥胚芽
- 昆布
- 扁豆
- 橄欖
- 歐洲防風草
- 西洋梨乾
- 馬鈴薯皮
- 米麩（rice bran）
- 完整芝麻籽
- 豆漿
- 葵花籽
- 番茄
- 無花果乾
- 山羊乳
- 核桃
- 小麥麩
- 藍莓

還有幾種香草也是很好的鉀來源，包括貓薄荷、馬尾草、蕁麻、啤酒花（蛇麻）、車前草、紅花苜蓿、鼠尾草、美黃芩（skullcap）。

富含鎂的食物

有幾種堅果與全穀類具有最高的鎂含量，未碾壓的米中所含有的鎂是碾壓脫麩米的七倍，而米麩中的鎂含量又更高。小麥胚芽也是富含鎂的食物，許多常用於生菜沙拉的蔬菜中也有豐富的鎂。許多年來，我們的飲食食譜中幾乎都不包括生菜沙拉，幸好從二十世紀的最後十年開始，生菜沙拉又回到了我們的餐桌上。以下也列出其他富含鎂的食物：

- 蘋果
- 杏桃乾
- 香蕉乾
- 蘋果乾
- 酪梨
- 黑核桃
- 乾燥豆類（白豆、皇帝豆、鷹嘴豆、四季豆）

- 甜菜葉
- 巴西堅果
- 高麗菜
- 椰子
- 薄荷
- 燕麥
- 洋蔥葉
- 桃子
- 西洋梨乾
- 開心果
- 酸模
- 紫草葉
- 紅藻
- 英國胡桃（english walnut）
- 榛果
- 明膠
- 葡萄
- 山核桃（hickory nut）
- 豆漿
- 黃玉米
- 豆腐
- 蕪菁葉
- 水田芥
- 全裸麥
- 野稻米
- 甜菜
- 糙米
- 腰果
- 扁豆
- 紐西蘭菠菜（番杏）
- 秋葵
- 荷蘭芹
- 花生
- 胡桃
- 梅李
- 乾燥黃豆
- 椰棗
- 苦苣（endive）
- 無花果乾
- 魚類
- 山羊乳
- 綠甜椒
- 蜂蜜
- 葵花籽
- 瑞士甜菜（牛皮菜）
- 大比目魚（turbot）
- 小牛骨關節高湯
- 牙鱈（whiting）
- 全小麥
- 粗玉米粉（yellow cornmeal）

粗玉米粉中的鎂含量最為豐富，然而，市面上多數的粗玉米粉都經過過度研磨，當中不再含有玉米粒外層的纖維，所以不再是具有通便效果並可調整腸道調性的最佳食物。但除此缺點之外，我認為每個人一週當中至少有兩天的早餐應該食用粗玉米粉，藉此獲得充足的鎂。

重新調整味蕾與思維

倘若你真的想獲得健康且收穫滿滿的生活，你就必須重新調整你的味蕾以及思維。如果你在購買市面上的食品前都能先讀過產品標籤，並且拒絕所有內含經過加熱的脂肪或油脂的食物，就能避免犯下營養過失。

開始自己動手料理餐點，並且確保你所購買的都是天然、純淨又完全的食材，就像你能自己種出來的一樣。當然，有時候要取得最佳食材實在相當困難，甚至於不可能，但你還是應該有所努力。

也千萬別忘了纖維對於腸道健康的重要性，因為腸道健康影響了體內所有其他器官的正常機能，還能藉此間接幫助降低膽固醇。

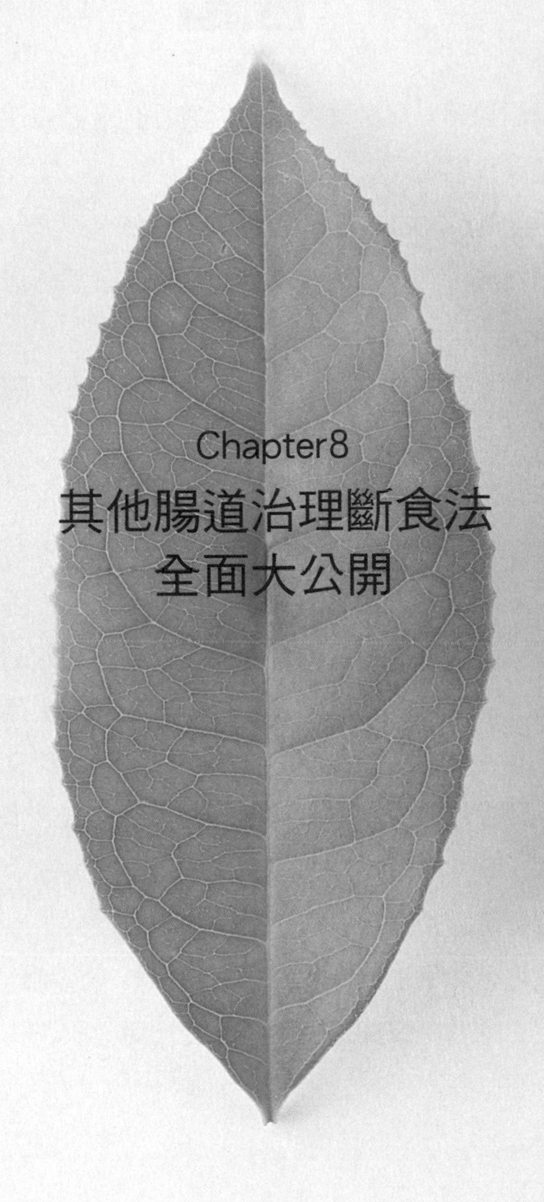

Chapter8

其他腸道治理斷食法全面大公開

POINT

- 斷食是經過確立已久的方法，能夠淨化身體並使身體邁向更佳的健康狀態。
- 斷食與限制飲食法：十一日排毒飲食法、一週一日斷食法、葡萄斷食法、西瓜清潔法、胡蘿蔔汁斷食法，以及葉綠素排毒飲食法。
- 在任何斷食期間都必須飲用新鮮、乾淨的水，因為水能夠幫助將毒素沖出身體。
- 健康和諧飲食養生法其實從吃早餐前就開始了。剛起床時，至少在早餐的半小時之前，先喝一百二十至一百八十毫升的天然、無糖果汁。也可以換成一杯溫水加上一茶匙的液體葉綠素。另一個選擇是，結合高湯與卵磷脂的飲品。
- 進行斷食或限制飲食的時間越長，就必須花更長的時間，讓自己逐漸恢復到在正常時段食用正常餐點的飲食方式。
- 為了達到特定目的的飲食風潮，在短暫實行之下或許不會造成傷害，但其中有許多方式都極度受限且失衡，更無法滿足身體的長期需求。
- 即便你可能食用了正確的食物，但你不一定總能從食物中取得最大的益處。要知道身體能用的一切，取決於身體所能吸收的一切。

在我管理療養院的日子裡，尚未發展出利用灌腸板式灌腸法來進行腸道淨化的方式。

當然，大家已經認同腸道對於健康所扮演的角色，但在當時，主要還是透過飲食、運動與休息來進行組織淨化，而患者在採行改善後的生活及飲食方式後，都健康了起來。

斷食是經過確立已久的方法，能夠淨化身體並使身體邁向更佳的健康狀態。在我的療養院中，人們會透過斷食來恢復健康。我使用了好幾種不同的斷食方法，從完全只喝水的斷食到部分斷食，還有為了各種目的而經過調整或限制的飲食，其中也包括單一飲食（單一食物的飲食）。我的貴賓們也學習了我的健康和諧飲食養生法，與其他飲食方式不同的地方在於，這並不是為了特定目的而短暫實行的養生法，而是持續進行的整體飲食計畫。

由於我透過這些飲食法幫助了許多成功案例，所以我要在此提供其中幾種方法給無法採行「終極組織淨化療程」的讀者們。不過請切記，光靠飲食並無法像完整的淨化療程一樣帶來如此快速的成果。

斷食與限制飲食

智慧，是尋找替代方案的能力。我認為我們需要利用我們的心理機能，在生命需要找尋出路時找到各種替代方案。現在有許許多多的排毒養生法，而且幾乎都能夠達成相同的效果，因為這些方法都透過減少提供給身體的食物、簡化食物的搭配，也利用水分含量更高的食物來幫助排毒。

下列的任何一種養生法，只要能夠確實地遵循，一定能為你帶來絕佳的成果。這些斷食與限制飲食方法分別是十一日排毒飲食法、一週一日斷食法、葡萄斷食法、西瓜清潔法、胡蘿蔔汁斷食法和葉綠素排毒飲食法。

十一日排毒飲食法

大多數整體健康狀況還算良好，但想要擺脫身體上一些小毛病的人，都可以採行十一日排毒飲食法。但是身體虛弱的人，不該在無人監督的情況下完整地進行這十一日的排毒飲食法。結核病、腸道出血或結腸炎患者需要有專人監督並提供協助，進食的時間長度與方式，可以根據患者的病史來調整。舉例來說，其中一天可以食用水果、蔬菜與高湯，另外一天可以單吃水果，或在其中一至三天內單吃蔬菜等。

在十一日排毒飲食法期間，每天晚上都應該洗個熱水澡。在前面四至五天進行普通的灌腸，而不需要灌腸板式灌腸，接著停止灌腸，使身體自然地進行蠕動。最初的三天只能喝水與果汁，最好是葡萄柚汁，每四小時就喝一杯。之後的兩天只吃水果——葡萄、瓜類、番茄、西洋梨、桃子、梅子、經過還原的脫水果乾（梅李、無花果乾以及桃子乾，請參見附錄A），以及烤過的蘋果等。在最後的六天當中，每天早餐都吃在樹上成熟的柑橘類水果，午餐則是吃沙拉，裡頭包含三至六份蔬菜與二杯的活力高湯，晚餐則是二至三份的清蒸蔬菜與二杯活力高湯（活力高湯的食譜參見第163頁）。

假如你在餐與餐之間覺得肚子餓，你也可吃任何種類的水果或喝水果汁，如果你想要的話，也可以在就寢前再喝點果汁。

每一餐都可以吃得很豐富，但別吃得太飽，如果你想恢復良好的健康，就必須要確實地遵照飲食規定。

一週一日斷食法

斷食的方法有很多，許多人喜歡每週斷食一次，當以此方法斷食時，可以在這一天採行果汁飲食或水果飲食，重要的是，在任何斷食期間必須飲用新鮮、乾淨的水，水能夠幫助將毒素沖出身體。如果是優良的養生法，一整天下來必須要每隔一・五小時飲用半杯水，在天氣熱的日子裡需要喝更多的水，因為你也會流比較多的汗。記得，別大口大口地喝水，而且水可以喝涼的，但不能喝冰的。

雖然斷食是利用飲食促進體內排毒的最快方法，也是最簡單的有毒物質排除方法，但還是需要透過休息來相輔相成。我認為休息是任何治療都不可或缺的過程，因為休息能讓身體恢復活力，進而排出有毒物質以及身體內累積多年的廢棄物。當你斷食時，你需要完全的休息，包括身體與心理兩方面。隨著你讓身體休息，你就能發展出比進行任何其他活動時更佳的調性與活力。

在你斷食當天，你應該要進行普通的灌腸，而不需要灌腸板式灌腸法，藉此排空下腸道。如果你想要來點運動，我建議你用走路的，走在平坦的地面上，但不要走到覺得疲累。

如果你住在氣候比較寒冷的地帶，你可以到商場裡或其他比較溫暖的地方走路運動，避免著涼。千萬記得，在斷食時，任何活動都不該進行到疲勞的程度。

葡萄斷食法

採行葡萄斷食法時，你每天應該吃下將近二公斤的葡萄，平均每三小時就吃掉約半公斤，而且葡萄必須是帶籽葡萄，因為帶有種子的水果比沒有種子的水果具有更多生命力。現在的人吃太多混種食物了，其中就包括無籽葡萄。大自然原本賦予我們的食物就是生命力最高的食物，康科德葡萄（concord）、弗雷斯諾美人葡萄（fresno beauty）、麝香葡萄（muscat）以及紅葡萄，都是適合葡萄斷食法的優質葡萄。

具有種子的葡萄比較適合這項飲食法，除了因為比無籽葡萄更具有生命力之外，葡萄籽周圍的酒石酸（tartaric acid）也能幫助消除黏痰。你不需要將葡萄籽吞下肚，但你應該將葡萄籽嚼碎，好取得種子上的酒石酸。當咀嚼葡萄皮時，你會發現葡萄皮很苦，這種苦味是因為葡萄皮所含有的高鉀含量所導致，而鉀是絕佳的鹼化元素，也是體內的清道夫。

特別是在葡萄斷食法剛開始時，你應該採行普通的灌腸，而不需要灌腸板式灌腸。有毒物質是會累積的，而你需要讓一切都動起來。

你可以在沒有旁人監督的情形下採行葡萄斷食法五至十天，但如果你打算繼續延長這種飲食方式，你就必須尋求飲食管理專門人士的引導，假如身體發生什麼奇怪的反應，這類人士應該能幫你一把。大多時候，這些反應只不過是排毒過程中的康復轉機。

西瓜清潔法

西瓜產季是進行此排毒飲食的大好機會。西瓜是極佳的利尿食物，而單吃西瓜更能幫助結腸排除大量廢棄物。除此之外，額外的水分更能釋出有毒物質，並透過腎臟將有毒物質排出。

要採行西瓜清潔法，只要在你每餐的正常用餐時間單吃西瓜就行了，可以採取這項飲食計畫三至五天。

胡蘿蔔汁斷食法

我不認為有任何特定蔬果汁能夠治療任何特定疾病，但我的許多患者都因為胡蘿蔔汁而獲益良多。

我認為單一飲食讓身體得以休養，尤其是對於消化系統而言，使身體有機會逆轉任何可能發生的疾病，並且恢復健康，是食物所提供身體的休養發揮了作用。

排除食物混料，以及降低對消化及排毒系統的運作需求，能夠幫助身體戰勝疾病。

胡蘿蔔汁斷食法包含每三小時飲用約二百四十毫升的胡蘿蔔汁，你想的話也可以喝更多一點。你可以採取這種方法十天、二十天或更長的時間（然而，更長的斷食行為應該要由醫師所監督）。

我的某位患者進行胡蘿蔔汁斷食法長達一整年，這麼長的時間內除了胡蘿蔔汁外什麼都不吃！這實在太極端了，而雖然我不喜歡極端方式，但有時為了達成特定目的，仍然是必須手段。

這位先生的腸道曾經罹患極端症狀，但透過胡蘿蔔汁斷食法，他康復了，這位先生相當頻繁地從腸道排出黏液，而他幾近連續不斷的排毒作用簡直令人難以置信。有時候黏液甚至是黑色的，全部都是由必須排出體外的那些累積已久、長期堆積的有毒物質所構成。

葉綠素排毒飲食法

液體葉綠素是每日飲食的絕佳補充品，再者，每三小時服用一次液體葉綠素長達三至四天，是進行斷食前很好的暖身運動。

我將液體葉綠素視為黏痰症狀的清道夫大師。消除身體黏痰的最佳方式，就是利用綠色蔬菜，而液體葉綠素通常是由富含鉀與鐵的紫花苜蓿葉所萃取而成。

葉綠素排毒飲食法只包含純水與葉綠素。在三至四天的時間內，每三小時就飲用約二百四十毫升的水，最好是蒸餾水，並且在水中加入一茶匙的液體葉綠素。假如你想的話，也可以用蔬菜汁來取代水，但不能食用任何其他食物或飲用其他飲料。

結束斷食或限制飲食

當結束斷食或限制飲食時，別一下子就恢復正常飲食。你進行斷食或限制飲食的時間越長，就必須花更長的時間，讓自己逐漸恢復到在正常時段食用正常餐點的飲食方式。一般平均要花二至六天。

除此之外，在結束斷食或限制飲食的前一至二天，要停止進行灌腸，這是為了恢復自然的腸道蠕動。

結束大約長達一星期只喝水而不進食的斷食行為後，你應該依下列的原則進食：

- 在剛剛結束斷食的一至二天內先別吃任何食物，只喝蔬菜汁或果汁，每三小時飲用約二百四十毫升的果汁。
- 斷食後第三天的早餐或午餐，要吃剝皮且切片的柳橙，柳橙的果肉是腸道最佳的食物之一。如果你不想吃柳橙，可以選擇清蒸一分鐘的碎胡蘿蔔絲，柳橙與胡蘿蔔都能幫助排除有毒物質。至於第三天的晚餐，你可以吃小份的蔬菜沙拉。
- 斷食後的第四天，在早上十點加入一杯約二百四十毫升的果汁，下午三點再多喝一杯。
- 到了第五天，早餐時你可以吃任何新鮮水果，搭配一杯約二百四十毫升的蔬菜汁或非柑橘類的果汁，早上十點再喝一杯果汁。午餐可以吃小份的沙拉與一杯果汁，到了下午三點，你可以再喝一杯果汁。晚餐時，你可以吃一份沙拉、一份水煮蔬菜，以及果汁。
- 第六天，你可以在早餐時加一顆蛋或一茶匙的堅果醬，晚餐跟午餐再各多加一份蔬菜。
- 到了第七天，你就可以準備恢復正常的飲食了。

在此提供簡單的指引，好幫助你決定正常飲食中的內容，請參見第221頁的「纖維物質、潤滑作用與水分」。

我建議將健康和諧飲食養生法當成你的正常飲食，但假如你採行了斷食或限制飲食的話，即使你遵循上述方式結束斷食，我還是建議你步上軌道並稍加修正。在第一天時，遵照健康和諧飲食養生法的指示，但要省略澱粉與蛋白質，到了第二天再加入澱粉，第三天再加入蛋白質。

健康和諧飲食養生法

與大多數飲食法不同，健康和諧飲食養生法並不是短暫的飲食方式，也並非用於治療。遵循這種養生法應該要養成習慣，當健康和諧飲食養生法成為你日常生活的一部分時，你就不需要擔心你的維生素、礦物質或熱量攝取問題。

多數的飲食法都是為了達成特定目的，如減重、淨化或避免過敏反應。通常這些飲食法都有點極端，而且都是短暫的行為，在達成目的後，飲食者常會回到原本的飲食方式。相反地，健康和諧飲食養生法是持續的飲食習慣，飲食內容涵蓋的範圍足以滿足所有身體的日常與習慣需求，這不是短暫的飲食風潮，飲食風潮在短暫實行之下或許不會造成傷害，但其中有許多方式都極度受限且失衡，更無法滿足身體的長期需求。

健康和諧飲食養生法其實從吃早餐前就開始了。剛起床時，至少在早餐的半小時之前，先喝一百二十至一百八十毫升的天然、無糖果汁，如葡萄汁、鳳梨汁、梅李汁、無花果汁、蘋果汁或黑櫻桃汁。你也可以依照意願，換成一杯溫水加上一茶匙的液體葉綠素。另一個選擇是結合高湯與卵磷脂的飲品，要調製這種飲品，只需將一茶匙的蔬菜高湯粉與一湯匙的卵磷脂粒加入一杯溫水中攪拌均勻即可。

飲用早上的果汁後，在享用早餐前先乾刷皮膚（參見第140頁的「乾刷皮膚」），當你完成乾刷皮膚後，你就該花些時間來運動、深呼吸或活動一下。接著進行淋浴，先從溫水開始，並逐漸將水溫調低到因為低溫而呼吸加快的程度，千萬別剛起床就淋浴。最後，就可以享用早餐了。

早餐

每天的早餐，你都應該吃一小份水果、一份澱粉以及一份健康的飲品，如果可以的話，就食用當季水果，瓜類、葡萄、桃子、西洋梨、莓果與

體內環保小百科

纖維物質、潤滑作用與水分

將簡單指引記在心裡，在考慮該不該吃某項特定食物時就想一想：你的食物應該要能對腸道提供纖維物質、潤滑作用與水分。纖維物質、潤滑作用與水分結合之後，就能打造理想的腸道環境。纖維物質能創造確保良好排泄作用的物質；潤滑作用能讓物質輕鬆地從消化道一路運送到肛門；水分能防止排泄物變得乾燥並引起便祕。

假如食物無法提供纖維物質、潤滑作用與水分，那就別吃！

蘋果都是很好的選擇，假如你喜歡的話，也可以在水果上撒些磨碎的堅果，或抹一些堅果醬。如果無法取得新鮮水果，也可以用還原脫水果乾來代替，如未經燻硫的杏桃乾、梅乾或無花果乾。堅果醬與還原脫水果乾的準備方式，請參見附錄A。

至於澱粉，可以從第222頁的「建議澱粉食物」當中選擇。如果你選擇食用全穀片，盡可能用小火來加溫，理想的方式是用雙層鍋或保溫瓶。關於以保溫瓶加熱穀片的方式，請參見第223頁「保溫瓶烹調法」。至於飲品，可以從第224頁的「建議飲品」當中選擇。

除了水果、澱粉與健康飲品外，還應該加入下列至少一種補充食品：葵花籽粉、米麩、小麥胚芽、亞麻籽粉、紅藻粉或蔬菜高湯粉，將一茶匙所選擇的補充品灑在你的穀片或水果上頭。

要了解如何準備健康又美味的早餐，可以參照稍後所建議的早餐菜單。本書提供了多樣化的餐點，包括十四道適合作為早餐的料理，以及七道午餐及晚餐料理。許多人最頭痛的一點，就是到底該選什麼當作一天中最重要的第一餐。

第一天

- 還原脫水杏桃乾
- 切碎燕麥

體內環保小百科

建議澱粉食物

下列澱粉類食物相當適合用於健康和諧飲食養生法：

- 筍瓜（hubbard squash）
- 香蕉，生吃或經過烘烤（生吃的香蕉應該要熟透）
- 大麥
- 麥麩瑪芬
- 蒸熟糙米
- 烹調穀麥片，如小米、切碎燕麥以及全小麥
- 裸麥威化脆餅
- 烤馬鈴薯
- 全麥、多穀、玉米或黃豆麵包
- 蒸熟野稻米

參照菜單計畫中可加入飲食養生法的額外澱粉類食物選擇。

- 燕麥桿茶（參見第225頁）
- 所選擇補充食品（葵花籽粉、米麩、小麥胚芽、亞麻籽粉、紅藻粉以及／或書高湯粉）
- 軟水煮蛋或水波蛋（依喜好增加）

第二天

- 桃子片
- 鄉村乳酪
- 花草茶
- 所選擇補充食品

第三天

- 新鮮無花果
- 粗玉米粉穀片
- 馬尾草茶

體內環保小百科

保溫瓶烹調法

當你趕著上班或上課時，你可以省下在廚房所花的寶貴時間，仍然能夠料理穀麥片。前一天晚上，先將未烹調的穀麥片倒入寬口真空保溫瓶中，並加入足量的沸水，泡到你喜歡的口感後再封住瓶口。搞定！到了早上，你的穀麥片都已經泡好了，立即可食。

保溫瓶烹調法不只方便，還能避免使用會使養分流失的高溫。另一個好處是，你可以避開昂貴、缺乏營養又經過加工的即食麥片。

保溫瓶烹調法適合讓你在旅途中將熱騰騰的穀麥片帶上車享用，在露營的時候也很理想，因為不需要使用難以清潔的湯鍋或煎鍋。

- 所選擇補充食品
- 任何蛋類或堅果醬（依喜好選擇）

第四天

- 生蘋果泥與黑莓
- 水波蛋
- 花草茶
- 所選擇補充食品

第五天

- 還原脫水桃子乾
- 小米穀片
- 紫花苜蓿薄荷茶
- 所選擇補充食品
- 任何蛋類、乳酪或堅果醬（依喜好選擇）

第六天

- 油桃片與蘋果

體內環保小百科

建議飲品

下列飲品相當適合用於健康和諧飲食養生法：

- 紫花苜蓿薄荷茶
- 白脫牛乳（buttermilk）
- 咖啡替代飲
- 詹森醫師愛不釋手健康飲（食譜參見第230頁）
- 越橘莓（huckleberry）茶
- 燕麥桿茶（作法參見第225頁）
- 木瓜茶
- 生乳
- 胡蘿蔔湯、韭蔥湯、芹菜奶油湯、扁豆奶油湯
- 蔬菜高湯

參照菜單計畫中可加入飲食養生法的額外飲品類選擇。

- 原味無糖優格
- 花草茶
- 所選擇補充食品

第七天

- 梅李與任何還原脫水果乾
- 糙米
- 燕麥桿茶
- 所選擇補充食品

第八天

- 葡萄柚與金橘
- 水波蛋
- 花草茶
- 所選擇補充食品

體內環保小百科

燕麥桿茶

燕麥桿茶是健康和諧飲食養生法的建議飲品，因為當中含有豐富的矽，而矽是與皮膚、毛髮與指甲健康直接相關的礦物質。如果你靠近仔細看著燕麥桿，你會看見桿上有閃亮、滑順的外層，這種外表就是來自於其中的矽含量。當身體缺乏矽時，毛髮會失去光澤、變得容易斷裂，而且更容易落髮；指甲變得脆弱而且斷裂；皮膚因為失去彈性而起皺紋又乾燥。

要泡製燕麥桿茶時，請將一茶匙切斷的燕麥桿，泡在一又四分之一杯的水中，但光用泡的並不夠，煮滾後要繼續滾沸至少十分鐘，好讓燕麥桿釋出裡頭的矽。煮茶時要非常小心，因為這種茶品很容易因為沸騰而溢出。煮好後過濾並趁溫熱時喝。燕麥桿茶相當溫和，具有宜人可口的風味，如果喜歡的話可以加一點蜂蜜，而且可以依照喜好經常飲用。

第九天

- 新鮮鳳梨片與椰絲
- 蕎麥穀片
- 辣薄荷茶
- 所選擇補充食品

第十天

- 烤蘋果或燉柿子
- 生杏仁片
- 酸乳
- 花草茶
- 所選擇補充食品

第十一天

- 什錦穀麥片，加入香蕉片與椰棗片
- 生乳

- 蒲公英代咖啡或花草茶
- 所選擇補充食品

第十二天

- 生蘋果泥與葡萄乾
- 裸麥穀片
- 馬尾草茶
- 所選擇補充食品

第十三天

- 黃肉哈密瓜片與草莓片
- 鄉村乳酪
- 花草茶
- 所選擇補充食品

第十四天

- 香蕉片與草梅片
- 切碎燕麥
- 花草茶
- 所選擇補充食品
- 任何蛋類或堅果醬（依喜好選擇）

午前點心

早上十點半，你可以享用午前點心。午前點心的絕佳選擇是蔬菜高湯或約一百八十至二百四十毫升的蔬菜汁或果汁。蔬菜高湯與蔬果汁都很健康，而且可以降低飢餓感，但又不會讓你太飽，以至於無法享受午餐。

午餐

午餐應該包含生菜沙拉、一至二份的澱粉及一份健康飲品。準備沙拉時，將第228頁所列出的四至五種「建議沙拉蔬菜」混合，從第222頁「建議澱粉食物」中選一種，接著從第224頁「建議飲品」中選一種。

你可以用午餐的內容來代替晚餐，但假使如此，你仍然必須遵循相同的排程。要妥善消化生的食物就必須要運動，我們一般在午餐後的運動量比較大，所以我建議在午餐食用生菜沙拉。

為了讓你了解準備健康美味的午餐有多簡單，我將七種建議菜單結合作為範例。

第一天

- 生菜沙拉
- 小皇帝豆
- 烤馬鈴薯
- 綠薄荷茶（spearmint tea）

第二天

- 生菜沙拉，搭配健康的美乃滋醬
- 清蒸蘆筍
- 熟透的香蕉或蒸熟未脫麩米
- 蔬菜高湯或花草茶

第三天

- 生菜沙拉，搭配酸奶油醬
- 水煮四季豆及／或烤筍瓜
- 玉米麵包
- 黃樟茶（sassafras tea）

第四天

- 生菜沙拉，搭配法式醬料
- 烤櫛瓜與秋葵

體內環保小百科

建議沙拉蔬菜

下列蔬菜適合用於健康和諧飲食養生法的生菜沙拉之中。

- ■紫花苜蓿芽
- ■酪梨
- ■胡蘿蔔
- ■小黃瓜
- ■秋葵
- ■甜椒（pimento）
- ■蕪菁
- ■蘆筍
- ■豆芽
- ■芹菜
- ■綠甜椒
- ■洋蔥
- ■櫻桃蘿蔔
- ■櫛瓜

準備生菜沙拉時，將四至五種上述蔬菜與下列選擇一同混合：

- ■綠色蔬菜，例如水田芥、菠菜、甜菜葉、荷蘭芹、苦苣、嫩牛皮菜（chard）、香草與高麗菜
- ■萵苣，如蘿蔓、波士頓萵苣以及紅葉萵苣
- ■番茄

可以依照喜好選擇健康的醬料搭配沙拉。

- 帶桿玉米
- 裸麥威化脆餅
- 白脫牛乳或花草茶

第五天

- 生菜沙拉
- 烤綠甜椒，綠甜椒中鑲有切碎的茄子與番茄
- 烤馬鈴薯及／或麥麩瑪芬
- 胡蘿蔔湯或花草茶

第六天

- 生菜沙拉
- 清蒸蕪菁與蕪菁葉

- 烤番薯
- 貓薄荷茶

第七天

- 生菜沙拉，搭配檸檬與橄欖油
- 蒸熟大麥
- 芹菜奶油湯
- 清蒸牛皮菜
- 花草茶

午後點心

下午三點可以享用午後點心。午後點心的絕佳選擇是一杯詹森醫師愛不釋手健康飲、一百八十至二百四十毫升的蔬菜汁或果汁，或一份水果。關於我太太幫我調製的這種健康飲品食譜，請參見第230頁「詹森醫師愛不釋手健康飲」。

晚餐

晚餐時你應該吃一小份生菜沙拉、二份煮熟蔬菜、一份蛋白質，如果想要的話，也可以再加一份飲品。準備沙拉時，從第228頁的「建議沙拉蔬菜」中選擇蔬菜，從第231頁的「建議熟食蔬菜」中選擇煮熟的蔬菜，再從第224頁的「建議飲品」中選擇飲品，而且想喝湯的話，也可以在晚餐加一份熱湯或冷湯。

每週可以在晚餐時吃一次白肉魚，如比目魚、扁鱈（hailbut）、淡水鱒魚或海水鱒魚。素食人士可以替換黃豆、皇帝豆、鄉村乳酪、葵花籽或其他種子、種子醬、堅果醬、堅果飲或蛋類（準備堅果醬或種子醬的方式，參見附錄A）。

每週可以吃一次蛋捲沒關係；每週應該吃兩次鄉村乳酪或其他容易消化的乳酪；每週可以吃三次肉類，但只能選擇瘦肉，而且要避免豬肉、燻肉與醃肉，素食人士也可以利用肉類替代食品與植物蛋白質。

體內環保小百科

詹森醫師愛不釋手健康飲

這種健康飲是我這些年來最喜歡的飲品，只要我請我太太瑪莉（Marie）幫我準備「飲料」時，她就會利用這份食譜。這項飲品可以讓我在下午提振精神，而且既健康又美味。

假如我太過埋首於工作，而不想花時間享用正常的餐點時，我也會用這杯飲料來代替午餐。

材料：

- 果汁、蔬菜汁、豆漿或蔬菜高湯，約二百四十毫升
- 酪梨，四分之一顆
- 現磨去殼芝麻籽或芝麻醬，一茶匙
- 蜂蜜，一茶匙

作法：

1. 將所有材料放入果汁機，蓋上蓋子並攪打半分鐘。
2. 倒入玻璃杯即可享用。

在食用蛋白質的當天晚餐時，想想第九大飲食法則：食物組合法則。根據這條法則，特定的蛋白質與澱粉不應該同時食用，關於這條飲食法則的完整內容，請參見第205頁。也要注意，我所提供的七種晚餐菜單中是如何將蛋白質與澱粉分開的。

第一天

- 小份生菜沙拉
- 切丁的芹菜與胡蘿蔔
- 清蒸菠菜
- 蛋捲
- 蔬菜高湯

第二天

- 小份生菜沙拉

體內環保小百科

建議熟食蔬菜

下列蔬菜煮熟後適用於健康和諧飲食養生法：

- 朝鮮薊
- 甜菜
- 高麗菜
- 白花椰菜
- 洋蔥
- 菠菜
- 四季豆
- 蕪菁
- 甜菜葉
- 青花椰菜
- 胡蘿蔔
- 茄子
- 豌豆
- 芽菜
- 瑞士甜菜
- 櫛瓜

除了上述蔬菜，只要是馬鈴薯以外的任何蔬菜都適合煮熟後食用。

- 煮熟甜菜葉
- 水煮牛肉，例如牛排或肋間肉
- 白花椰菜
- 紫草茶

第三天

- 小份生菜沙拉
- 鄉村乳酪
- 乳酪棒
- 蘋果、桃子、葡萄或一份堅果醬（選擇至少兩種）
- 蘋果汁

第四天

- 小份生菜沙拉
- 清蒸牛皮菜
- 烤茄子

- 炙烤肝臟與洋蔥
- 柿子
- 紫花苜蓿薄荷茶

第五天

- 小份生菜沙拉，搭配優格與檸檬
- 清蒸綜合綠色蔬菜
- 甜菜
- 清蒸魚，搭配檸檬切瓣
- 韭蔥湯

第六天

- 小份生菜沙拉
- 煮四季豆
- 烤夏南瓜（summer squash）
- 扁豆胡蘿蔔麵包
- 扁豆奶油湯
- 新鮮桃子醬，搭配杏仁奶

第七天

- 小份生菜沙拉
- 清蒸胡蘿蔔丁與豌豆
- 番茄肉凍
- 烤羊腿
- 薄荷醬

不只吃的食物很重要，吸收的營養也很關鍵

我們已經探討過了，在任何管理腸道的嘗試方法中，一定要將飲食納

入考量，否則你可能會變成「四處找醫師的人」，不斷從這位醫師跑到下一位醫師，一直想尋求更佳的健康，但卻因為你根本不是在對付疾病的根源，而讓症狀變成慢性疾病。

飲食是讓身體維持健康的關鍵，但除了飲食內容以外還有另一項重要因素。即便你可能食用了正確的食物，但你不一定總能從食物中取得最大的益處。

身體能用的一切，取決於身體所能吸收的一切。

當考量到疾病階段的飲食變化時，你也必須考量到你的消化能力。舉例來說，即使生菜沙拉是很棒的食物，但結腸炎患者不能立刻吃下一大份沙拉。在結腸炎患者的體內，腸壁無法處理這麼大量的粗纖維，腸道首先必須先經過撫順，接著進行淨化，最後建構出足以消化這些食物的能力。

當腸道的吸收能力改善過後，就能逐漸增加飲食中的粗料與纖維含

體內環保小百科

扁豆胡蘿蔔麵包

扁豆胡蘿蔔麵包不只是優質的餐點，搭配熟番茄片、櫻桃蘿蔔片或其他彩色蔬菜一同放上淺盤，也能成為很棒的料理。

材料：

■ 胡蘿蔔片（約近一公分厚片），三杯
■ 扁豆，一杯半，煮熟後瀝乾
■ 滾軋燕麥片，一杯
■ 洋蔥，半杯，切碎
■ 荷蘭芹，二湯匙，切碎
■ 日式醬油，二湯匙

作法：

1. 將烤箱預熱至攝氏約一百八十度，並將麵包烤模抹油。
2. 將胡蘿蔔蒸熟後瀝乾，置於大碗中。
3. 將扁豆加入胡蘿蔔中，以搗馬鈴薯器搗成泥，並加入其餘食材混合均勻，再倒入麵包烤模中烤三十五至四十分鐘。
4. 將麵包烤模取出烤箱靜置五分鐘，倒出麵包置於淺盤上切片即可。

量。首先，高湯與清淡的湯品是最佳的選擇，再來是經過清蒸與打成泥的蔬菜以及水果。

在腸道足以處理更多纖維時，你就能享用大份又美味的生菜沙拉了，但你剛開始還是應該攝取液體狀態的沙拉——也就是用果汁機打成汁的沙拉，才能在不增加腸子負擔的情況下更容易消化（如何準備液體沙拉的完整說明，參見附錄A）。

隨著你的腸道變得越健康、越強壯，你就能拓展飲食內容，以攝取更相近於天然型態的食物。

邁向健康生活之路

到了這裡，我很肯定你已經了解腸道健康與整體身體健康之間的關係，這種關係是雙向往來的。也就是說，如果你的腸道機能並未達到最佳狀態，那你就健康不起來，而如果你過著不健康的生活習慣，你的腸道也健康不起來。

下列幾項「規則」能幫你達到——包括心靈上——最佳的健康福祉：

- 假如你先前的最後一餐讓你的心靈與身體並未感到完全的舒坦，下一餐先跳過別吃。
- 只在你由衷想吃最簡樸的食物時才進食。
- 進食時別超過自己的需求，別為了飽足而吃。
- 一定要充分咀嚼食物。
- 當你痛苦、情緒沮喪、肚子不餓、心寒或憤怒時，請跳過一餐別吃。
- 急性患病時別進食。
- 每天乾刷皮膚。
- 每天躺斜板。
- 每天運動。
- 每天進行急促吸氣法。
- 不吸菸、不喝酒。

- 早睡。當你生病時，休息時間要更長。趁早上將所有問題解決，別帶著問題就寢，而且睡眠時要保持與戶外的空氣流通。

我希望你能理解，治理腸道是需要細心謹慎的。我們必須利用腦中的常識，同時也要想想伏爾泰的名言：「常識並不平常。」同時別忘了，有些消化症狀並不是常識得以克服的，此時你就需要健康專業人士的經驗與知識來引導，千萬不要害怕尋求諮商。

結論

倘若身體在法庭上對法官控訴心靈所造成的傷害，最後將發現，心靈是對於房東帶來破壞的租戶。

——**普魯塔克**（Plutarch）

我將精力致力於探索快樂、健康、長壽的祕密，為了這些福祉的典範而找遍全世界，是個不得了的經驗，我也藉此獲益良多。

超過六十年來，身為試圖幫助人們獲得並維持健康的營養學家生涯中，我得到了一個結論：最大、也是我所見過的人們最常發生的症狀，就是腸道問題。西方社會與文化的人們，大多都受到消化不良或某種排毒作用低落的問題所苦。胃腸問題是極為普遍的，我們的食物與生活習慣正緩慢地侵蝕我們人民的健康與生命力。

疾病已經主宰了我們更大部分的能量、時間與金錢，導致情緒低落。我們的健康越來越差，也逐漸喪失生命；我們從正確的道路上步入迷途，並且被引導到提早結束人生的終點。這個現象雖然不幸，但並不是無可避免。藉由淨化與走向更高的道路，讓我們扭轉並捨棄以往的歧途，就能再次享受造物者原先所賜與我們的健康恩典與充滿生命活力的人生。

我們應該起身反抗現代社會剝奪生命的壞習慣與食物，最好的方法就是將它們從此拒於門外。我們必須發自內心地擺脫固守已久的陋習，再次返璞歸真，重新學習更新、更好的方法。手術與藥物單純只是延後或抑制問題的發生，甚少能根治疾病的源頭，這也是為什麼會有「動完一次手術還有下一次」的說法；藥物只是用於紓緩症狀，而且藥物通常會隱蔽更深層的慢性症狀，這些症狀尚未診斷出來，也一直被我們忽略，最後發展到無法救治的地步。

只有一種方法必定能解決我們的健康問題，也就是上帝的方法。雖說是「上帝」的方法，其實就是「大自然的方法」。當我們遵循大自然的腳步，我們就不會被擊敗。上帝是我們的聖父，而大自然是我們的母親；創造我們的是上帝，是我們的聖父，而讓我們生生不息的是大自然，是我們的母親。跟上帝一樣，大自然也總是致力於促進我們的健康與延續生命。說到底，大自然超脫於人類的胡鬧之外，仍蘊含著長壽與健康的所有條件。

慢性、退化性疾病需要花很長的時間來發展，所以要逆轉這些症狀當然也需要很長的時間。我認為只要每個人都能實踐自身的職責，並依循大自然的道路，就可以逆轉疾病。我畢生致力於研究腸道治理，幾乎嘗試過所有人類已知對於腸道有益的天然方法、產品與技術。

我認為，終極組織淨化療程是我所建立最偉大的人體解毒與腸道淨化方法，這是我努力完成的發展，也是我長期實踐的成果。很幸運地，這項療程在我們最迫切需要的時刻問世了，雖然這並不是萬靈丹，但對於努力療癒身體的人卻是非常強而有力的開端。

任何我們能夠阻止自體中毒作用的行為，就能夠協助減緩疾病進程，而終極組織淨化療程是我所知道能夠達成此目標的方法。藉由卸下腸壁上老舊、有毒的黏液層，我們能排除體內最大的疾病源。除此之外，我們也提供腸道更有效的排毒與營養吸收的方法，這兩者都是持久的療癒效果所不可或缺，而這也是走向腸道機能正常的第一步，從而讓益菌再次保護結腸遠離腐敗作用與進一步的自體中毒作用。

想想歐斯沃・恩普林罕在《潘朵拉之盒：該吃什麼又為什麼》一書中所談到的故事吧，是關於西方歷史中最長壽的人：

在西敏寺充滿傳奇色彩的穹頂下，葬著眾多輝煌的逝者，而逝者們的不朽偉業覆滿了這座大教堂的地板與牆壁。其中一塊最小的厚板上所刻的事蹟，比其他奉獻給親王與詩人的精美大理石刻字更引人好奇：

「薩洛普郡的湯瑪士・帕爾（Thomas Parr）生於公元一四八三年，生命中歷經了十位君王：愛德華四世、愛德華五世、理查五世、亨利七世、亨利八世、愛德華六世、瑪莉、伊莉莎白、詹姆士一世以及查理一世，於一六三五年十一月十五日葬於此地，享壽一百五十二歲。」

在帕爾下葬於西敏寺之前，他的生前故事經過縝密的檢視。出生村落內的教區記錄簿中記載，他是在一四八三年受洗；法律文件與法庭紀錄顯示，他在一五六〇年繼承了父親名下的一小塊農地，接著在三年後的八十歲時娶了太太；第二次的婚姻是在一六〇五年，當時他已經高齡一百二十二歲；一百三十歲時，他在法庭上對於未婚生子的控訴認罪。他畢生都是農夫，而如此高壽吸引了當時的君王邀他進入皇宮，因為君王希望了解他為什麼如此長壽。

帕爾最後的日子是在皇宮裡度過。歷史記載，表示他的優良身體機能與絕佳的記憶力，讓他成了為人津津樂道的佳話，也難怪，有誰能像他這歷經十任君王的長者擁有如此豐富的回憶！

在帕爾過世後，發現血液循環的英國生理學家，威廉・哈維（William Harvey），聽從查理君王的諭令替他進行解剖，以找出帕爾如此長壽的原因。這位偉大的醫師以拉丁文寫下報告，而這份報告目前仍然留存，報告指出，帕爾的死因是吃了太多以往不習慣的奢侈食品，進而導致急性消化不良。這名長者的所有器官都處於完美狀態，而且哈維描述結腸位於正常位置，其他方面的狀態也猶如小孩一樣年輕。現代微生物學家表示，哈維在這份報告中無意識地揭露了帕爾長壽的祕密，因為他對腸子鉅細靡遺的描述，證實了腸內與生俱來的保護性菌叢仍然存在。

就讓帕爾的祕密幫你選擇自己想抱著何種程度的意識來生活。肌肉失養症相關族群中的這句話：「你的改變就是治病的關鍵。」其實比我們想像的更為重要。我希望你能審視生活中的負面習慣，並且回答這個問題：「這些對你代表什麼？」接著我想借你一把無形的剪刀，讓你剪掉這些負面的陋習，讓自己得以解脫，丟掉它們，放它們走吧！生命中總有些對我們不好的事物，而我們需要擺脫它們。

「他帶我來到平靜的水邊。」你知道平靜在哪裡嗎？擺脫你過去的困惑與心中的嘮叨。「保持平靜，理解一切。」花一點時間探尋你的本質，並決定自己的方向，向前走的同時在背後掛張告示牌：「體驗新生活！」當你做得到這一點，你就能以煥然一新的精神迎接嶄新的一天；當你做得到這一點，你就準備迎接療癒了。

附錄A　特別食品的準備方法

終極組織淨化療程與健康和諧飲食養生法中利用了幾種特別食品，接下來介紹的是我準備這些食品的簡單方法。

還原脫水果乾

水果乾是很好的食品，因為可以保存較長的時間。乾燥食品也很節省儲存空間，當無法取得新鮮食物時，就可以利用乾燥食品。然而，我不建議你攝取乾燥型態的水果，你應該找新鮮的水果，但如果無法取得新鮮水果，還原脫水果乾也是可以接受的代替品。

脫水果乾的還原方法，是將果乾置於鍋中，再加入冷水浸泡一陣子，接著慢慢地將水果與水煮滾後，將火關小，煨煮水果二分鐘。之後將鍋子離火、加蓋，再讓水果與水隔夜放冷。到了隔天早上，水果應該已經膨脹並且可以食用。這項過程不只能讓水果還原，也會破壞水果上原本所存在的蟲卵與細菌。

在選購果乾或新鮮水果時，記得購買有機栽種的水果，有機水果最適合用來打果汁。要烹煮水果時，最適合使用能夠無水烹調並具有蓋子能封住水分的鍋具。

堅果醬與種子醬

任何可食用的堅果或種子——除了芝麻籽外——都能用來製作堅果醬

或種子醬，因為芝麻籽太小顆，會穿過食物調理機的研磨齒，無法研磨。你可以在健康食品店選購芝麻籽醬或其他堅果醬與種子醬。芝麻籽也有糊狀的芝麻糊產品，可以加入點心棒或是稱為哈瓦爾（halvah）的糕餅中。

在自己製作醬料時，要記得有些堅果的油脂含量較少，如核桃等，無法直接打成泥，除非在調理堅果時額外添加油脂；腰果也是，加一點油會比較好調理。紅花油是比較好的選擇，因為風味溫和，而且不會改變堅果的滋味。你也可以自製花生醬，但花生屬於豆科而不是堅果，所以並不像多數堅果醬與種子醬這麼好消化。

所有堅果醬與種子醬都必須冷藏保存，因為存放在室溫下會產生油敗味。堅果醬與種子醬很適合單吃，或抹在餅乾與麵包上，加入沙拉與水果也很不錯。

除了堅果醬與種子醬之外，盡量不要直接食用堅果與種子，因為多數人並不會將堅果與種子充分咀嚼，而未嚼碎的小顆粒會落入憩室中。

液體沙拉

患有消化問題或者無法咀嚼的人，通常可以透過液體型態的沙拉來獲得營養。綠色蔬菜與其他生菜沙拉食材雖然是絕佳的纖維來源，但對於有發炎症狀或對大量粗料太過敏感的人，卻會刺激他們的消化道，而這些人大都可以將液體型態的沙拉當成飲料來攝取。

要準備液體沙拉時，只要將沙拉的食材置於高速果汁機中，再加點水打成汁即可。綠色蔬菜，尤其是在打碎之後，很容易因為其中含有的鉀而產生苦味，若要去除苦味，我通常會加一點胡蘿蔔汁。

附錄B　特殊用品哪裡買

終極組織淨化療程中所需要的物品，大部分都能在健康食品店與其他商店中購買，但有幾種必須用品需要透過郵購的方式取得。

灌腸板與桶子

灌腸板（colema board）的製造商有不少家，我所使用的灌腸板是由終極趨勢公司（Ultimate Trends, Inc.）所製造，因為尺寸合適而且易於清潔，然而目前市面上所能購得的所有灌腸板產品都值得一試。如果你去信索取相關資訊，你會收到幾張圖表說明如何組裝板子、貨運方式，以及在旅途中使用灌腸板的方法。你也可以找出有哪些型號是為了舒適度而設計，又有哪些型號適用於體重較重的人，以及其他資訊。

所有灌腸板產品都會附上完整的必須管件與其他配件，以及兩支肛管，桶子並未隨板附贈，但可以提出附帶要求，而且任何乾淨、堅固、容量約十五至十九公升的桶子都可以搭配灌腸板使用。

我從本地的餐廳用品供應商取得食品級的加蓋塑膠桶，還加上了我自己裝的水龍頭。我建議你直接從當地商店取得桶子，因為桶子的價格並不貴，而大老遠購買桶子所需的運費就可能比桶子還貴。

灌腸板供應商

終極組織淨化療程所需要的所有物品供給，都可以透過柏納德・詹森國際（Bernard Jensen International）（網址：http://www.bernardjensen.com/），以及Colema Boards of California（網址：http://www.colema.com/）購得。

斜板

大部分販賣運動用品或體育用具的店面都買得到斜板，但一樣可透過柏納德・詹森國際（Bernard Jensen International）購得，網址：http://www.bernardjensen.com/。

假如要自製斜板，必須確定寬度足以支撐你的身體，長度也應該比你的身高更長，你的頭才能躺在斜板上，而不是躺在地上。板子的一端應該離地約三十八至四十六公分高，也要確保抬高部位獲得妥善的支撐，避免意外與傷害發生。在放腳的一端增設腳踝繫帶，使身體保持向下滑的狀態，並且提供讓脊椎能受到重力牽引的功能。

組織淨化療程與研討會

若要取得組織淨化療程以及教育研討會的相關資訊，請聯絡詹森國際（Bernard Jensen International），網址：http://www.bernardjensen.com/。

見證照片

警告：下列照片相當寫實，敏感人士請斟酌是否閱覽。

下列頁面中的照片表現出我從終極組織淨化療程所獲得的成果，如果有哪些照片勝過千言萬語，這些照片當之無愧。我從未體驗過其他組織淨化方法，能像這套療程一樣帶來如此持續又徹底的成果。

這些照片顯示，終極組織淨化療程確實讓我們向前邁進一大步，帶領我們戰勝毒血症與自體中毒作用。

從第244頁至第245頁的照片記錄了終極組織淨化療程，逆轉了嚴重的足部與腳踝潰爛案例，每一頁所記錄的是足部的不同角度，而在每一頁的第一張照片，是在治療第一天所拍攝，第二張照片是在第四天所拍攝，第三張照片是第七天所拍攝，淨化的成果確實相當卓越。

從第246頁至第250頁的照片是從二十一位採行七日淨化療程的不同案例所排出的腐敗殘餘，有誰猜得到這種東西會累積在人體當中？這些物質從果凍狀的物質到宛如輪胎般的橡膠質地、從清澈到黑如瀝青、從年代較近到病態般的老舊，以及從斷裂狀到一・二公尺長的繩索狀等等都有，而且全都散發出極度腐敗的臭味。可以注意一下，當黏液層夠堅固時，會呈現出腸道的形狀，具有完整的結腸袋、條紋、狹縫與憩室，的確是相當驚人的現象。

從第251頁到第252頁的照片清楚說明了赫林的療癒法則，我們可以看見組織淨化搭配適當營養的成果。

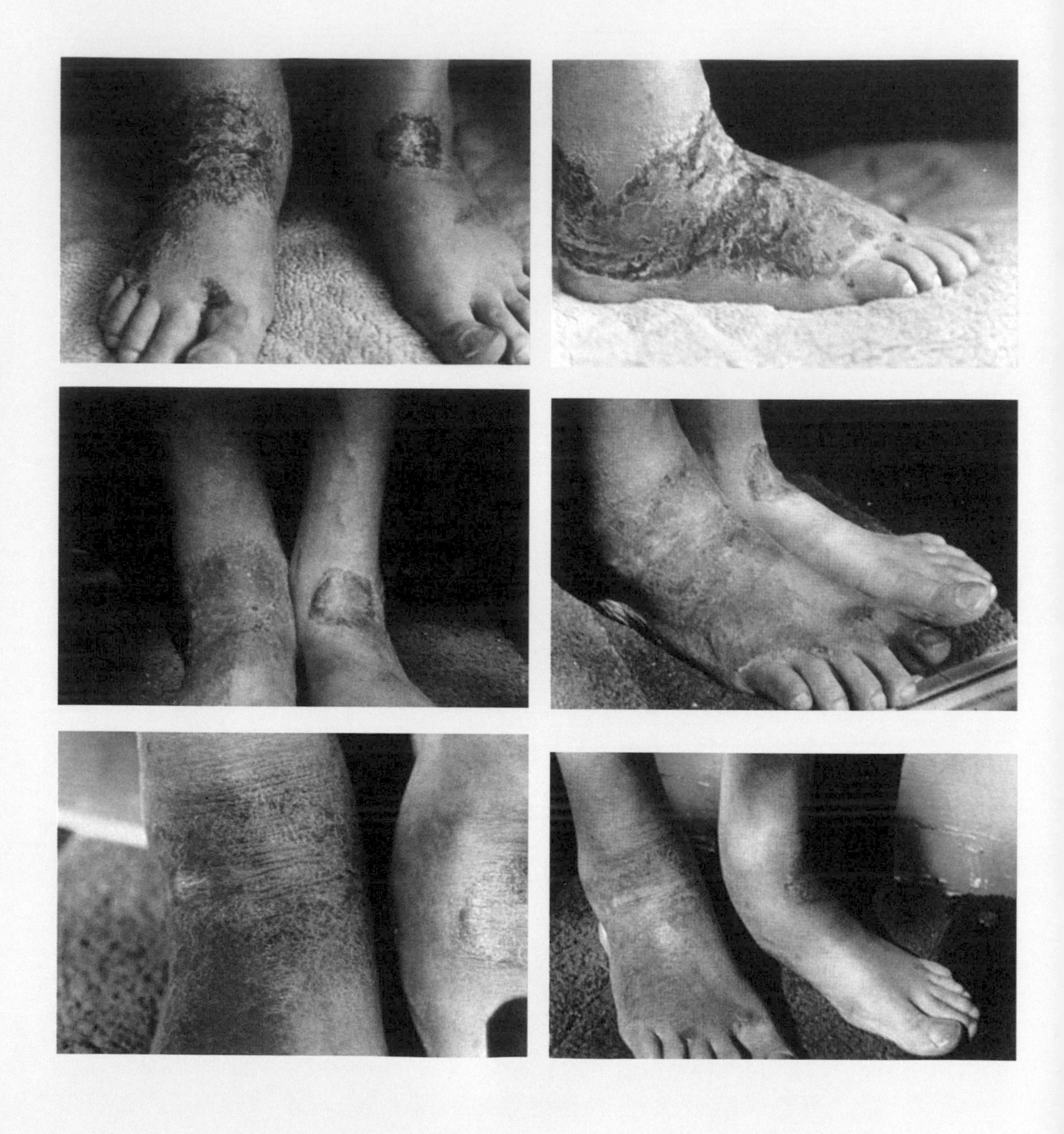

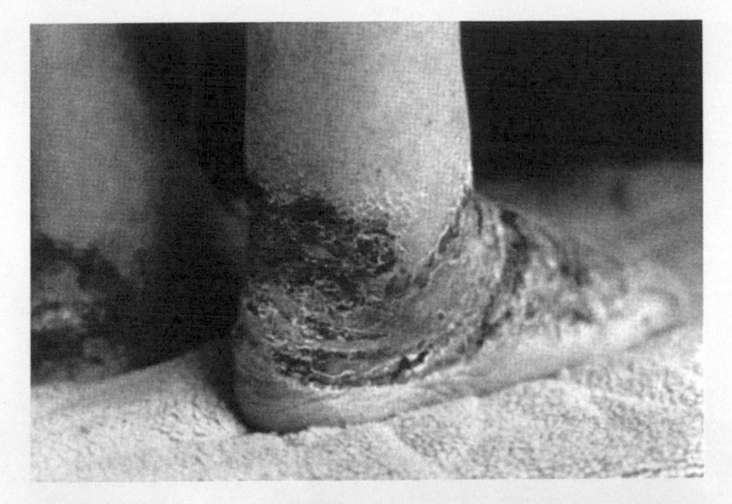

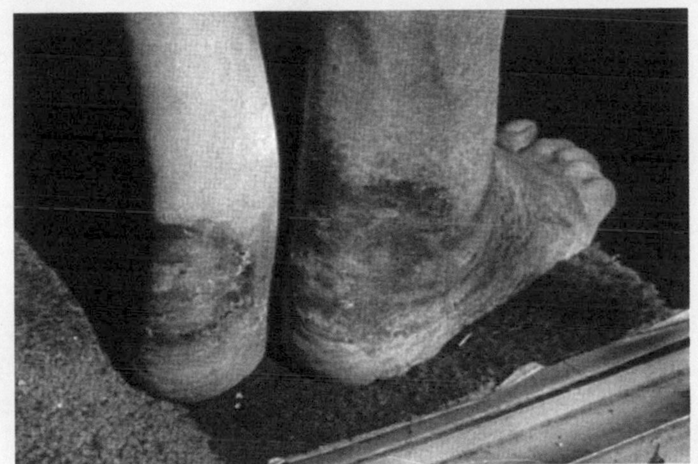

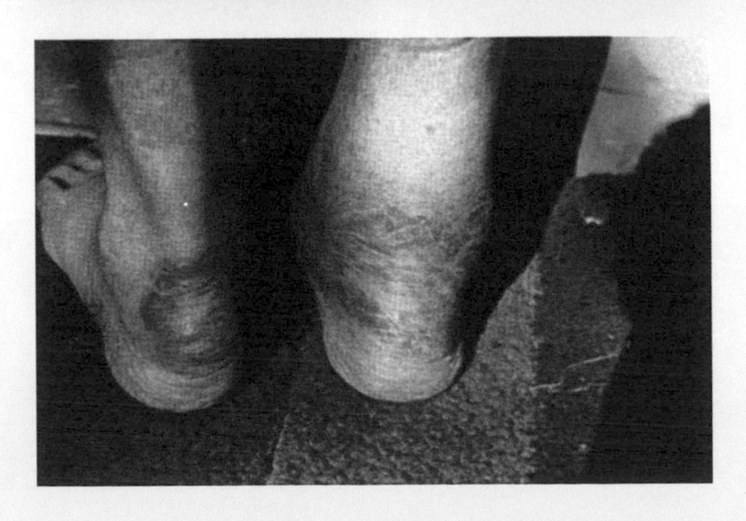

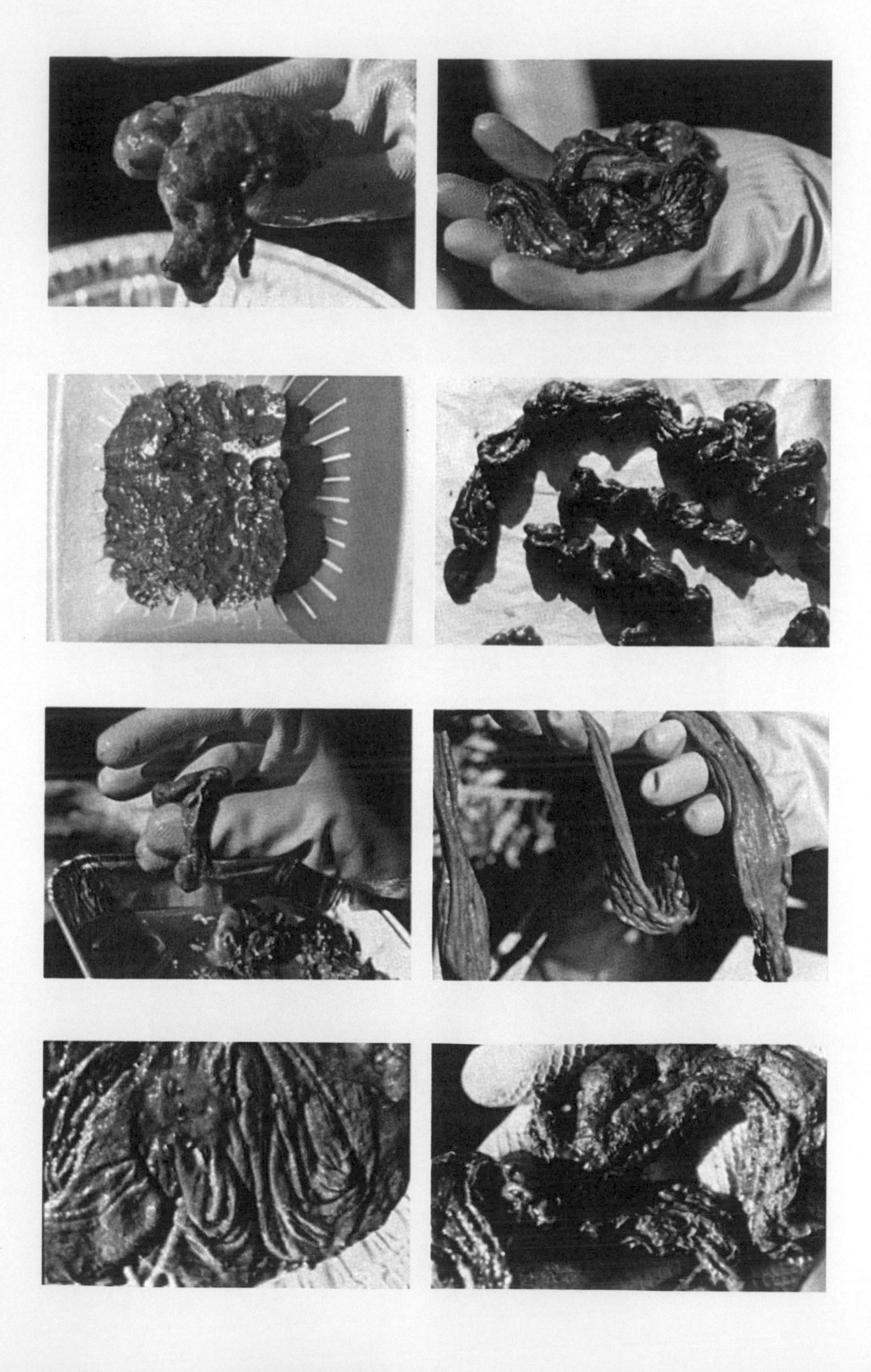

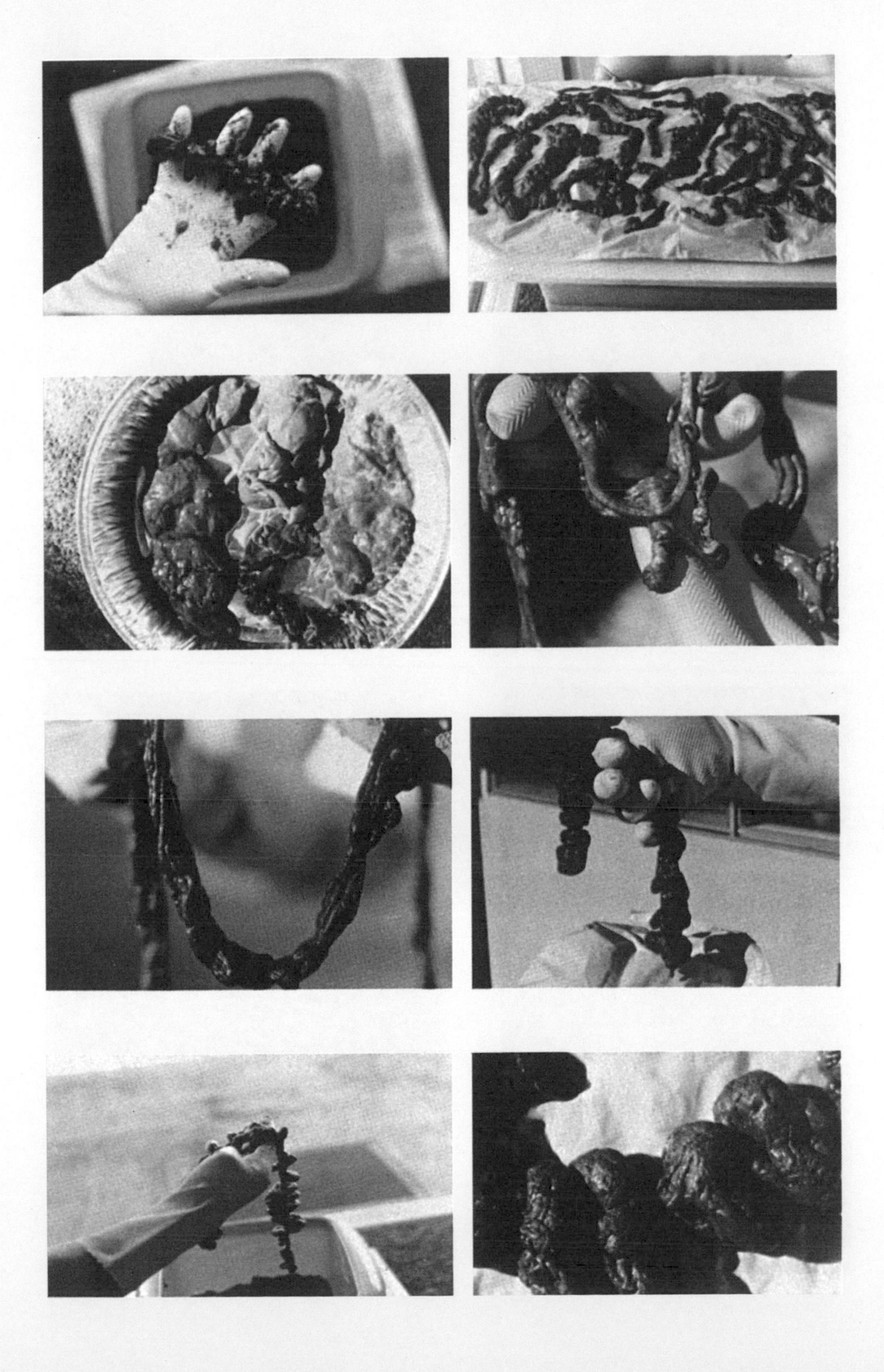

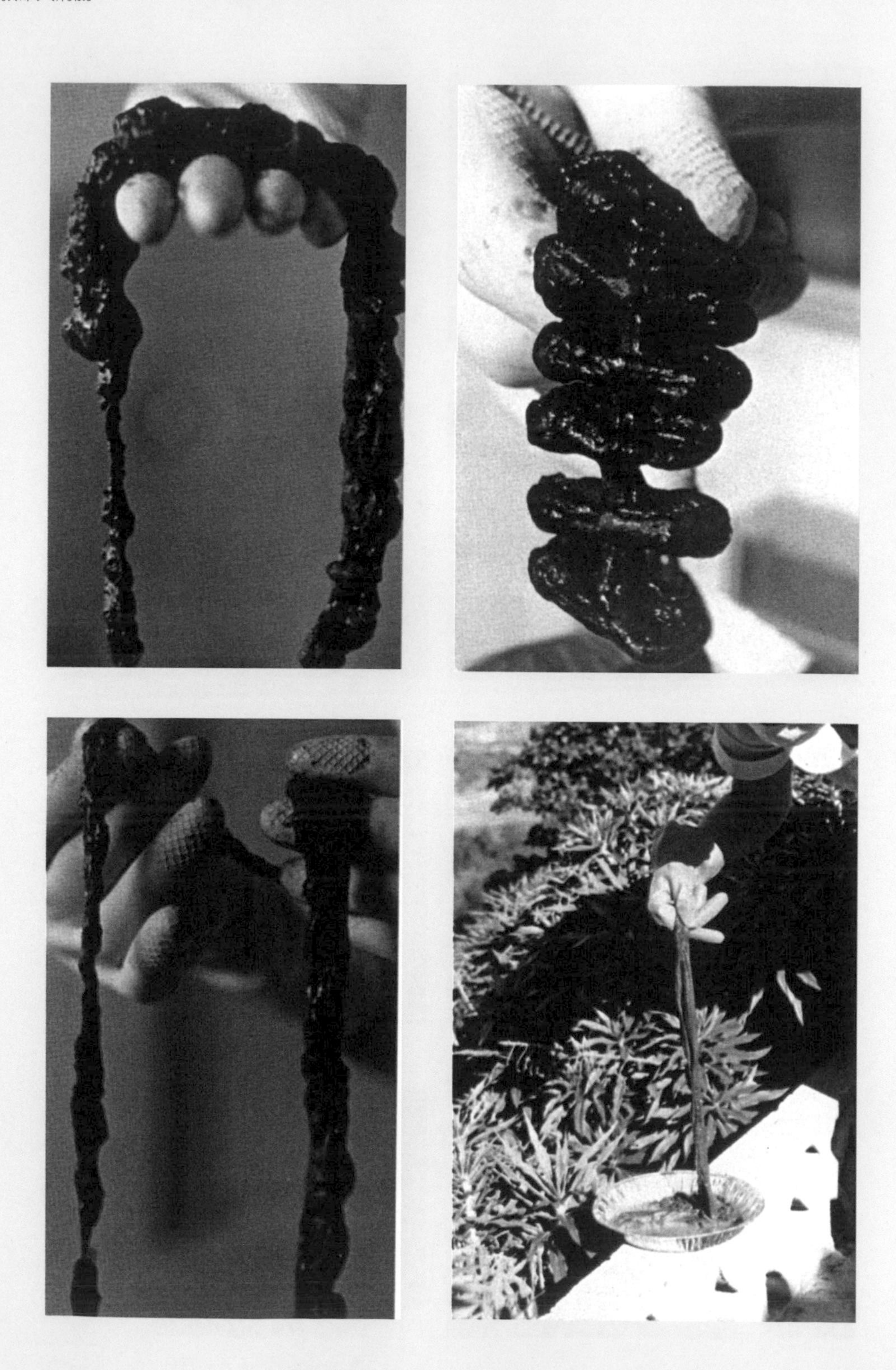

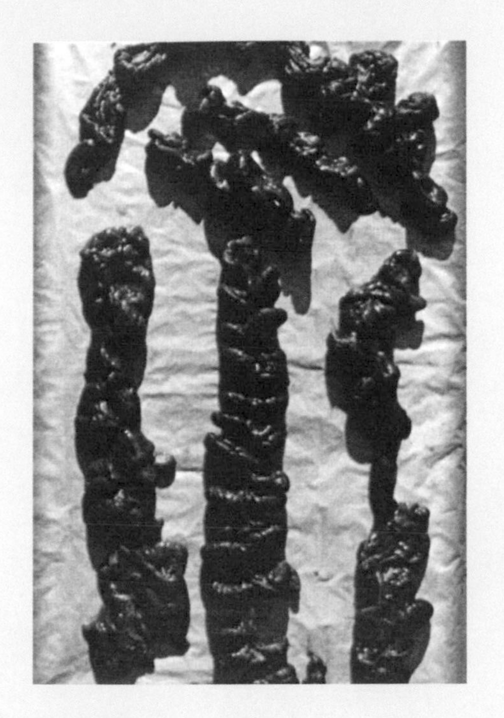

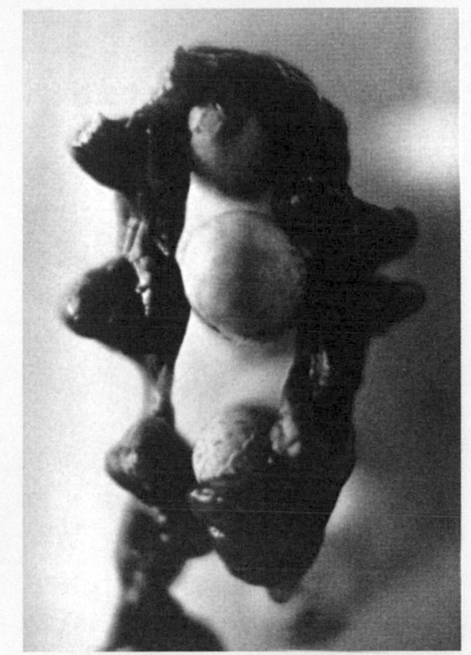

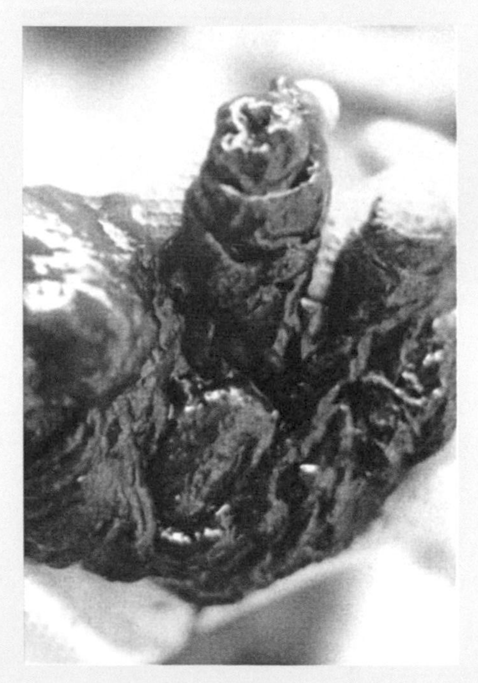

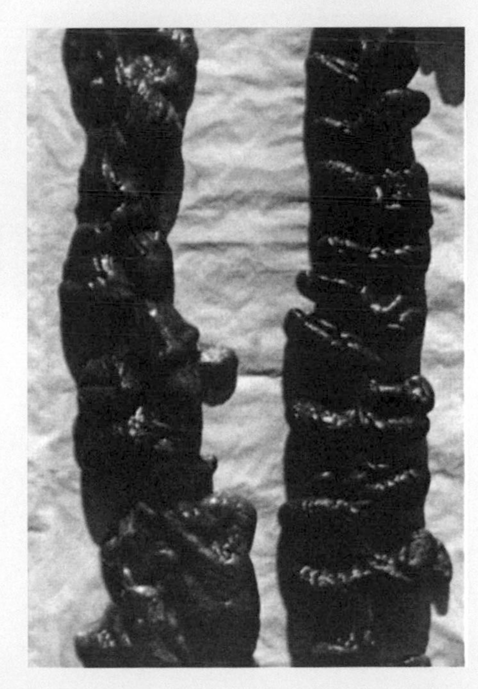

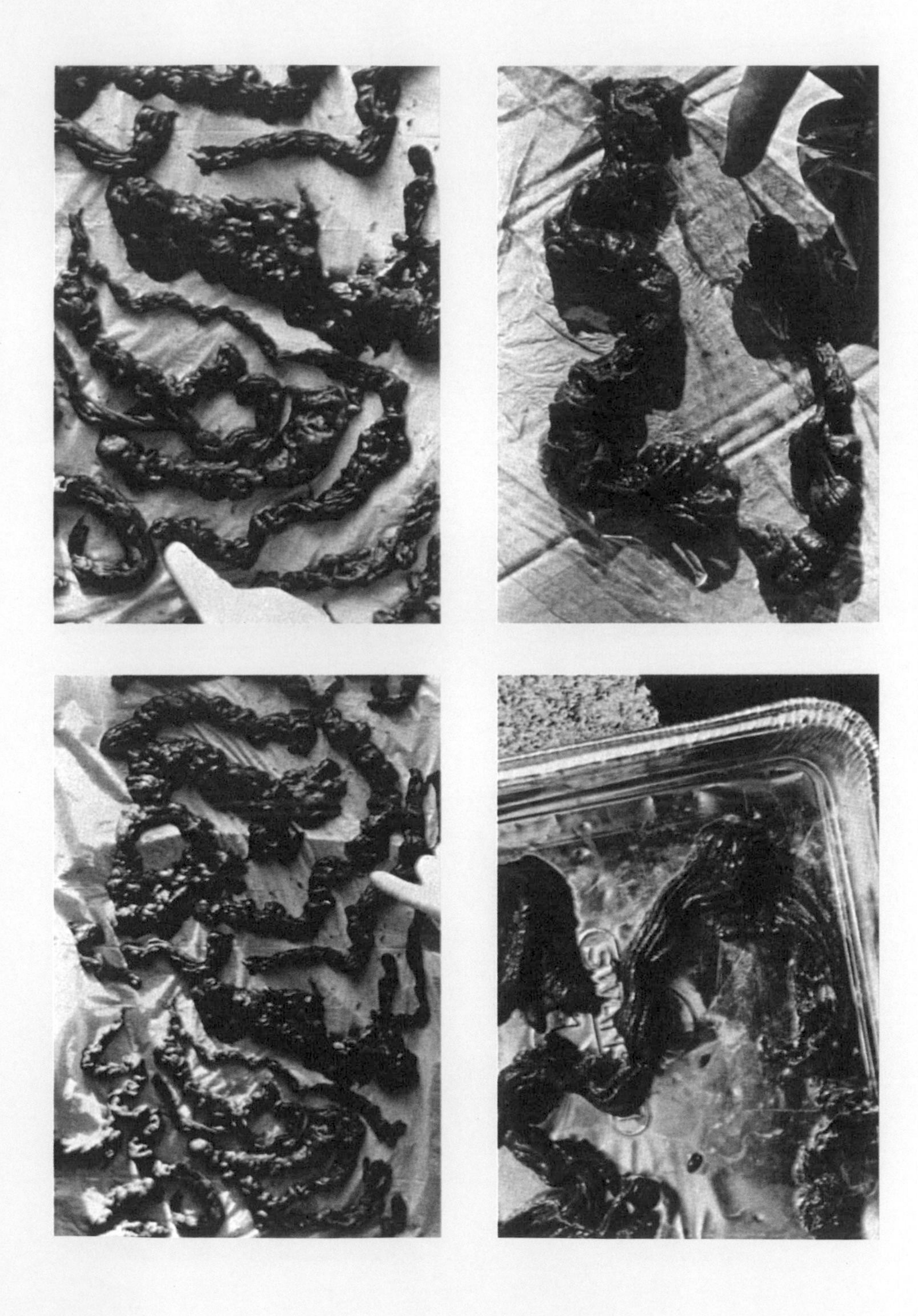

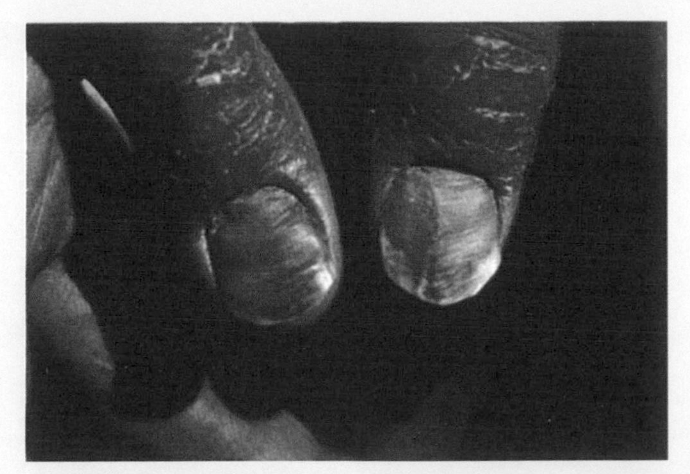

令人難受的牛皮癬急性階段。

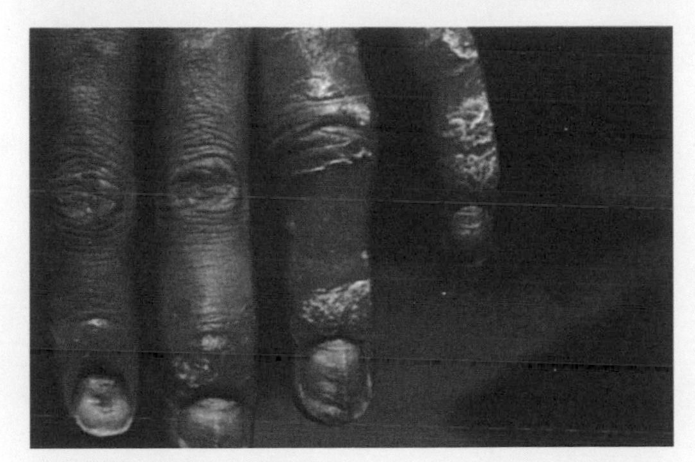

症狀隨著組織淨化治療而消退。

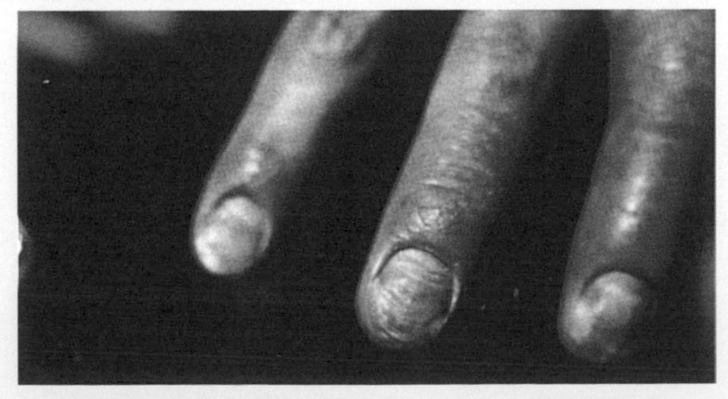

伴隨解毒作用帶來的療癒與再生。

本頁照片清楚說明了赫林的療癒法則，我們可以看見組織淨化治療搭配良好營養的成果。

這位胰島素依賴型糖尿病患可以在療程進行期間，利用比原本所需更低的胰島素來維持較低的血糖濃度，患者的病歷包含了七年的牛皮癬、四年的糖尿病，以及二年的關節炎。

正如你所見，牛皮癬正逐漸消退，其他的症狀也一樣。最近期的症狀會較快消失，較久的症狀則好得比較慢，因為身體是以「倒反順序」來療癒。

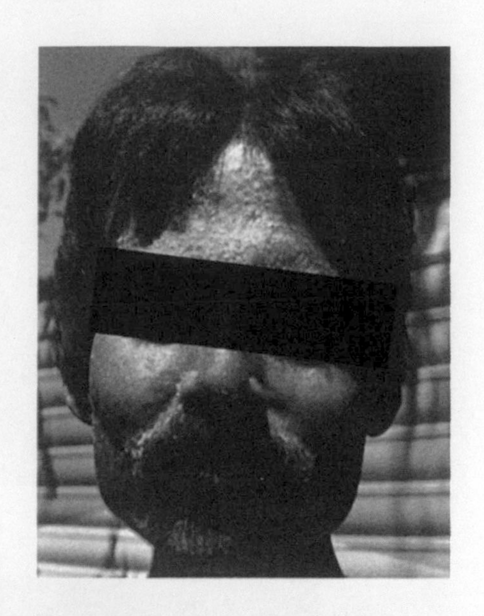

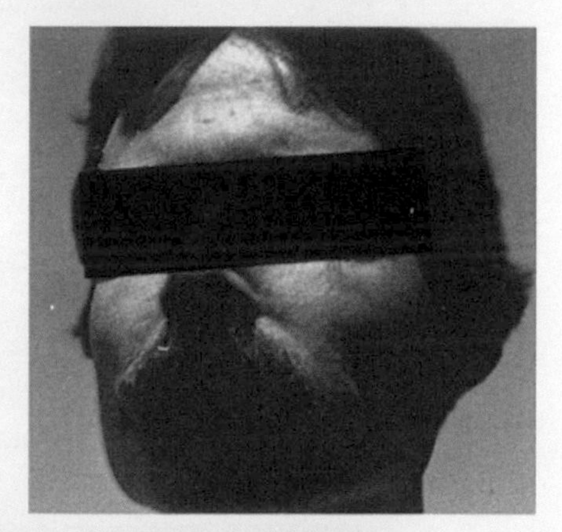

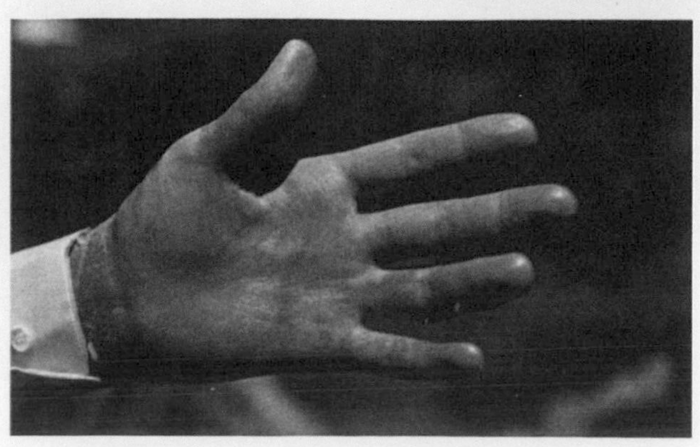

健康 Smile 45

健康Smile 45